カパンジー
機能解剖学

I 上肢

Anatomie fonctionnelle
A.I.KAPANDJI

原著第7版

A.I.KAPANDJI 著

塩田 悦仁 訳

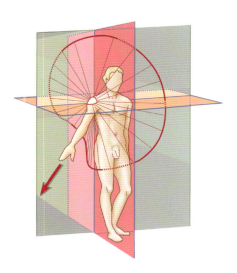

医歯薬出版株式会社

Docteur A.I. KAPANDJI

Membre d'honneur de la Société Française d'Orthopédie et de Traumatologie
Membre d'honneur et Président 1987-1988 de la Société Française de Chirurgie de la Main (GEM)
Membre de la Société Américaine (ASSH) et de la Société Italienne (SICM) de Chirurgie de la Main
Membre correspondant étranger de la Société Argentine d'Orthopédie et de Traumatologie
Pionnier de la Chirurgie de la Main (Congrès Sydney 2007 de l'IFSSH)

ANATOMIE FONCTIONNELLE

Préface du Professeur Raoul Tubiana

1

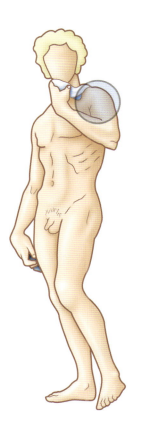

7e édition

1. Épaule
2. Coude
3. Prono-supination
4. Poignet
5. Main

805 dessins originaux de l'auteur

MALOINE
www.maloine.fr
2018

DESSINS
Conception et réalisation : A. I. Kapandji. (Adalbert@kapandji.com)

Originally published in French by Éditions Maloine, Paris, France
under the title : *Anatomie fonctionelle* **volumes 1, 2, and 3**-7th edition
© Maloine 2018.

私の妻へ
画家であった私の母へ
外科医であった私の父へ

序　文

　アダルベール・カパンジーの『機能解剖学』第6版の序文を書くことは私にとってたいへん栄誉なことである．本書はすでに10カ国語に翻訳されており，アダルベール・カパンジーは，おそらく生存しているフランス人医師のなかで海外で最も多く講読されている著者であろう．

　著しく内容が豊富となり，カラーの採用によってまたいっそう魅力的に仕上がっているこの新版は幅広い読者を対象としている．最も恩恵をこうむる整形外科医だけでなく，医学関係者全体，理学療法士，作業療法士，解剖学を学ぶ学生，そして人間のメカニズムの最良の仕組みに携わるすべての人々や，人体のハーモニーに感受性豊かな人々を魅了することであろう．

　私はずっと以前からアダルベール・カパンジーの仕事を賞賛している．整形外科学と生体力学の知識から，彼は伝統的な解剖学を機能的に解明し，科学的な支持を付与しながら近代化させ蘇生させた．

　真に芸術家のセンスを授かっている彼は，テキストを数多くのデッサンで解説する術を心得ており，これが理解を促し，生体力学をより平易に習得させ，周知のごとく教育的効果をあげている．

　アダルベール・カパンジーはこの膨大な著書を，研究施設や大学の支援なしにただ1人で著した．おそらく他のどの分野，環境においても同じで，個人的な権威など重要なことではない．

ラウル・テュビアナ（Raoul Tubiana）教授
フランス外科アカデミー会員
フランス手の外科学会（GEM）創設者
手の外科研究所所長
元国際手の外科連盟会長

第6版の序文

　すでに35年以上前に遡る初版発行以来，この本によって生みだされる興味は，医師，外科医，理学療法士，作業療法士，運動療法士，整骨士のいかんにかかわらず否定されることはなかった．外国での実績は，ヨーロッパの主要言語だけでなく，日本語や韓国語…など10カ国での翻訳に反映されている．

　しかしながら知識や出版の技術は進歩することを再認識すべきである．したがって，この本を完全改訂する企画は著者にとっても出版社にとっても妥当なことである．

　この改訂版は疑いなく新たな誕生である．というのは，テキストとシェーマは増補され，とりわけ全デッサンとシェーマはカラー化され，これがまたいっそう生き生きして魅力的にしているからである．これは膨大な仕事であって，コンピュータの導入によってはじめて可能となった…．

　われわれはそれゆえ，世界的に知られ評価され古典となる本書を新しい人たちが繙いてくれることを期待している．

A. I. Kapandji

日本語版への序文

　日本において長年にわたって発行され，広く知られている私の著書『カパンジー機能解剖学』全3巻が，今回カラー版として改訂の対象になったことをとてもうれしく，また誇りに思っている．最初の翻訳者であった荻島秀男博士は不幸にもわれわれのもとを去ってしまったが，私の長年の朋友であり，整形外科医でもある塩田悦仁氏が本書を翻訳してくれたことにたいへん満足している．というのは，彼はフランス語の微妙なニュアンスにいたるまで完全に理解しており，そしてその才能のおかげで，われわれは完璧かつ快く協力し合い，日本の読者のためにこの改訂版を発行することができたからである．

　私は過去2回，日本への旅行を楽しみ，その際には友人だけにしか会わなかったが，彼らの知識，活動力，器用さ，そしてまた親切さに感激した．日本での整形外科学会開催の折には，高名で才能のある整形外科医らと出会うことができ，彼らと実り多い意見交換を行った．私はその業績の豊富さと価値において世界一流である日本の整形外科のレベルに驚嘆している．

　上肢の運動器に関するこの第Ⅰ巻のために，私は多くの仕事をこなさなければならなかった．というのは，パソコンを用いてすべてのデッサンに色づけをしなければならなかったし，研究の進歩を考慮して数多くのページを追加しなければならなかったからである．

　私は現在，残り2巻の改訂に取り組み，第Ⅲ巻の原稿をちょうど今，フランスの出版社に提出したところである．それゆえ，そう遠くない将来，体幹・脊柱・頭部に関する日本語版が上梓されることであろう．引き続き，下肢に関する第Ⅱ巻の改訂作業を行っているが，これも大仕事になっている．

　整形外科医であれ，理学療法士・作業療法士であれ，私は日本の読者たちが，彼らの期待通りこの第Ⅰ巻に満足し，続巻を辛抱強く待っていてくれることを望んでいる．

Adalbert I. Kapandji M. D.

第7版の序文

　この新しい版では，オリジナルのテキストが入念に訂正され改良されたが，そのほかに，アキレス腱の伸縮性，妊婦の重心，半歩調，上肢の均衡，単純な歩行や軍人の歩行など種々のタイプの歩行，跳躍などについて詳細に記載した頁が新たに追加されている．

　したがって本書は，読者に新たな興味を抱かせる新しい著書である．

　フィレンツェを訪ねる読者は，ただ一塊のカラーラ産白大理石に彫刻された，私の「ロゴ」*になっているミケランジェロの「ダビデ像」を見ることであろう．

　フィレンツェでは「ダビデ像」の2つのレプリカを見ることができる．なかでもシニョリーア広場には当初オリジナルが設置されていたが，ある人々は英雄の裸像を甘受しなかった…

A. I. Kapandji

---

*訳注：今回から本書の表紙にも掲載されている．

第6版訳者の序文

　世界的名著であり，本邦でも長い間，生体力学のバイブルとして広く普及し愛読され続けてきた『カパンジー機能解剖学』が今回20年ぶりにカラー版として全面的に改訂された．カパンジー先生からこの改訂版（原著第6版）第I巻（上肢）が訳者のもとに贈られてきたのは，2005年6月20日のことである．扉には前版の訳者であった故荻島秀男先生の代わりに翻訳するよう依頼文が書かれていた．カパンジー先生とは訳者のフランス留学以来，20年にわたる知己であり，学会で渡仏ごとにお会いしている．先生が改訂作業に着手しておられるのを知ったのは2001年秋のことであるから，ほぼ4年がかりでの改訂版の完成ということになる．ご自宅の書斎のMacのパソコンでシェーマの色づけを1つ1つご自身で根気よくされていたのを思い起こすと，本書が無事上梓されたことは感慨深い．またVigot-Maloine社という出版社も訳者にはなじみ深い．同社はrue de l'École-de-Médecine（医学校通り）にあり，この通りには，私が所属したパリ第5大学（Patel教授）の本部と，午後の実験に通っていたパリ第6大学（Milhaud教授）が向かい合わせにあったため，実験帰りによく立ち寄った医学専門書店なのである．

　本書のカラー化されたシェーマは期待通りのすばらしい出来映えである．内容も最近20年間に蓄積された知見を取り入れ斬新なものなっている．手外科領域，とくに母指については長年にわたる独自の研究成果がきわめて詳細に記載されており，この方面の臨床や研究に携わる専門家にはぜひご一読いただきたいと思う．英語圏つまり本邦でも常用されている用語に関してその矛盾が鋭く指摘されている．たとえば，「小指外転筋」，「母指掌側外転」の「外転」は基本肢位から考えると確かに矛盾しているし，手関節の「背屈」には「屈曲」の要素はないので「伸展」とよぶべきという著者の主張もよく理解できる．

　本書第5版はすでに英語・ドイツ語・オランダ語・イタリア語・スペイン語・ポルトガル語・ギリシャ語・フィンランド語・日本語・韓国語の10カ国語に翻訳されており，現在，中国語，ルーマニア語が進行中である．前回は英語版からの翻訳で日本語版は世界で7番目であったが，今回はフランス語版からの直接翻訳で世界初の翻訳本として上梓することができた．これほど早く日本語版が実現したのはインターネットによる貢献が大きい．内容もさることながら先生の文章は格調高いフランス語で難解である．10行以上に及ぶ長文が多く，ラテン語も多用されており，またヨーロッパと日本の生活習慣のちがいから理解しがたい表現も多い．その都度メールで質問すると，即座に，ほぼ当日中に回答をくださったので円滑に翻訳作業を進めることができた．

　私は今日までこれほど博識で多才な整形外科医に遭遇したことがない．数学，物理学，建築学，天文学，発生学，哲学，絵画，音楽などきわめて多岐にわたって造詣が深く，本書にも随所にその知識が盛り込まれている．また詩歌もたしなみ，今冬，バカンス先のモルディブ島から訳者のもとへ，「南十字星」と「モルディブ島」という2篇の詩をメールで送っていただいた．ところで，名前の表記が"I. A. Kapandji"から"A. I. Kapandji"に変わっているのに気づかれた読者も多いことであろう．名前は父方と母方の両方の祖父の名前をもらったもので，"I".は父方の祖父（トルコ人）の名前"Ibrahim"で，"A".は母方の祖父（フランス人）の名前"Adalbert"である．役所への正式な届けは"I. A".となっているが，フランスにずっと住んでいるので，自分で順序を変えて，1987年ごろから"A. I".としているとのことである．

　翻訳は，内容を正確に伝えようと心がけるあまり，直訳になりがちで日本語としてわかりにくい文章となる傾向にあるが，こなれた日本語にする作業を福岡大学筑紫病院整形外科の医局員の皆に依頼した．毎週月曜早朝の抄読会に，夏休み返上で快くこの作業に携わっていただいた伊崎輝昌，張　敬範，古賀崇正，江島晃史，福井孝明，加島伸浩の各位に深謝する．前版では割愛されていた巻末の模型も今回初めて実現した．さらに，本文に引用してある絵画も掲載することができた．医歯薬出版株式会社編集部に深甚の謝意を表する．

　出版直前までカパンジー先生と連絡をとりながら校正してきたが，まだなおわかりにくい箇所や誤りも多いことと思う．次回の改訂の折りにぜひ反映させていきたいのでご指摘いただければ幸いである．

　日本語版への序文にもあるように，今後の改訂予定としては第III巻（体幹・脊椎・頭部）が先で第II巻（下肢）は後になる．これは，眼と頚椎との関係について新しいアイデアが湧いたので第III巻から先に着手したということであり，新たに模型も考案しているとのことである．老い先短い自分であるが，命があれば生体力学全般の概念を第IV巻

としてまとめて執筆したいとも言われている．しかし，先生は今冬のバカンスにはカリブ海のフランス領マルティニーク島とモルディブ島へ2週間ずつ滞在され，モルディブ島ではダイビングもされたくらいまだまだお元気であり，読者の皆様のもとへ残りの巻もそう遠くない将来届けることができるものと確信している．本書が今まで同様，引き続き数多くの日本の読者の皆様に愛読されることを心から祈念している．

　2006 年 4 月

福岡大学病院リハビリテーション科　　**塩田　悦仁**

第 7 版訳者の序文

　初めに，日本の読者の皆様にたいへん悲しく残念な報告を申し上げなければならない．本書の著者であるカパンジー先生が 2019 年 1 月 7 日に 90 歳 9 カ月で逝去された．今回の改訂作業について 1 月 3 日まで先生とメールのやりとりができていた訳者にはまさに青天の霹靂であった．亡くなる直前まで執筆活動を継続されており，実に見事な生涯であったと思う．謹んで先生のご冥福を心よりお祈り申し上げる．

　今回の第 7 版は，4 冊目の著書である『カパンジー生体力学の世界』"Qu'est-ce que la BIOMÉCANIQUE" に記載された内容の一部を新たに追加された小規模な改訂で，新項目については各巻の裏表紙に掲載されている．『カパンジー生体力学の世界』は，先生が 80 歳を過ぎてから執筆を始められた集大成である．一整形外科医として半世紀にわたって経験してきた生体力学のすばらしさを，とくに若い世代へ伝えたいという思いに駆られて執筆されたもので，2014 年 9 月 6 日に福岡市で開催された第 16 回日仏整形外科学会（SOFJO：Société Franco-Japonaise d'Orthopédie）の来日講演に合わせて日本語版が出版された．第 7 版では，読者により理解しやすいように，多くの脚注が追加されている．また，訳者が第 6 版の翻訳中に気づいた箇所や，出版後に読者からの指摘で判明した箇所などもすべて修正され，より完成度の高い書物になっている．

　原著第 7 版は，2018 年 8 月に第Ⅱ巻（下肢），同年 12 月に第Ⅰ巻（上肢）および第Ⅲ巻（脊椎・体幹・頭部）が出版された．今回もあらかじめ，新たに追加した頁の原稿と細かい訂正事項をメールで送っていただいていたため，原著が出版された時点では翻訳を終えていたが，実際に出版された書籍と比較してみると，校正の段階でも新たに多くの修正・加筆がなされており，その確認作業には思いのほか時間を要した．前回最後に出版された原著第 6 版第Ⅱ巻（下肢）の表紙デザインは，日本語版を参考に作成されたが，今回，第 7 版の表紙デザイン用に全巻日本語版をもとに作成したデザインを先生から送っていただいた．また，新たに 3 巻のセットケースのデザインも作成していただいた．原著仏語版では，残念ながらこれらは採用されなかったが，日本語版は先生のご希望どおりのデザインになっている．医歯薬出版株式会社編集部のご厚意に深甚の謝意を表する．

　本書は，英語，ドイツ語，オランダ語，イタリア語，スペイン語，ポルトガル語，日本語，ギリシャ語，ロシア語，ポーランド語，フィンランド語，ハンガリー語，韓国語の 13 カ国語に翻訳されている．先生は，多分野にわたって造詣の深い碩学である．先生からは 3 冊の詩集（約 700 篇）も送っていただいたが，そのなかには，広島・長崎へ投下された原子爆弾のことを，連合軍側からの視点で綴られた "J'ai honte…（私は恥じる）" も含まれており，「優れた知識人の多い日本へ原子爆弾を投下したことはまったくの誤りであった」といつも語られていた．東日本大震災の際には，"L'Honneur des Japonais…Il y a toujours des ressources en Hommes…（日本人の栄誉…どんな状況でも人類には可能性がある）" という詩を寄せられた．日本人の冷静な対応，とくに原発事故に対する危険を顧みない注水作業に関して深く感銘を受けた先生は「これは愛のカミカゼ」であると大和心の雄々しさを讃えている（整形外科 62（7）：68-9，2011 に掲載）．

　『生体力学の世界』を上梓されたあとは，もっぱら小説を執筆されていた．イエス・キリストの復活が，実際にタイムマシーンで未来に移送して蘇生された後に戻されたのだ，という設定で 700 頁にも及ぶ SF 長編小説（"Opération Nathanaël, Les Sept Dernières Paroles" Vérone ed., 2016）を出版されている．その後も，核ミサイルでもまったく効果がない，地球に向かってくる巨大な隕石を，ウィーンフィル新年恒例のニューイヤーコンサートの最後に演奏さ

れるラデツキー行進曲での満場の手拍子にヒントを得て，全世界の力を結集させて音波の同期によって隕石の軌道を変え，地球のハルマゲドンを回避させるというSF恋愛小説（"Sauver La Terre! Par la marche de Radetsky" Amalthée ed., 2018）も上梓されている．

　偉大な才能は遂に神に召されてしまったが，先生が生涯を賭して遺してくださった本書を今後も大切に引き継いでまいりたいと考えている．

　本書がいままでと同様，多くの日本の読者の皆様に愛読されることを心から祈念している．

2019年2月

福岡大学病院リハビリテーション科　　塩田　悦仁

　対応する日本語がなかったり，あっても本邦で常用されていない用語は原語を併記し，訳注を掲載した．また訳出に際しては，以下の資料を参考とした．

日仏整形外科学会編：仏日・日仏整形外科学用語集．診断と治療社，2013．

日本整形外科学会編：整形外科学用語集．第8版，南江堂，2016．

日本手外科学会編：手外科用語集．改訂第4版，2012．（ウェブ版）

日本リウマチ学会医学用語委員会編：リウマチ学用語集．改訂第4版，2007．（ウェブ版）

日本解剖学会監修，解剖学用語委員会編：解剖学用語．改訂13版，医学書院，2007．

上田　敏，大川弥生編：リハビリテーション医学大辞典．第1版，医歯薬出版，1996．

Petit lexique d'orthopédie anglais/français：Farcot C, Bros-Brann E（eds），Sauramps Médical, 2000.

岩本幸英編集：神中整形外科学．改訂23版，南山堂，2013．

森　於菟，小川鼎三，大内　弘，森　富：分担解剖学．改訂第11版，金原出版，1985．

金子丑之助：日本人体解剖学．第18版，南山堂，1985．

Agur AMR, Dalley AF 著，坂井建雄監訳，小林　靖，小林直人，市村浩一郎訳：グラント解剖学図譜．第5版，原著第11版，医学書院，2007．

Putz R，Pabst R 著，岡本道雄監訳：Sobotta 図説人体解剖学．第5版，原著第21版，医学書院，2006．

小学館ロベール仏和大辞典編集委員会編：ロベール仏和大辞典．小学館，1988．

田村　毅，倉方秀憲，恒川邦夫編：ロワイヤル仏和中辞典．第2版，旺文社，2005．

目　次

献辞		v
序文	Raoul Tubiana	vi
第6版の序文	A. I. Kapandji	vi
日本語版への序文	A. I. Kapandji	vii
第7版の序文	A. I. Kapandji	vii
第6版訳者の序文	塩田悦仁	viii
第7版訳者の序文	塩田悦仁	ix

第1章　肩 ……………………………………………………………………… 2

肩関節の生理学	4
屈曲-伸展と内転	6
外転	8
上腕の長軸の周りの回旋	10
肩甲上腕関節内での上腕の回旋	10
水平面での肩さきの動き	10
水平屈曲-伸展	12
分回し運動	14
肩の運動の評価	16
コッドマンの「逆説」	18
肩の全体評価の運動	20
肩の関節複合体	22
肩甲上腕関節の関節面	24
上腕骨頭	24
肩甲骨関節窩	24
関節唇	24
回旋の瞬間中心	26
肩の関節包靭帯機構	28
関節内の上腕二頭筋長頭腱	30
関節上腕靭帯の役割	32
外転時	32
長軸の周りの回旋時	32
屈曲-伸展における烏口上腕靭帯	34
肩の筋による適合性	36
「三角筋下の関節」	38
「肩甲胸郭関節」	40

肩甲帯の運動	42
肩甲胸郭関節の真の動き	44
胸肋鎖関節	46
胸肋鎖関節の動き	48
水平面内での鎖骨の動き/48　前額面内での鎖骨の動き/48	
肩鎖関節	50
烏口鎖骨靭帯の役割	54
肩甲帯の動力筋（muscles moteurs）	56
棘上筋と外転	60
外転の生理学	62
三角筋の役割	62
回旋筋群の役割	64
棘上筋の役割	64
外転の3段階	66
外転の第1段階：0〜90°	66
外転の第2段階：90〜150°	66
外転の第3段階：150〜180°	66
屈曲の3段階	68
屈曲の第1段階：0〜50-60°	68
屈曲の第2段階：60〜120°	68
屈曲の第3段階：120〜180°	68
回旋筋群	70
内転と伸展	72
屈曲と外転の「ヒポクラテス的」検査	74

第2章　肘 ……………………………………………………………………… 76

屈曲-伸展の関節	76
手を遠ざけたり近づけたりする機能	78
関節面	80

上腕骨下端のへら状部	82
肘の靭帯	84
橈骨頭	86

xi

上腕骨滑車	88	長軸方向の圧迫に対する抵抗	96
最も多い場合（上の列 A）	88	屈曲位での適合性	96
より頻度が少ない場合（中央の列 B）	88	Essex-Lopresti 症候群	96
まれな場合（下の列 C）	88	肘の運動可動域	98
屈曲-伸展の限界	90	肘関節の臨床的ランドマーク	100
屈曲の動力筋群	92	屈筋群と伸筋群の効力	102
伸展の動力筋群	94	機能肢位と固定肢位	102
関節適合の因子	96	相対的な筋力	102
長軸方向の牽引に対する抵抗	96		

第3章　回内-回外 104

回内-回外の計測条件	106	回内-回外の筋群	134
回内-回外の有用性	108	回外の筋群	134
橈骨-尺骨の窓枠	110	回内の筋群	134
全般的配置	110	なぜ前腕は 2 つの骨で構成されているのだろうか？	136
骨間膜	112		
近位橈尺関節の生理的解剖学	116	回内-回外の機械的障害	140
遠位橈尺関節の生理的解剖学	118	前腕両骨の骨折	140
尺骨遠位端の構造と機械的構成	118	橈尺関節脱臼	140
遠位橈尺関節の構成	120	遠位橈尺関節脱臼/140　近位橈尺関節脱臼/140	
近位橈尺関節の力学と遠位橈尺関節指数	122	橈骨の相対的短縮の影響	140
遠位橈尺関節の力学	124	機能の代償と肢位	144
回内-回外の軸	128	機能肢位	144
両橈尺関節の同時適合	132	給仕のテスト	144

第4章　手関節 146

手関節の運動の定義	148	月状骨の柱	168
手関節の運動の可動域	150	舟状骨の柱	170
外転-内転運動	150	舟状骨の力学	172
屈曲-伸展運動	150	舟状骨と月状骨の連携	174
屈曲-伸展の他動運動	150	幾何学的変化を示す手根骨	176
分回し運動	152	外転-内転	176
手関節の関節複合体	154	近位列の力学	178
橈骨手根関節	154	挿入された部分	180
手根中央関節	158	内転-外転の力学	182
橈骨手根関節および手根中央関節の靱帯	160	屈曲-伸展の力学	184
掌側の靱帯	160	Henke のメカニズム	184
背側の靱帯	162	回内-回外の連携の伝達	186
靱帯の安定化の役割	164	自在継手と考えられる手関節	186
前額面での安定化	164	外傷性の病態に関する知識	190
矢状面での安定化	166	手関節の動力筋	192
手根骨の力学	168	手関節の動力筋群の作用	194

第5章　手 ································ 198

手の把握機能 ································ 200
手の構造 ································ 204
手根骨塊 ································ 208
手のひらのくぼみ ································ 210
中手指節（MP）関節 ································ 212
中手指節（MP）関節の靱帯装置 ································ 216
中手指節（MP）関節の運動可動域 ································ 220
指節間（IP）関節 ································ 222
屈筋腱のトンネルと腱鞘 ································ 226
指の長い屈筋腱 ································ 230
指の伸筋腱 ································ 234
骨間筋と虫様筋 ································ 238
指の伸展 ································ 242
　総指伸筋（EDC） ································ 242
　骨間筋（Ix） ································ 242
　虫様筋（Lx） ································ 242
手と指の病的肢位 ································ 246
小指球の筋 ································ 248
　生理学的側面 ································ 248
母指 ································ 250
母指の対立 ································ 252
母指の対立の幾何学 ································ 256
大菱形中手関節 ································ 258
　関節表面の形状 ································ 258
　関節の適合性 ································ 260
　靱帯の役割 ································ 262
　関節表面の幾何学 ································ 264
　長軸に対する回旋 ································ 266
　第1中手骨の運動 ································ 268
　第1中手骨の運動の評価 ································ 272
　大菱形中手関節のX線像と大菱形骨のシステム
　································ 274

大菱形中手関節の形態学的および機能的特徴 ···· 276
母指の中手指節（MP）関節 ································ 278
　母指の中手指節（MP）関節の運動 ································ 282
　中手指節（MP）関節の傾斜-回旋の運動 ········ 284
母指の指節間（IP）関節 ································ 286
母指の動力筋 ································ 288
母指の外在筋群の作用 ································ 292
　母指球筋の尺側グループあるいは内側種子骨筋
　の作用 ································ 294
　母指球筋の橈側グループの作用 ································ 296
母指の対立 ································ 298
　回内の要素 ································ 302
対立と反対立 ································ 304
把握の様式 ································ 308
　いわゆる把握 ································ 308
　　指の把握またはつまみ/308　手掌把握/316
　　中心性把握/320
　重力を伴う把握 ································ 322
　握りプラス動作 ································ 324
たたくこと-触れること-身振り ································ 326
機能肢位と固定肢位 ································ 328
指切断手と虚構の手 ································ 332
上肢の運動と感覚 ································ 334
運動テストと上肢の感覚支配 ································ 336
　指腹 ································ 336
3つの手の運動テスト ································ 338
直立歩行へ移行した後の上肢 ································ 340
上肢の自動均衡 ································ 342
手による身体図式の拡張 ································ 344
進化における把握 ································ 346
ヒトの手 ································ 348

付録 ································ 351
　解剖学用語集 ································ 353
参考文献 ································ 356
日本語索引 ································ 359
外国語索引 ································ 364
参考資料 ································ 366
切り離して組み立てる手の機械的模型 ································ 367

xiii

ANATOMIE FONCTIONNELLE

7e édition

第1章

肩

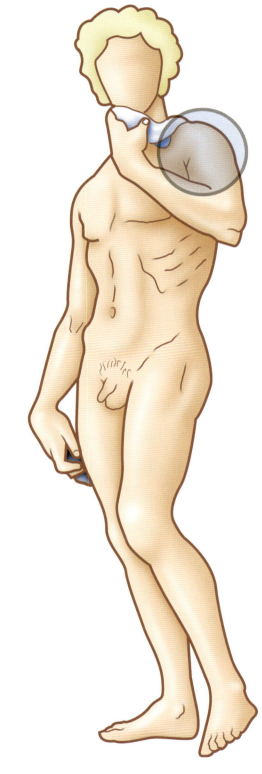

図 1−1

肩関節の生理学

　肩は上肢の**近位にある**関節で（図 1-1，p.3），人体のすべての関節のなかで**最も可動性が大きい**．

　肩は**自由度 3** の関節で（図 1-2），**3 つの主な運動軸**のおかげで上肢が空間において **3 平面**で動くことを可能にしている．

1）**横断軸**1は前額面にある．矢状面での屈曲-伸展を可能にする（図 1-3，4，p.7）．

2）**前後軸**2は矢状面にある．前額面での外転（上肢が体幹から離れる）や内転（上肢が体幹に近づく）を可能にする（図 1-7〜10，p.9）．

3）**垂直軸**3は矢状面と前額面の交叉によって決定される．空間での第 3 の運動軸に相当するもので，水平屈曲-伸展ともよばれ，90°外転位での水平面で行われる屈曲-伸展を可能にする（図 1-17〜19，p.13）．

　上腕骨の**長軸**4は 2 つの異なる様式で上腕と上肢全体の外旋/内旋を可能にする．

1）**随意回旋**（または MacConaill の「付随回旋」）は自由度 3 を利用し（図 1-11〜13，p.11），**3 軸性球関節**のみに生じうる運動である．肩回旋筋の収縮をきたす．

2）**自動回旋**（または MacConaill の「連合回旋」）は随意性運動がまったくなしに **2 軸性関節**に起こるか，3 軸性関節でも 2 軸のみ使用されて起こる．コッドマンの「逆説」の項（p.18）で述べる．

　基本肢位は次のように定義される．上肢を体幹に沿って下垂する肢位で，上腕骨長軸4が垂直軸3と一致する．90°外転位では上腕骨長軸4は横断軸1と一致する．90°屈曲位では前後軸2と一致する（図 1-2）．
　したがって肩は，3 つの主な運動軸と 3 つの自由度をもった関節である．上腕骨長軸はこれらの運動軸の 1 つと一致しうるし，また外旋/内旋が可能なようにいかなる中間的肢位も取りうる．

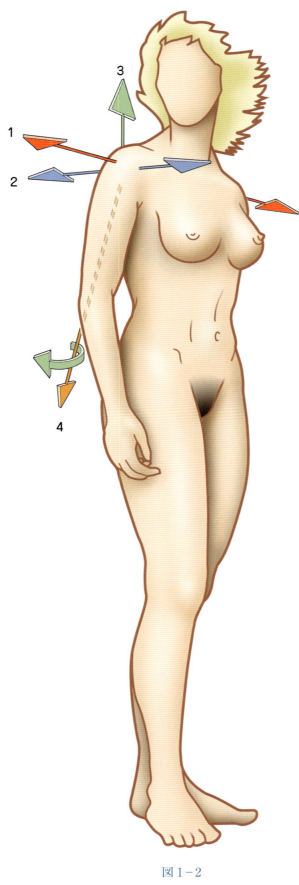

図 1–2

屈曲−伸展と内転

屈曲−伸展（図1-3, 4）は，横断軸（軸1，図1-2）の周りで矢状面（運動面A，図1-20, p.15）に生じる．

・**伸展**：45〜50°の可動範囲の小さな運動．
・**屈曲**：180°までの可動範囲の大きな運動．屈曲180°の肢位は，軸回旋を伴った外転180°とも定義されることに注意すべきである（後述するコッドマンの「逆説」（p.18）を参照）．

しばしば誤って，屈曲の代わりに前方挙上，伸展の代わりに後方挙上が用いられる．水平面における肩さきの動きとの混同を招くので（図1-14〜16, p.11），上肢の運動としては用いないほうがよい．

前額面での基本肢位からの**内転**（絶対内転）（図1-5, 6）は体幹が邪魔して物理的に不可能である．

しかし，次のような運動と組み合わされれば基本肢位からの内転が可能になる．

・**＋伸展**（図1-5）：きわめてわずかな内転．
・**＋屈曲**（図1-6）：30〜45°の内転．

任意の外転位から開始される内転は「相対的内転」とよばれ，前額面で基本肢位に復帰するまで常に可能である．

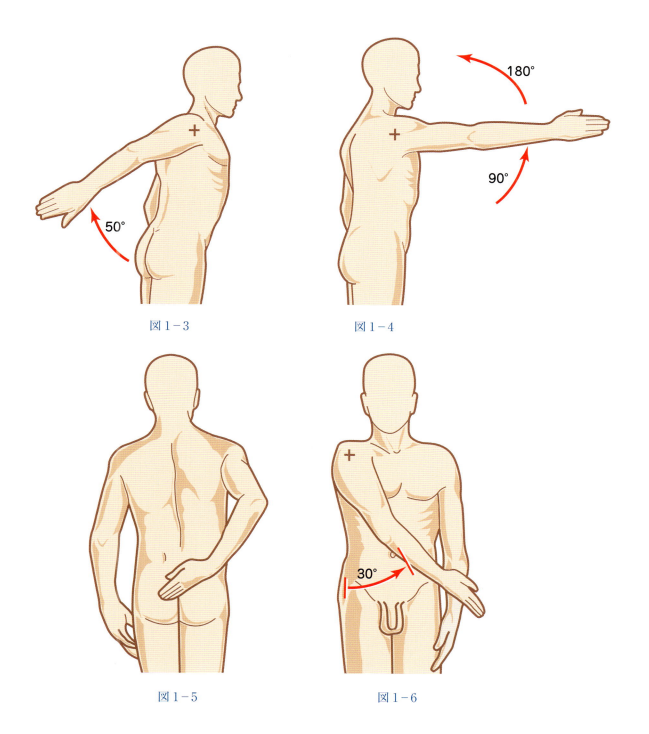

図1-3　　　　図1-4

図1-5　　　　図1-6

外　転

外転（図1-7〜10）は体幹から上肢を離す運動であり，**前後軸の周りに**（軸2，図1-2，p.5）**前額面で**（運動面B，図1-20，p.15）生じる．

外転は180°に達する．上腕は体幹の直上で垂直になる（図1-10）．

2つの注意点

・90°を超過すると，上肢は再び体幹に近づき，厳格な意味では内転になる．
・外転180°の最終肢位は，また屈曲180°によってももたらされる．

基本肢位（図1-7）からの**外転**は筋や関節の観点から次の**3つのステージ**よりなる．

1）0〜60°の外転（図1-8）は肩甲上腕関節のみで起こる．
2）60〜120°の外転（図1-9）は肩甲胸郭関節の参加を要する．
3）120〜180°の外転（図1-10）はこれらに加えて対側への体幹の傾斜を伴う．

厳密には，前額面のみで背面と平行に起こるような純粋な外転はほとんど使われることがないことに注意すべきである．一方，前額面と前方30°の角度である肩甲面で上腕を挙上するような，ある種の屈曲を伴った外転は，とくに手を襟元や口にもっていく動作などにおいて，最もよく用いられる生理的な運動である．この平面は肩の筋の均衡の肢位に相当している（図1-21，p.15）．

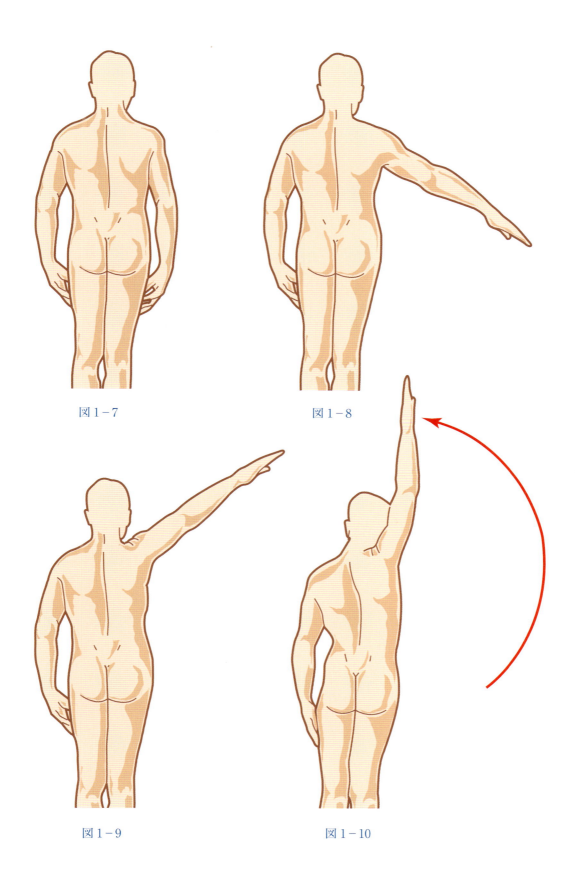

図 1 - 7　　　　　　　図 1 - 8

図 1 - 9　　　　　　　図 1 - 10

上腕の長軸の周りの回旋

肩甲上腕関節内での上腕の回旋

　上腕の長軸の周りの回旋（軸4，図1-2，p.5）は，肩がどんな肢位であっても可能である．それは3つの運動軸と3つの自由度をもつ関節の**随意または付髄回旋**だからである．この回旋度は通常，上腕を体幹に沿って下垂させた基本肢位で測定される（図1-11～13：上から見た図）．

　a）**基本肢位**（図1-11），内外旋0°：回旋度を測定するには，肘を90°に屈曲し，前腕を矢状面内におく．そうでなければ上腕の内外旋に前腕の回内外が加わる恐れがある．前腕が矢状面におかれるこの基本肢位は純粋に恣意的なものである．実際上，外旋筋が均衡しているために最もよく使用されるスタート肢位は，基本肢位から30°内旋した肢位であり，手は体幹の前に位置するようになる．この肢位は**生理的基本肢位**とよばれる．

　b）**外旋**（図1-12）：可動域は80°までで，決して90°には到達しない．体幹に沿って上腕を下垂し80°外旋する肢位はほとんど用いられない．一方，最もよく用いられるのは，機能的に重要な生理的基本肢位（内旋30°）と古典的基本肢位（回旋0°）を含む扇型の範囲である．

　c）**内旋**（図1-13）：可動域は100～110°まで．しかし，肩を軽度伸展し，**前腕を体幹の後方に回す必要がある**．この運動は手を背中にもっていくのに不可欠である．これはトイレでお尻を拭く動作と同じである．内旋の最初の90°は必然的に手が体幹の前方にとどまり，肩の屈曲を伴っている．長軸方向の回旋筋については後述する．基本肢位以外の肢位での上腕の軸回旋は，**極座標のシステム**（図1-24，p.17）か子午線のテスト（図1-25，p.17）によってしか正確に測定できない．回旋筋はそれぞれの肢位で異なる態様をとり，あるものは回旋の作用を喪失し，またあるものは獲得していく．これは肢位によって**筋の作用が転換する法則**の一例でしかない．

水平面での肩さきの動き

　これらの動きは**肩甲胸郭関節を可動させる**（図1-14～16）．
　a）**基本肢位**（図1-14）．
　b）**肩さきの後方移動**（図1-15）．
　c）**肩さきの前方移動**（図1-16）．
前方移動のほうが後方移動より大きいことに注意すべきである．これらには次の筋が関与している．
　・前方移動：*大胸筋，小胸筋，前鋸筋．*
　・後方移動：*菱形筋，僧帽筋（水平線維束），広背筋．*

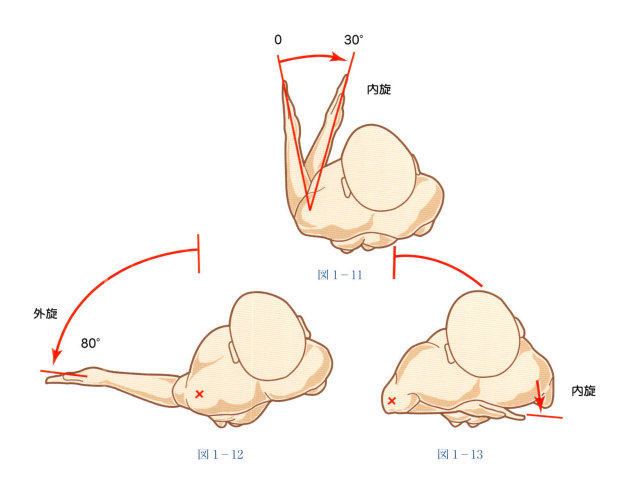

図 1-11

図 1-12 図 1-13

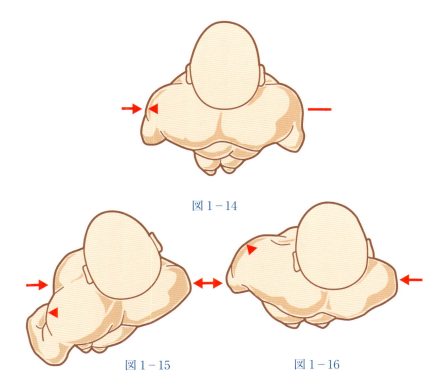

図 1-14

図 1-15 図 1-16

水平屈曲-伸展

これは水平面（平面C，図1-20，p.15）における上肢の運動（図1-17〜19）で，垂直軸の周り，より正確には肩甲上腕関節（軸3，図1-2，p.5）だけでなく肩甲胸郭関節に起こるので連続する垂直軸の周りの運動である．

a）**基本肢位**（図1-18）：上肢は前額面で90°外転し，それには次の筋が関与している．
・*三角筋*（本質的には肩峰線維束Ⅲ，図1-101，p.63）．
・*棘上筋*．
・*僧帽筋*：上部と下部，*前鋸筋*．

b）**水平屈曲**（図1-17）：140°までの屈曲と内転が複合した運動で，次の筋が関与している．
・*三角筋*（図1-101，p.63）のさまざまな割合の前内側線維束Ⅰと前外側線維束Ⅱ，および線維束Ⅲ．
・*肩甲下筋*．
・*大胸筋，小胸筋，前鋸筋*．

c）**水平伸展**（図1-19）：30〜40°までに限定された伸展と内転が複合した運動で，次の筋が関与している．
・*三角筋*（図1-101，p.63）のさまざまな割合の後外側線維束Ⅳ，Ⅴと後内側線維束Ⅵ，Ⅶ，および線維束Ⅲ．
・*棘上筋，棘下筋*．
・*大円筋，小円筋，菱形筋*．
・*僧帽筋*：他の2つの部分を加えた中部．
・*広背筋*：内転を構成しながらその作用を強く打ち消す三角筋と拮抗-共同筋の関係にある．

水平屈曲-伸展運動**全体の可動域**はほぼ180°に達する．極端な前方位置から極端な後方位置においては，ちょうど鍵盤の音階のように，主動作筋である三角筋（図1-101，p.63）のさまざまな線維束が連続的に作用している．

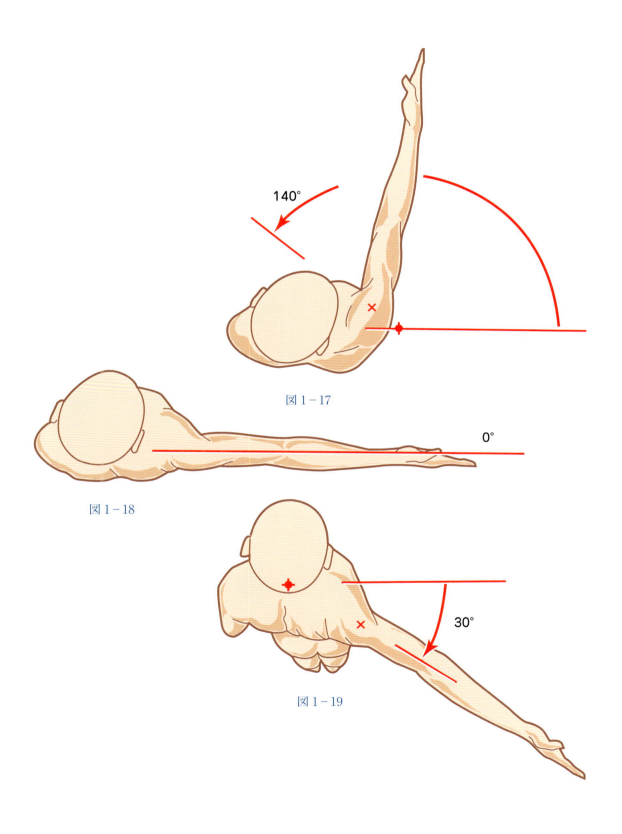

図 1-17

図 1-18

図 1-19

分回し運動

分回しは3つの軸の周りの基本的運動が組み合わさって生じる（図1-20）. これが肩の可動域を最大にしている. その際, 上腕は空間で円錐形, **分回しの円錐**を描く. その頂点は肩の理論上の中心にあり, 一辺は上肢の長さに一致しているが, 底面は体幹の存在で変形され規則的な円錐にはほど遠い. この円錐は空間の中に**到達可能な球状の扇**を形成し, その範囲で手は体幹を移動させることなく物を握り, 最終的に口へもっていくことができる.

図は赤で指先の軌跡を示している. それは体幹の存在によって変形した分回しの円錐の底面である.

3つの直角の基本平面（互いに直交する）は肩の中心点で交わる. 呼称は,

- **矢状面A**. 真の矢状面は体の中心の長軸を通っているので, これはむしろ傍矢状面. 屈曲-伸展の平面である.
- **前額面B**. 背側の支持平面と平行で, 冠状面（英語圏）ともいう. これは外転-内転の平面である.
- **水平面C**. 体の軸と直交. これは水平屈曲-伸展の平面であり, つまり水平面内にとどまる.

上肢を体幹に沿って下垂した基本肢位からスタートし, 軌道は順次III-II-VI-V-IVの区域を通過する. 円錐体の内部で上肢は区域Iを探索できる. しかしながら区域VIIとVIII（表示されていない）へは肘の屈曲によって到達が可能になる. したがって, 手は体のすべての部位に到達可能であり, これはトイレ動作などでわれわれ人間が動物に対してはなはだ有利な点である.

上肢の方向に延びた赤の矢印は分回しの円錐体の中心軸を示しており, 感覚的に肩の機能肢位（図1-21）に一致しており, また関節周囲筋の**均衡の肢位**で, そのため肩や上肢の骨折における**固定肢位**として用いられる. 上腕のこの肢位は区域IVにあり, **基本的アクセス区域**という名前がふさわしい. これは必要に応じて手を視覚のコントロール下（図1-22）で動かせるようにしている. 体幹の前方での両上肢のアクセス区域が部分的に重なるのは同じような理由からである. 両手を立体視のもとで同時に動かせるようにしており, 両眼の視野もまた同様に90°の扇形に重なっている.

それゆえ, 視野とアクセス区域とはほぼ正確に同一の形式で重なり合っている.

この配置は, 系統発生の過程で, 四足獣の頭蓋骨の後方にあった後頭孔が下方へ移動したおかげで可能になった. 同様に, 顔面は垂直な頚椎に対して前方を向いており, 四足獣では体軸と一致している視線を体軸と直交して向けることができる.

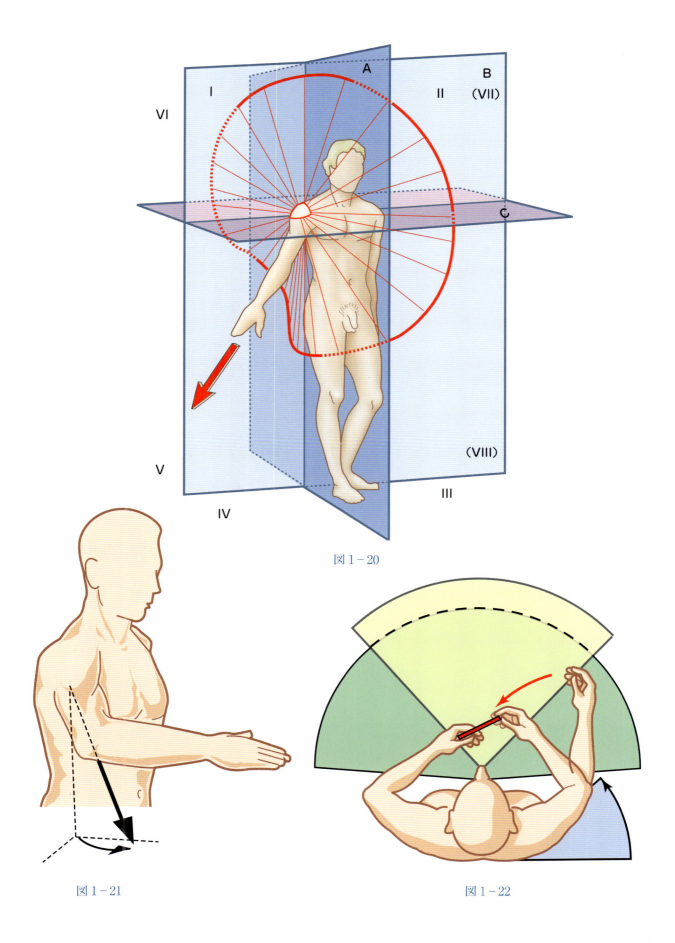

図1−20

図1−21

図1−22

肩の運動の評価

　3つの軸と3つの自由度をもつ関節の運動と位置の評価は，とくに肩ではある種の曖昧さがあるため困難である．たとえば，外転を「体幹を含む平面から上肢が離れる運動」と定義すると，それは90°までしか正しくない．というのは，それ以上では上肢は体幹を含む平面に近づくからである．それでは内転というべきであるが，運動の連続性を考慮すると実際上適当ではない．

　長軸の周りの回旋の評価はなおいっそう困難である．基本的な平面内での運動の評価はまだ容易だとしても，中間的区域ではいっそう難しくなる．少なくとも2つの座標が必要で，直交座標か極座標のシステムを要する．

　直交座標のシステム（図1-23）においては，上腕Pが3つの基本平面，すなわち，前額面F，矢状面S，水平面Tに投影する角度を測定する．測定座標X，Y，Zによって肩が中心の球体上の点Pを正確に決定できる．このシステムでは上腕の軸回旋を測定できない．

　極座標のシステム（図1-24）または羅針盤のシステムは，航海者に用いられ上腕の軸回旋も測定可能である．地球儀のように点Pの位置は2つの角度によって決まる．

・**経度**に相当する角度α：これは**前方転位の角度**である．

・**緯度**に相当する角度β：これは**屈曲角**である．

　2つの角度で十分であることに注目すべきである．βの代わりに前額面に投影し，緯度も決定できる角度γを用いることができる．このシステムの利点は角度ωまたは海上での船首の角度によって上腕の軸回旋がわかることである．

　このシステムはそれゆえ，前者よりも正確で完全である．これはさらに球体の表面上に分回しの円錐を閉鎖した軌道の形で，地球儀上の舟の巡回周航のように再現できる唯一のシステムである．しかしながら，航海術の門外漢にとっては複雑すぎて実際上は用いられない．

　しかし，基本肢位に対していかなる位置にあろうとも上腕の軸回旋を測定する方法があり，それは**子午線を経由して基本肢位に戻る**仕掛けを利用する（図1-25）．たとえば，髪をとく上腕の位置から，肘を真っ直ぐ垂直な軌道，つまりスタート位置に向かう子午線を基本肢位に向かって移動させる．もし，この下降運動の過程で，いかなる随意的な上腕の回旋をもさせないように注意したら，基本肢位において通常の方法で軸回旋を測定できることがわかるであろう．ここではほぼ最大外旋，つまり80°となる．これは私が個人的に気づいた仕掛けである．

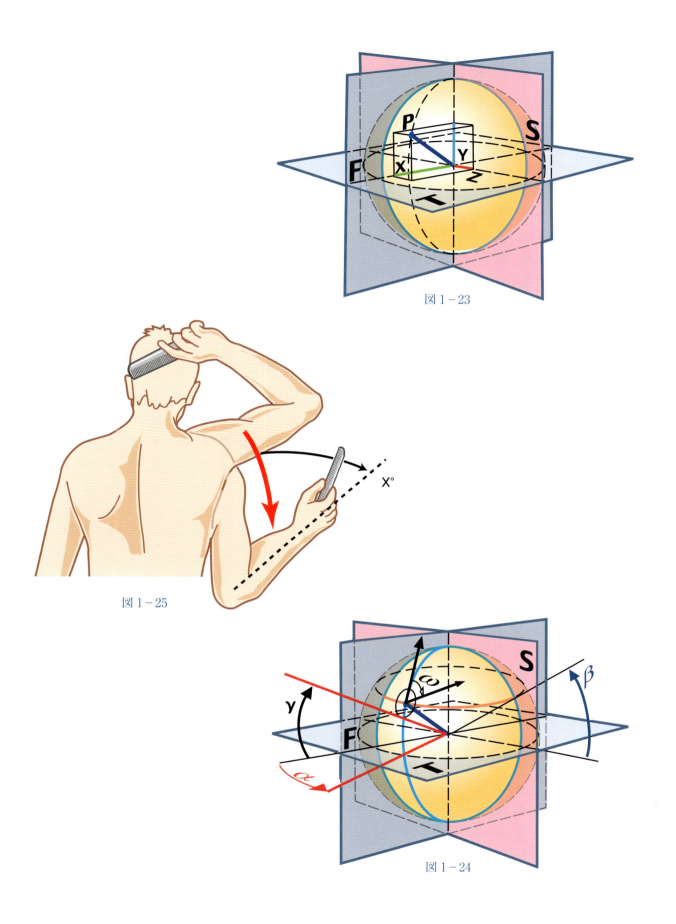

図 1-23

図 1-25

図 1-24

コッドマンの「逆説」

コッドマンの手技（図1-26〜30）は次のような方法で行われる.

- 上肢を体幹に沿って下垂し，母指は前方 Av にあり，手掌は内方にある基本肢位（側面像は図1-26, 背面像は図1-27）から始める.
- まず，上肢を＋180°の外転にもってくる（図1-28）.
- この垂直位置から，手掌を外方に向けながら，上肢を矢状面内で－180°伸展させる（図1-29）.
- ここで上肢は体幹に沿った最初の位置（図1-30）に戻るが，手掌は今度は外方に「向いて」おり，母指は後方 Ar を向いている.

これがコッドマンによって逆説として認識されたものであるが，それぞれ180°の連続する外転と伸展の2つの運動が，母指の方向を180°変えるのをどのように説明できるのであろうか？

実際上，MacConaill が連合回旋（rotation conjointe）とよんでいる，2軸で自由度2の関節にみられるような上肢の長軸の囲りの自動内旋が問題となる．これはリーマン（Riemann）が球体上で示したように曲線幾何学によって説明される．ユークリッド（Euclide）以来，平面では三角形の角度の和は「直角の2倍」，つまり180°になることが知られている．もしも，球面（たとえばオレンジ…）で，0°と90°の2つの子午線と下方は赤道で三角形を切り取るならば（図1-31），土台が曲がった（図1-32）三角形の「ピラミッド」が得られるが，この場合，内角の総和は180°以上で，3つの直角の和，つまり270°となる.

ここでアインシュタイン（Einstein）が好んでいたように，まったく幻想的な思考経験を思い描いてみよう（図1-34）．あなたは南極から真っ直ぐ北極に向かって経度90°の子午線に沿って出発する．北極に到着したら，あなたは南極に向かって経度0°の子午線に沿って再下降するが，自分の向きを90°変えることなく，横へ「蟹」歩きする．20,000 km 歩き回るのはとても骨が折れることをちゃんと白状すべきである！ たいへんな努力の後に南極に到着したら，あなたは出発の位置と背中合わせになっていることに気づくでしょう．あなたは，それに気づくことなく180°回転したのです！ そしてまたあなたは MacConaill の連合回旋を経験したのです！ 曲線幾何学において，これは3つ直角をもつ三角形が2つ合わさったもので（図1-33），角度の総和は90°の6倍，つまり540°であり，1つの平面において，2つの三角形の角度の和である360°を180°だけ超過している！ それゆえ，ここからあなた自身が体験したこの半回転が生じている！ しかし，通常，肩はこのようには機能しない．というのは完全な2つのサイクルの後，肩は360°「回転」するはずであるが，これは生理的に不可能だからである．であるから，肩は股関節と同様に3つの軸と3つの自由度をもった関節である．肩は MacConaill が付随回旋（rotation adjointe）とよんでいる随意長軸回旋を有している．全体として，肩は水泳におけるように無限に連続するサイクル（cycles ergonomiques）を実現でき，これは作業サイクルとよばれる．というのはそれぞれの時点で付随回旋が連合回旋を代償したり打ち消したりするからである．コッドマンの「逆説」は，肩が2軸性関節として使用されるときにしか現れない．そこでは付随回旋が連合回旋を代償しない.

それゆえ，コッドマンの逆説は偽りの逆説であるということができる…．そこで，空間での四肢の方向づけの際に連合回旋によって制限されないように，なぜ四肢の根元の関節が自由度3で構成されているかが理解できる.

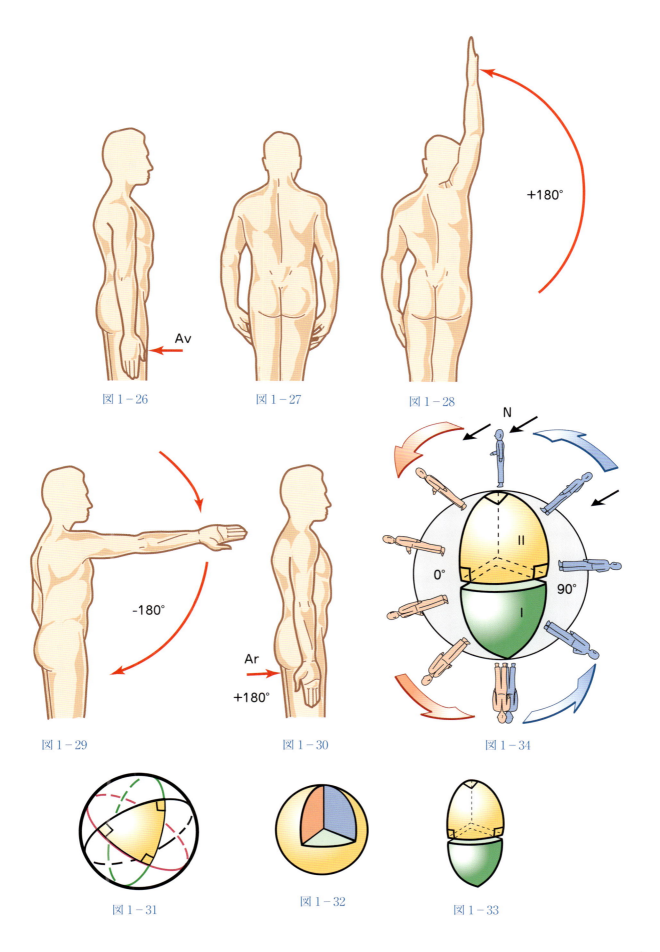

図1-26　　　図1-27　　　図1-28

図1-29　　　図1-30　　　図1-34

図1-31　　　図1-32　　　図1-33

肩の全体評価の運動

実際上，髪をとく，上着やマントの袖に手を通す，うなじや背中を爪でかく…，などある種の日常生活の運動で肩の機能をよく評価することができる．

しかしながら，英語圏で**3点テスト**といわれている手技を用いることも可能である．このテストは健常者では，手が3つの異なる経路で反対側の肩甲骨後面の**三重点**に届くことを証明するものである（図1-35）．

このシェーマは青の点線で分回しの軌道を，また三重点に到達しうる3種類の軌道群を示している．

・明るい青線は**前方対側経路**Cで頭の反対側を通る．
・緑線は**前方同側経路**Hで肩の同側を通る．
・赤線は**後方経路**Pで同側から背部へ直接向かう．

これら経路のそれぞれにおいて手指の先端が届く点を5段階で評価し，5が3つの経路に共通している．これが反対側に位置している**三重点**である．

前方対側経路（図1-36：正面像と図1-38：背面像）は口1から始まり，反対側の耳2，次いでうなじ3，僧帽筋4そして最後に肩甲骨5と続く．**これは水平内転（または屈曲）を評価する．**

後方同側経路（図1-37：背面像）は同一のステージを通過するが同側である．口1，耳2，うなじ3，僧帽筋4そして肩甲骨5．**これは外旋を評価し，5が最大となる．**このシェーマでは同側と後方経路の2つが描かれている．**後方経路**（図1-38）は殿部1から始まり，仙骨部2，次いで腰部3，肩甲骨下角4そして最後に肩甲骨5と続く．**これは内旋を評価し，三重点で最大となる．**最初の1はきわめて重要である．これは人の自立を条件づける肛門衛生に最小限必要である．このシェーマでは対側と後方経路の2つが描かれている．

いうまでもなく，この試験の結果は肘が無傷であることに依存する．それゆえまた，これは上肢の全体評価の方法となる．

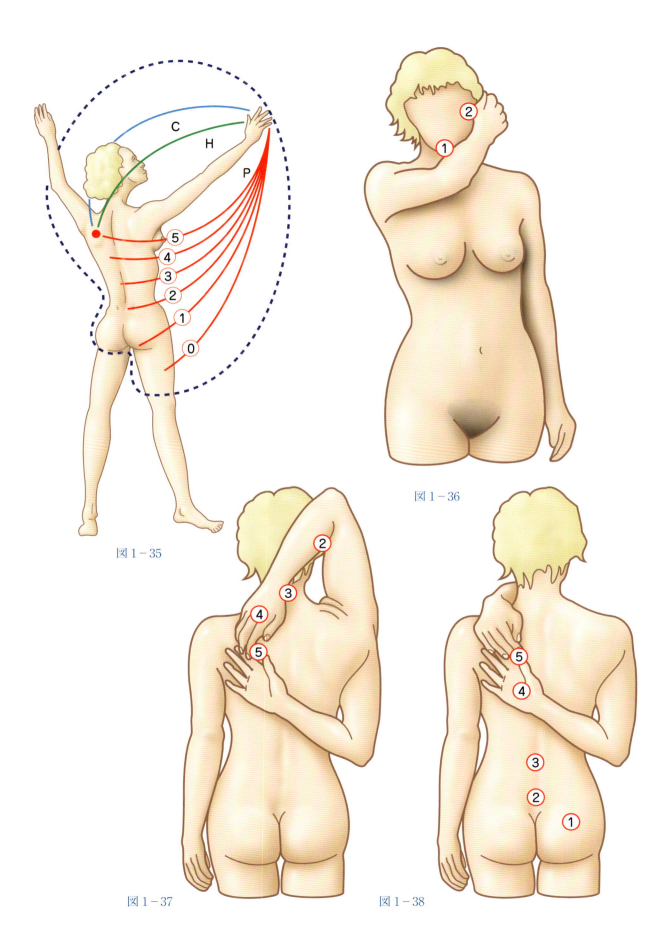

図 1-35

図 1-36

図 1-37

図 1-38

肩の関節複合体

肩は単一の関節ではなく，**肩の関節複合体**を形成する5つの関節からなっており（図1-39），それらについて上肢との関係でその運動を定義してみよう．これら5つの関節は2つのグループに分けられる．

・第1グループ：2つの関節

1）肩甲上腕関節

解剖学的な意味での真の関節（軟骨の2つの滑動表面が接触）．

これはこのグループで最も重要な関節である．

2）三角筋下の関節または「肩の2番目の関節」

解剖学的な意味では関節ではない．しかしながら生理的な意味では関節である．というのは互いに滑動表面を形成しているからだ．この三角筋下の関節は機械的に肩甲上腕関節と連結している．肩甲上腕関節の運動はすべて三角筋下の関節の運動を引き起こす．

・第2グループ：3つの関節

3）肩甲胸郭関節

これもまた生理的な意味での関節で，解剖学的な関節ではない．このグループで最も重要な関節であるが，機械的に連結している他の2関節なしでは機能できない．

4）肩鎖関節

真の関節で鎖骨の遠位端にある．

5）胸肋鎖関節（p.46 訳注参照）

真の関節で鎖骨の近位端にある．

まとめると，以下のように肩の関節複合体を図式化することができる．

・第1グループ

真の関節で主要な関節である肩甲上腕関節と，「偽りの」関節で補助的な三角筋下の関節

・第2グループ

「偽りの」関節で主要な関節である肩甲胸郭関節と，2つの真の関節で補助的な関節である肩鎖関節と胸肋鎖関節．

2つのグループの関節はそれぞれ機械的に連結している．つまり同時に強制的に作用する．実際には，2つのグループの関節は運動時，さまざまな割合で同時に作用する．それゆえ，肩の関節複合体の5つの関節は同時に，そしてグループによってさまざまな割合で作用する．

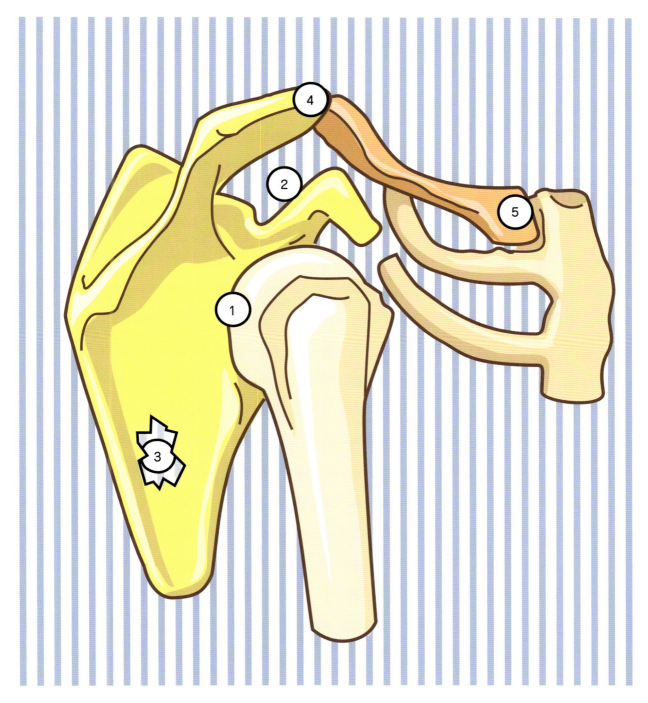

図 1 − 39

肩甲上腕関節の関節面

球関節の特徴である球状の表面をもち，3つの軸と3つの自由度をもつ関節である（図 1-40）.

上腕骨頭

上方，内側および後方を向いた（図 1-40），半径 30 mm の球の 1/3 に相当する．実際はこの球体は真の球形ではない，というのは縦の直径が前後よりも 3〜4 mm 大きいからだ．そのうえ，前額断面では，その曲率半径が上から下に向かってわずかに減少しており，単一の曲率の中心は存在せず，螺旋状の一連の曲率中心の連続であることに気づく（図 1-42）．それゆえ，荷重区域が最も広く，関節が最も安定するのは，上腕骨頭の上方部分が関節窩と接触しているときであり，また関節上腕靱帯の中部および下部線維束が緊張しているときでもある．外転 90°のこの肢位は，施錠肢位または MacConaill の *close-packed position* に相当する.

上腕骨頭の軸は骨幹部と 135°の「傾斜角」をなし，前額面では 30°の「後方傾斜角」をなしている.

上腕骨頭は，水平に対して平面が 45°傾斜している（傾斜角の補角）解剖頸によって他の上腕骨近位骨幹端部と区分されている.

上腕骨頭には関節周囲筋が付着している 2 つの突出部が近接している.
・前方の小結節.
・外側の大結節.

肩甲骨関節窩

肩甲骨体部の上外角にあり（図 1-41），外方，前方および軽度上方を向いている．関節窩は 2 方向（垂直および水平方向）にくぼんでいるが，その凹面は不規則で骨頭の凸面よりも目立たない．関節窩は突出した辺縁で境界されているが，前上方で関節窩切痕によって途切れている．関節窩は上腕骨頭の表面よりも狭い.

関節唇

これは関節窩辺縁に張り付いている線維軟骨輪 b（図 1-41）で，関節窩を埋没させているが，とりわけその凹面を強調し，また関節面の適合性（一致）に貢献している.
断面は 3 角形で，3 つの面をもっている.
・関節窩辺縁に嵌入している内面.
・関節包の線維が付着している周辺面.
・軟骨が骨性関節窩と連続し，上腕骨頭とも接触している中央面（または中軸面）.

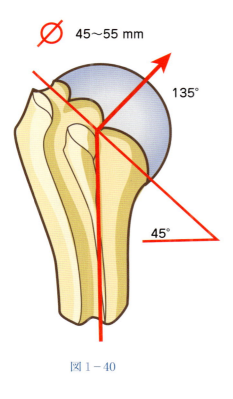

図 1-40

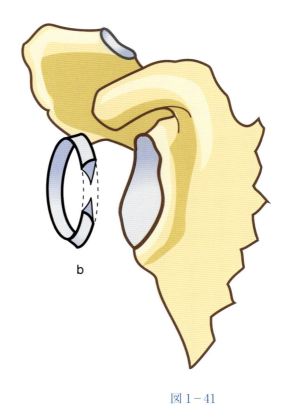

図 1-41

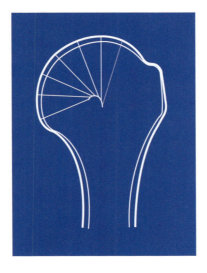

図 1-42

回旋の瞬間中心

関節面の曲率中心は必ずしも回旋中心とは一致しない．というのは，関節の機械的動き，靱帯の緊張や筋の収縮などが関与するからである．

上腕骨頭に関しては，長い間信じられてきたような，その形状を球の部分とみなして，運動時，固定されて動かない中心は存在せず，Fischer らの研究で示されたように，互いにきわめて近い2つの位置の間に，一連の回旋の瞬間中心（centres instantanés de rotation：C.I.R.）が存在する．これらは連続 X 線撮影像のコンピュータ解析によって得られた．

たとえば，外転運動時，平面つまり前額面での上腕骨回旋の要素しか含まれないと考えれば，2つの C.I.R. グループ（図 1-43：上腕骨頭正面像）が存在し，その間には現在まで確かな方法で説明できない不連続性 3-4 がみられる．第1グループは「分散の円」C_1 の中にあり，上腕骨頭の下内側部に近く，中心は C.I.R. の重心で，半径は重心からそれぞれの C.I.R. への距離の平均である．第2グループはもう1つの「分散の円」C_2 の中にあり，上腕骨頭の上方半分にある．2つの円は不連続で分離している．

そこで外転運動では，肩甲上腕関節を2つの関節に近似できる（図 1-44：上腕骨頭正面像）．

・最初の 50° までの運動時，上腕骨頭の回旋は，円 C_1 のどこかにある点の周りで起こる．

・50〜90° までの外転の終わりでは，回旋中心は円 C_2 の中にある．

・50° 付近では運動の不連続性が生じ，そこでの中心は実際，骨頭の上方内側にある．

屈曲運動時（図 1-45：外側像）では，同じ分析で C.I.R. の軌道に明らかな不連続性は存在せず，2つの辺縁から同一距離にある骨頭の下方部分に中心をおく単一の「分散の円」が存在する．

最後に，**長軸回旋**の運動時（図 1-46：上面像）では，「雲」または分散の円は内側骨幹部骨皮質の真上で，骨頭の2つの辺縁から等距離にある．

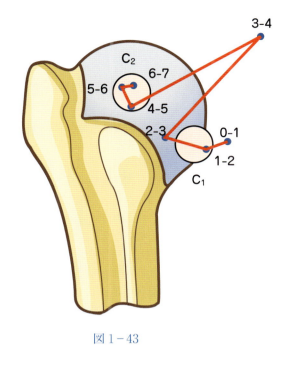

図 1-43

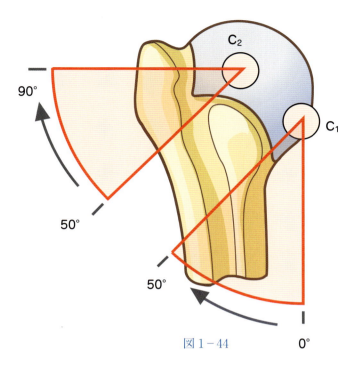

図 1-44

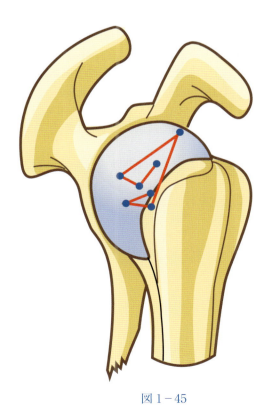

図 1-45

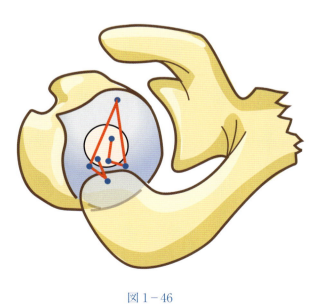

図 1-46

肩の関節包靱帯機構

　肩の関節包靱帯機構はその大きな可動性を得るために十分弛緩している．それゆえ，適合性を確保するには単独では十分でない．

　関節面と関節包靱帯機構を明らかにするため（図1-47〜50，Rouvière による），関節を展開し2つの部分をそれぞれ裏返してある．

　上腕骨近位端の内面像（図1-47）は次の部位を示している．

- **軟骨の襟** 1 で取り囲まれている**上腕骨頭**．
- その下極で襞を押し上げている***関節包小帯****（*frenula capsulae*）2．
- 上方部分で関節包を肥厚させている**関節上腕靱帯の上部線維束** 3．
- *上腕二頭筋長頭腱* 4 の切断端がみえる．
- 同様に*肩甲下筋腱* 5 は小結節の付着部で切離されている．

　肩甲骨の外側面像（図1-48）は次の部位を示している．

- **関節窩** 2．関節窩切痕の上を「橋渡し」している*関節唇*で取り囲まれている．
- **上腕二頭筋長頭腱** 3．ここでは切断されているが，関節窩上の結節へ侵入し関節唇の形成に関与している．したがって，この腱は関節内にある．
- **関節包** 8 は靱帯によって補強されている．
  - 烏口上腕靱帯 7．
  - 関節上腕靱帯（図1-49）の3つの線維束：上部 9，中部 10，そして下部 11．
- **烏口突起**は後面が見えている．肩甲棘 15 は切断されている．
- **関節窩下の結節**（17，図1-48）へは*上腕三頭筋長頭腱*が侵入しており，したがって，この腱は関節外にある．

　関節の前面像（図1-49）では，前方の靱帯が明瞭に現れている．

- **烏口上腕靱帯** 3．烏口突起 2 から大結節に伸びており，そこには棘上筋 4 も付着している．
- 烏口上腕靱帯の2つの付着部間の間隙は，結節間溝とともに上腕二頭筋長頭腱 6 の関節内侵入口を形成しており，結節間溝内を走行後，**横上腕靱帯** 8 によって**二頭筋溝**に変換している．
- **関節上腕靱帯**は3つ線維束からなる．上部 9 は関節窩の上で上腕骨頭の上，中部 10 は関節窩の上で上腕骨頭の前方，下部 11 は関節窩の前方で上腕骨頭の下にある．全体として関節包の前面に“Z”を描くようになっている．これら3つの線維束では**2つの弱点**が指摘されている．
  - Weitbrecht の裂孔 12
  - Rouvière の裂孔 13
- **上腕三頭筋長頭腱** 14

　展開された関節の後面像（図1-50）では，上腕骨頭が除去されて靱帯が完全に現れている．屍体では関節包の緩みで，関節裂隙が少なくとも3cm開大する．

- 関節上腕靱帯の**中部線維束** 2 と**下部線維束** 3 は奥に見える．最も上には**上部線維束と烏口上腕靱帯** 4 があり，機能はない**烏口関節窩靱帯**（ligament coraco-glénoïdien，図示されていない）に連続している．
- 上方部分には**上腕二頭筋長頭腱の関節内部分** 6 が通過する．
- 内部には**関節窩** 7 が見え，**関節唇** 8 で補強されている．
- 外側部では**大結節**に3つの後方の関節周囲筋が付着している．
  - *棘上筋* 11
  - *棘下筋* 12
  - *小円筋* 13

---

*訳注：関節包の骨頭付着部でひだ状になっているところ．対応する日本語の解剖用語はないのでこのように訳出した．

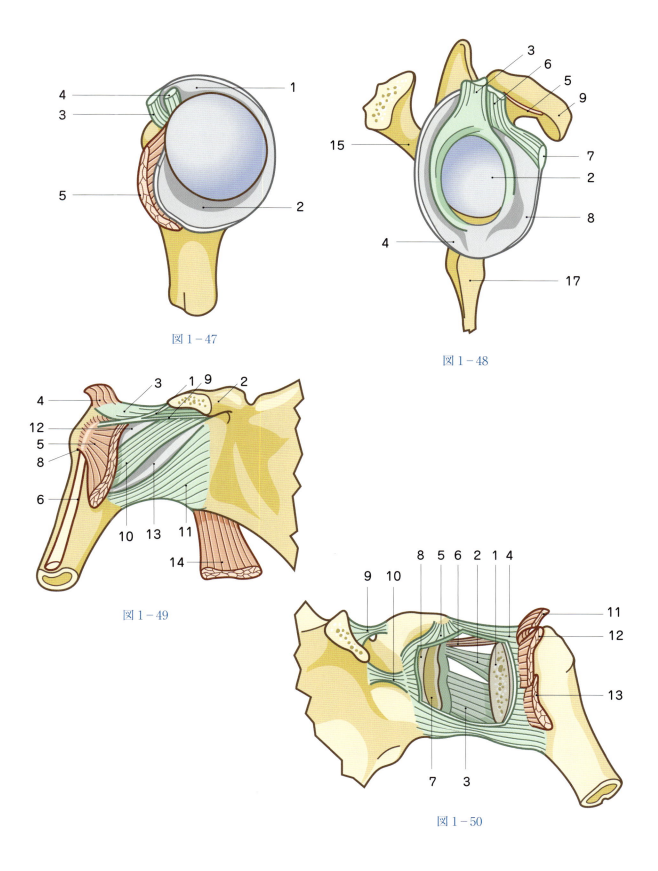

図 1-47

図 1-48

図 1-49

図 1-50

関節内の上腕二頭筋長頭腱

肩甲上腕関節の前額断面（図 1-51, Rouvière による）では次の部位が見える.
- 関節窩軟骨に埋没した不整な骨性関節窩 1.
- 関節窩を深めている関節唇 2. しかしながら, この関節は嵌合が弱いので, 脱臼の頻度の多いことが知られている. その上方部分 3 では関節唇は完全には固定されていない. その中央辺縁は膝半月のように腔内でフリーになっている.
- 基本肢位では, 関節包の上方部分 4 は緊張している一方, 下方部分 5 はたるんでいる. この「緩んだ」関節包と*関節包小帯*（*frenula capsulae*）6 の「折り畳み構造」が外転を可能にしている.
- 上腕二頭筋長頭腱 7 は関節窩上の結節で関節唇の上極に付着している. 結節間溝 8 を通って関節から出るには, 関節包 4 の下を滑走する.

関節包上極での矢状断面（図 1-52）で次の部位を区別できる.
- 関節腔内で上腕二頭筋長頭腱は, 滑膜に対して次の 3 つの異なる状態で収縮する.
  1) 滑膜 S によって**関節包 C の深層面**に押し付けられる.
  2) 滑膜が関節包と腱の間に 2 つの小さな袋小路を作り, 腱はまた**腱間膜**とよばれる滑膜の細かい隔壁によっても連絡している.
  3) 2 つの袋小路は結合がなく, 腱がフリーとなるが, 滑膜で取り囲まれている.

通常では, これら 3 つの状態は, 腱の付着部から遠ざかるにつれて内から外へみられる. **しかしどの場合でも, 腱は関節包内にあるが滑膜外にとどまる.**

現在では, 上腕二頭筋長頭腱が**肩の生理的および病的状況で重要な役割**を果たしていることは知られている.

重量物を持ち上げるため上腕二頭筋が収縮する際, 2 つの頭は同時に肩の適合を確保する. 短頭は, 烏口突起を支点として肩甲骨に対して上腕骨を持ち上げ, また他の長い筋（上腕三頭筋, 烏口腕筋, 三角筋）とともに上腕骨頭の下方脱臼を予防する. 同時に, 長頭は上腕骨頭を関節窩に押し当てる. これはとくに肩の外転時（図 1-53）に重要である. というのは上腕二頭筋長頭はまた外転筋の一部をなしているからである.

これが断裂すると外転筋力が 20% 減少する.

上腕二頭筋長頭の初期張力の度合いは, 関節内の水平部分を走行する距離に依存する. この距離は内外旋中間位（図 1-56：上方から見た図）と外旋位（図 1-54）で最大となる. したがって長頭の効力も最大となる. 逆に, 内旋位（図 1-55）では最も短く, 長頭の効力も最小となる. 結節間溝レベルでの上腕二頭筋長頭の折り曲がりを考えると, この折り曲がり点で種子骨をもたないだけに, 栄養状態が良好でなければ耐えられないほど大きな機械的疲労をこの部位が蒙ることもまた理解できる. 年齢とともにコラーゲン線維の変性が生じると, ときにちょっとした力みで, 腱は二頭筋溝の入口の関節内部で断裂する. これは肩甲上腕関節の周囲炎の経過でみられる臨床像である.

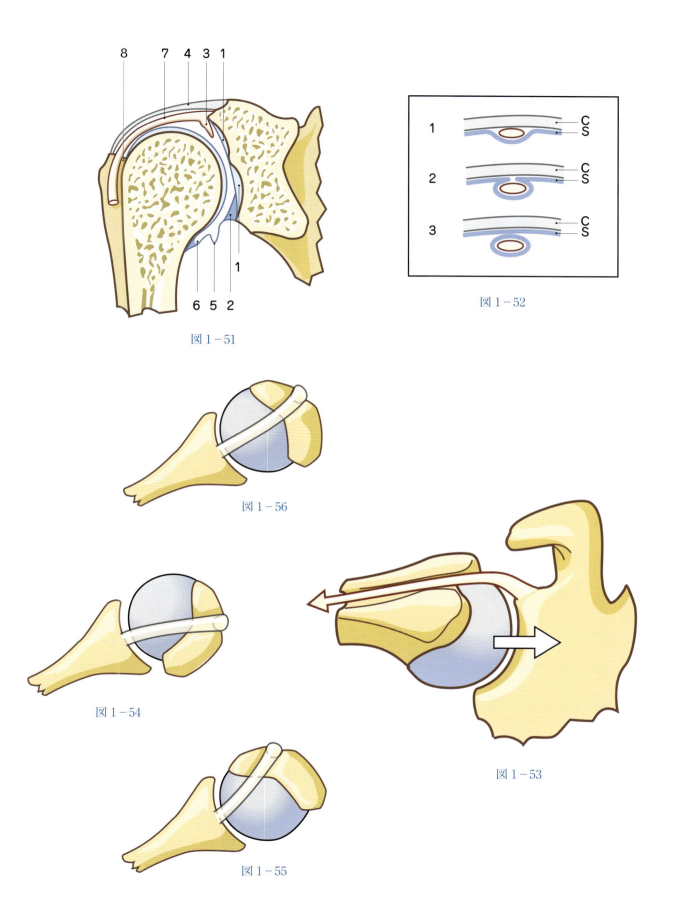

図 1-51

図 1-52

図 1-56

図 1-54

図 1-55

図 1-53

関節上腕靱帯の役割

外転時

a）**基本肢位**（図 1-57）：中部線維束（明るい緑色）と下部線維束（暗い緑色）

b）**外転**時（図 1-58），関節上腕靱帯の中部線維束と下部線維束が緊張する一方で，上部線維束と烏口上腕靱帯（ここでは図示されていない）が弛緩するのがわかる．靱帯の最大緊張度とともに，関節軟骨の最大の接触面積（上腕骨頭の曲率半径は下方より上方でわずかに大きくなっている）は，外転を肩の施錠肢位または MacConaill の *close-packed position* にする．

別の制限要因である大結節は，関節窩の上方部分と関節唇に突き当たるようになる．この衝突は，外転の終末期に大結節を後方に隠し，烏口肩峰アーチ下に結節間溝を現わし，関節上腕靱帯の下部線維束を軽度緊張させる外旋によって回避される．したがって，外転の大きさは 90° となる．

外転が肩甲骨体部の平面において 30° 屈曲位で行われると，関節上腕靱帯の緊張は緩み，肩甲上腕関節の外転は 110° まで到達可能となる．

長軸の周りの回旋時

a）**外旋**（図 1-59）は関節上腕靱帯の 3 つの線維束を緊張させる．

b）**内旋**（図 1-60）はこれらを弛緩させる．

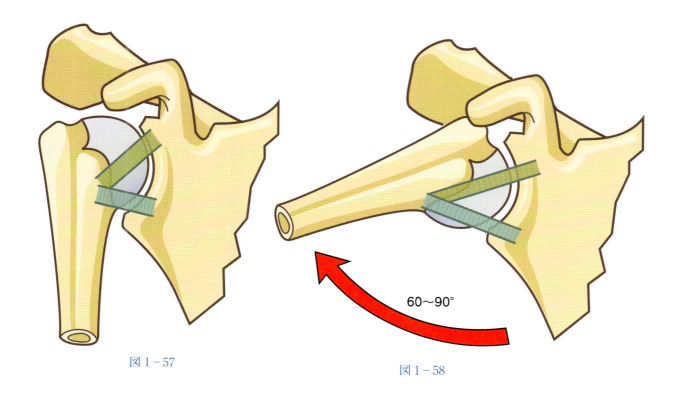

図 1-57

図 1-58 60〜90°

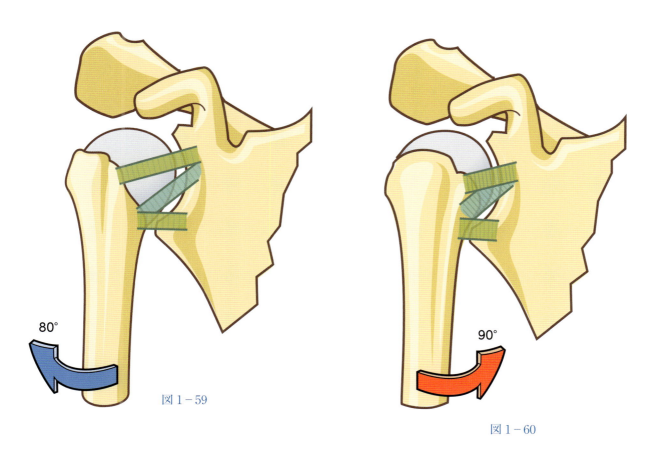

図 1-59 80°

図 1-60 90°

屈曲-伸展における烏口上腕靱帯

肩甲上腕関節の外側のシェーマから，烏口上腕靱帯の2つの線維束の相対的緊張度がわかる．

a）**基本肢位**（図 1-61）では，後方の大結節線維束（暗い緑色）と前方の小結節線維束（明るい緑色）の2つの線維束からなる烏口上腕靱帯を示している．

このシェーマでは，結節間切痕のレベルで，烏口上腕靱帯の2つの線維束間に上腕二頭筋長頭腱の刺入点が見られる．

b）**伸展**（図 1-62）時には小結節線維束が主に緊張する．

c）**屈曲**（図 1-63）時には大結節線維束が主に緊張する．

屈曲の終末期に起こる上腕の内旋は，烏口上腕および関節上腕靱帯を弛緩させ，より大きな可動域を可能にする．

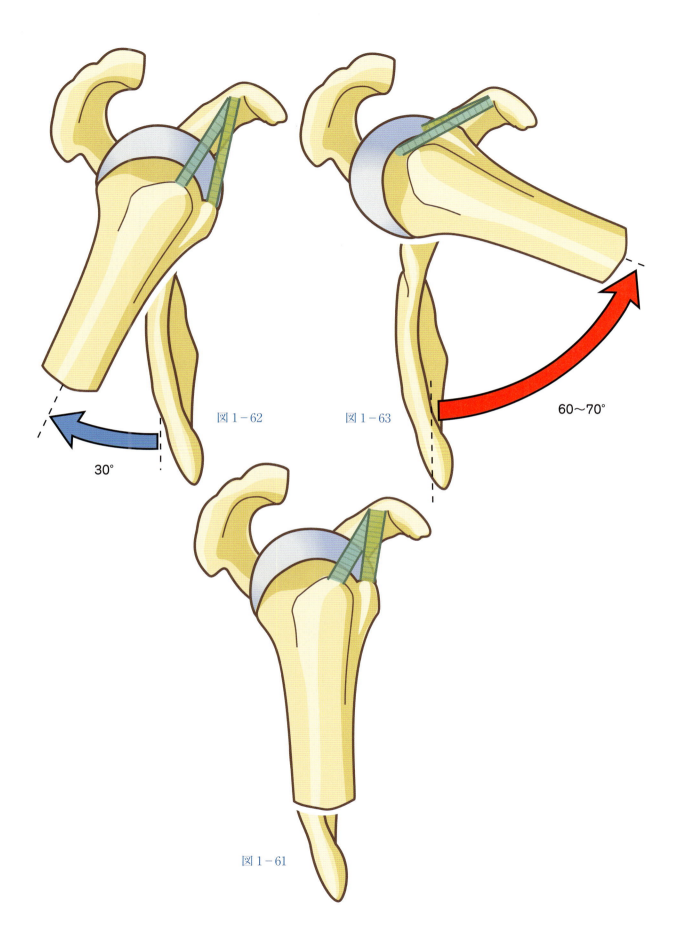

図 1-62　　図 1-63

30°　　60〜70°

図 1-61

肩の筋による適合性

その大きな可動性のため，**肩の適合性は靱帯だけでは得られない**．適合筋の作用が不可欠である．これらは 2 つのグループに分類される．

1）**横の適合筋群**は，その方向から上腕骨頭を肩甲骨関節窩に押し当てる（図 1-64～66）．
2）**縦の適合筋群**（図 1-67, 68）は，上肢を支え，手に重い荷物を持ったときの下方への脱臼に対抗する．これらは上腕骨頭を関節窩の正面に「引き戻す」．これらが不十分か麻痺していると「**動揺肩**」**症候群**が生じる．逆に，これらが優勢の場合，上腕骨頭の上方への脱臼に対して横の適合筋群の「求心性」の作用が抵抗する．

したがって，これら 2 つの筋群には拮抗-共同関係が存在している．外転時，動的均衡による転位を伴う．

後方図（図 1-64）では**横の適合筋群**が 3 つある．

1）*棘上筋*（図 1-64）1，肩甲骨の棘上窩から起こり，大結節の上面に付着している．
2）*棘下筋* 3，棘下窩の上方部分から起こり，大結節の後上面に付着している．
3）*小円筋* 4，棘下窩の下方部分から起こり，大結節の後下面に付着している．

前方図（図 1-65）では次のことがわかる．

1）既述した*棘上筋* 1．
2）*肩甲下筋* 2，強力な筋で肩甲骨の肋骨面全体から起こり，小結節に付着している．
3）*上腕二頭筋長頭腱* 5，肩甲骨関節窩上結節に付着しており，結節間溝で再屈曲しているために，手による物の持ち上げで肘が屈曲するのと同時に，「呼び戻し効果」によって，水平方向の適合性に不可欠な役割を果たす．

鳥瞰図（図 1-66）では前述した筋群が見える．関節の直上にある*棘上筋* 1，同様に*上腕二頭筋長頭腱* 5．これらは関節の「**上方のプロテクター**」を構成している．

後方図（図 1-67）では**縦の適合筋群**が 3 つある．

1）*三角筋* 8，外側の 2 つの線維束 8 と後方線維束 8′．これは外転時，上腕骨頭を「運び上げる」．
2）*上腕三頭筋*は*長頭* 7 により肩甲骨関節窩下結節に付着している．これは肘伸展時，上腕骨頭を関節窩へ引き戻す．

前方図（図 1-68）では**縦の適合筋群**がより多く見られ，そのなかにはすでに述べたものもある．

1）*三角筋* 8，外側の 2 つの線維束 8 と前方・鎖骨線維束（図示されていない）がある．
2）*上腕二頭筋長頭腱* 5，烏口突起に付着している*短頭* 5′ が烏口上腕筋 6 の傍らにある．これは肘と肩の屈曲時に上腕骨頭を上方へ引き戻す．
3）*大胸筋*はその*鎖骨部* 9 によって，三角筋の前方線維束の作用を補助する．しかし，これはとりわけ肩の屈曲と内転にかかわる筋である．

縦の適合筋群の優位性は，長期的には，骨頭と肩峰間の真のクッションである「腱板」の筋を「すり減らし」うるし，またそのなかのあるもの，とくに**棘上筋**の断裂を生じうる．そこで上腕骨頭は，肩峰と烏口肩峰靱帯の下面と直接衝突するようになり，古典的には肩関節周囲炎とよばれ，現在では「**インピンジメント症候群**」と表現されている疼痛を発現することになる．

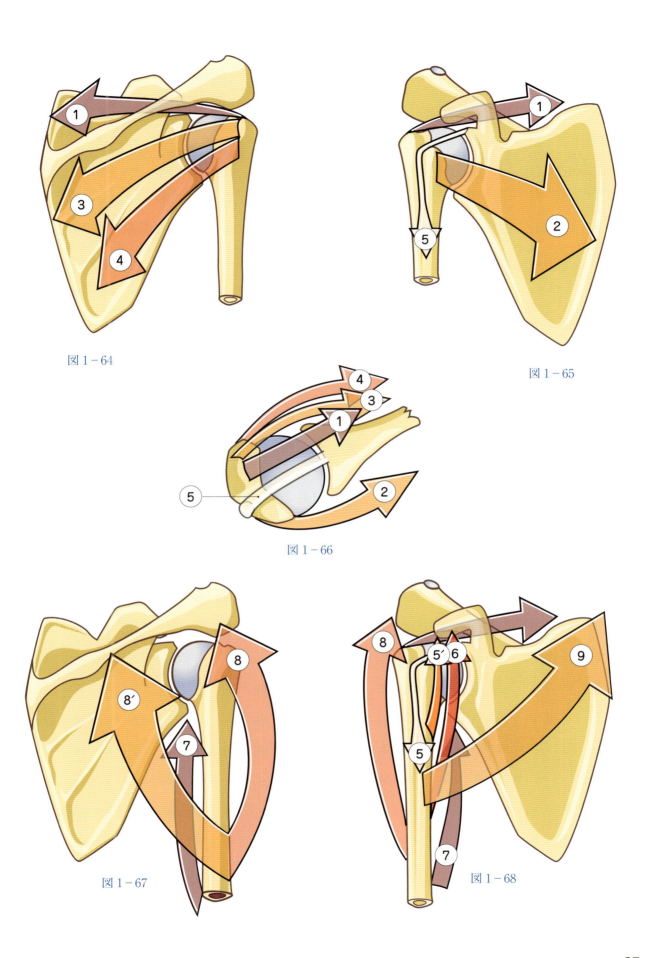

図 1-64

図 1-65

図 1-66

図 1-67

図 1-68

「三角筋下の関節」

実際には関節軟骨面を構成していない「**偽りの関節**」である．三角筋の深層面と「回旋筋腱板」との間に，小さな空隙の単純な滑動面を構成しており，そこには滑動を促す**滑液包**をみることができる．

三角筋1を横切し反転させた「**開放された**」三角筋下の関節（図1-69，Rouvière による）には，滑動面の深層，肩の「回旋筋腱板」が見え，これは上腕骨の上端2によって構成され，そこには以下の筋が付着している．

- *棘上筋*3．
- *棘下筋*4．
- *小円筋*5と，この図では見えないが前方に*肩甲下筋*．
- 二頭筋溝の上下で関節内を貫通するのが見える*上腕二頭筋長頭腱*9．

三角筋の横切で滑液包が開放されており，その断面7が見える．

この滑動面は，前方へは*烏口上腕筋腱*によって延びており，上腕二頭筋短頭13と烏口上腕筋14の烏口突起への共通付着部が関節の「前方のプロテクター」を構成している．また後方には*上腕三頭筋長頭腱*6がある．

これら筋の機能は**肩関節の2つの前額断面**で評価できる．1つは，上腕を体幹に沿って下垂させた基本肢位（図1-70）で，もう1つは上腕を水平にした外転位（図1-71）である．

前者（図1-70）では，前述した筋群がわかるとともに，**肩甲上腕関節の断面**8，**関節唇**そして腋窩陥凹などがみられる．**三角筋下滑液包**7は三角筋と*上腕骨上端*との間に介在している．

後者（図1-71）では，*棘上筋*3と三角筋1の収縮による外転が，文字通り**滑液包**7を「転がしたり」または滑らせたりするが，滑液包は2つの層が互いに滑り合う．肩甲上腕関節の断面8では，腋窩陥凹が緊張しているのが見られ，余裕というものが肩の外転の正常域には必要なことがわかる．またここでは*上腕三頭筋長頭腱*6が緊張し，「**肩甲上腕関節の下方のプロテクター**」を構成している．

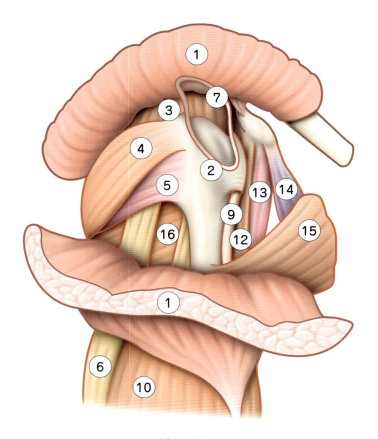

図 1-69

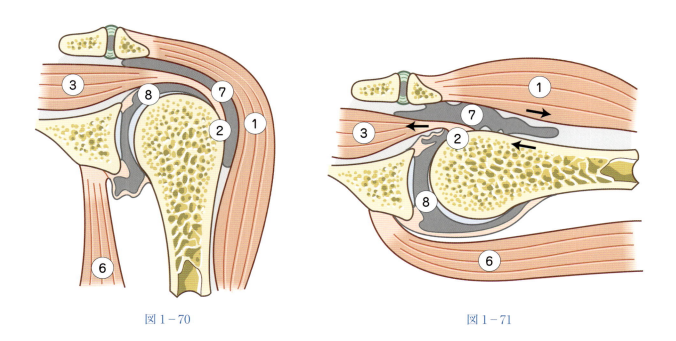

図 1-70 図 1-71

39

「肩甲胸郭関節」

これもまた関節軟骨面を構成していない「偽りの関節」であるが，今度は胸郭の水平断面（図1-72）で見えているように2つの滑動面を構成している．

断面の左側は，肋骨と肋間筋の横切断とともに胸腔を示している．他の骨性要素としては上腕骨があり，そこには大胸筋が付着し，外側は三角筋で覆われている．曲がった形状をもった肩甲骨の断面（黄色）は前方を肩甲下筋，後方を棘下筋，小円筋そして大円筋で覆われている．肩甲骨の内縁から胸郭の外壁へ広がり，2つの滑動面を作っている筋層は前鋸筋である．

- 肩甲-前鋸筋間隙1は，肩甲下筋をマットレスとしている肩甲骨と前鋸筋自体からなる．
- 胸郭または側壁-前鋸筋間隙2は，胸壁と前鋸筋からなっている．

断面の右側は，肩甲帯の機能的構造を示している．

- 肩甲骨は前額面と平行である背側支持平面と30°の角度をなす平面内にある．この角度は肩外転の生理的平面である．
- 鎖骨はS字上に弯曲し，後方かつ外方へ斜走しており，また同様に前額面と30°の角度をなしている．鎖骨は前内側で胸骨と胸肋鎖関節を形成し，後外側で肩甲骨と肩鎖関節を形成している．
- したがって，鎖骨と肩甲骨のなす角度は内方開大の60°であるが，これは基本肢位の場合であって，肩甲帯の動きによって変化しうる．

胸郭と肩甲帯の後方図（図1-73）では，習慣上，肩甲骨はまるで前額面に含まれているかのように描かれる．本来は，その平面の傾斜は遠近法で描かれるべきである．正常の位置では，肩甲骨は第2肋骨から第7肋骨の高さに及んでいる．その上角は第1胸椎棘突起に相当している．肩甲棘の内側端は第3胸椎棘突起のレベルにある．肩甲骨の内側縁または脊椎縁は棘突起線上から5～6cmの距離にある．その下角は第7～8胸椎棘突起のレベルにある．

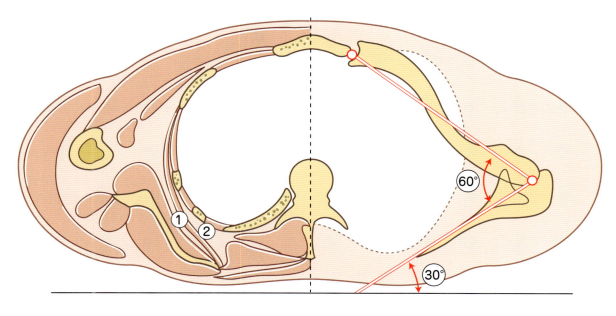

図1−72

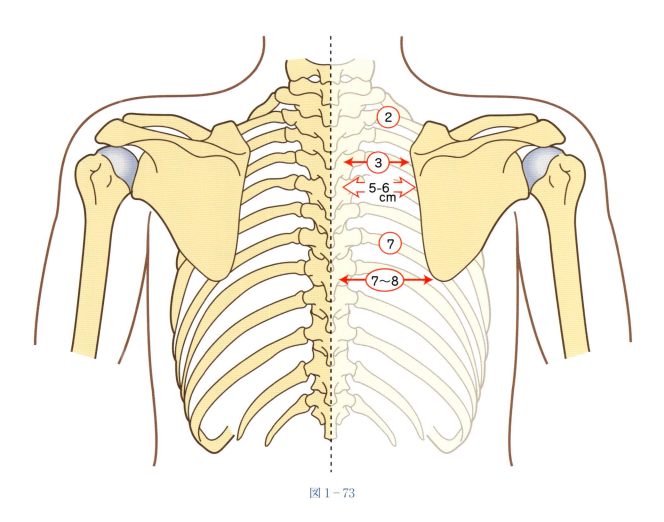

図1−73

肩甲帯の運動

　分析では，肩甲骨つまり肩甲帯の3つのタイプの動きを区別できる．すなわち側方の動き，垂直の動き，そして回旋いわゆる「ソネット（sonnette，呼び鈴）」の動きの3つである．実際には，これら3つの動きは常にさまざまの程度で互いに複合している．

　水平断面（図1-74）では，肩甲骨の側方の動きは，肩鎖関節の可動性のおかげで，胸肋鎖関節の周りの鎖骨の回旋で制御されていることがわかる.
- **後方押し込み**（断面図の右半分）の動きで肩が後方へ向いているとき，鎖骨の方向は後方にいっそう斜めとなり，肩甲‐鎖骨角は70°まで増加する.
- **前方押し込み**（断面図の左半分）の動きで肩が前方へ向いているとき，鎖骨はより「前面」（30°以下）に近づき，肩甲骨の面は矢状方向に近づき，肩甲‐鎖骨角は減少傾向となって60°以下に閉じ，関節窩は前方へ向かうようになる．したがって，横径はより大きくなる.

　これらの極端な位置の間で，肩甲骨の面は30°から45°に変化する.

　後方図（図1-75）では，肩の前方押し込みは，肩甲骨の脊椎縁を棘突起線上から10〜12cmの距離にもってくることがわかる.

　後方図（図1-76）では，垂直方向の転位の評価が可能で，それはおよそ10〜12cmであり，必然的に，鎖骨の遠位端の多少の回転と挙上または下降を伴う.

　後方図（図1-77）では，同様に最も重要な，肩甲骨の「ソネット」ともよばれる回転の動きを示している．この回旋は肩甲骨の面と直交する軸の周りで起こり，中心は上角の近位端に位置している.
- 「下方へ向かう」（右側）回旋時，下角は内側へ転位するが，とりわけ関節窩は下方へ向かって「見つめる」ようになる.
- 「上方へ向かう」（左側）回旋時，下角は外側へ転位し，関節窩は上方へ向かって「見つめる」ようになる.

　この回旋の大きさは45〜60°である．下角の転位は10〜12cmである．上外角の転位は5〜6cmであるが，最も重要なことは，肩全体の動きに本質的な役割を果たす関節窩の方向の変化である.

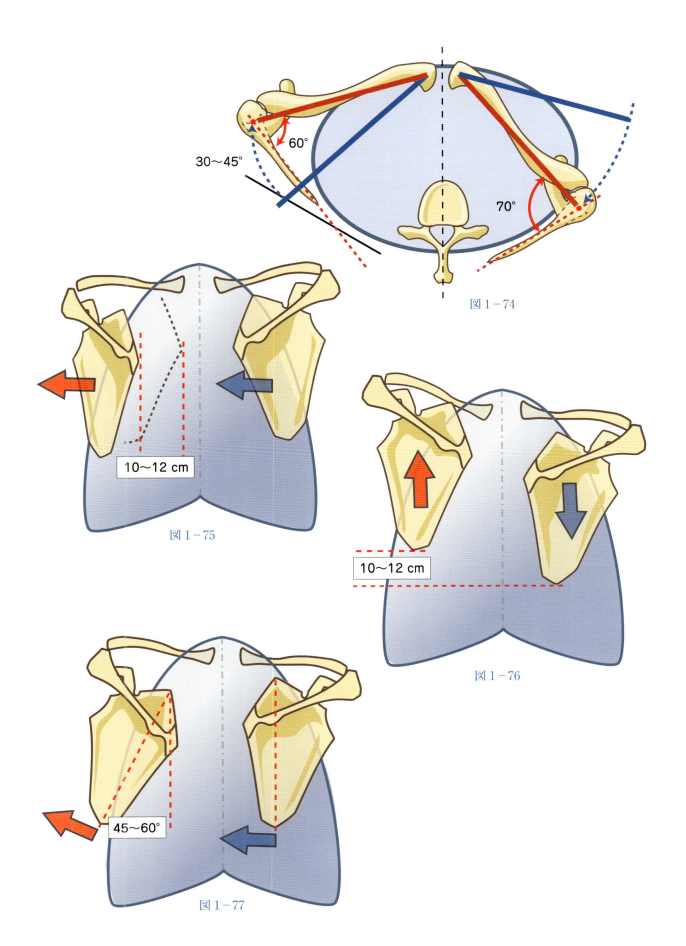

図 1-74

図 1-75

図 1-76

図 1-77

肩甲胸郭関節の真の動き

肩甲胸郭関節の動きは前述したが，現在，上肢の外転または屈曲運動時には，これら異なる要素の動きがさまざまな割合で複合されていることが知られている．J.-Y. de La Caffinière は，外転運動時に連続撮影された X 線（図 1-78）と，さまざまな肢位で撮影された「乾燥標本の」肩甲骨の写真とを比較することによって，その真の動きの成分を分析した．肩峰（上部），烏口突起そして関節窩（上と右側）の透視図によって，自動外転時，肩甲骨が 4 つの動きをすることを証明できる．

1）古典的にいわれているように，前方移動を伴わない，およそ 8～10 cm の**上昇**.

2）上肢が 0～145° 外転するとき，38° から直線的に増加していく**ソネットの動き**．外転 120° から回旋角度は肩甲上腕関節と肩甲胸郭関節で同一になる．

3）内方から外方，かつ後方から前方へ斜走する横軸の**傾斜の動き**で，肩甲骨の先端を前上方へ引き起こす一方で肩甲骨の上部を後下方へ転位させる．この運動は，ヒトが摩天楼の頂を見つめるため後ろへのけぞる動作を思い起こさせる．その大きさは外転 0～145° のとき，23° である．

4）垂直軸の周りの**方向転換**で，2 相性の特徴がある．
・外転 0～90° の第 1 相では，関節窩は逆に 10° 後方へ向くようになる．
・次いで外転 90° からは，関節窩は再び 6° 前方へ向くようになる．したがって，前後面で初期の方向をまったくとらない．

外転の経過中，関節窩は，挙上，正中線への接近，また大結節が烏口肩峰靱帯の下を滑るための前方に肩峰を「避ける」ような方向転換，など複雑な転位を生じる．

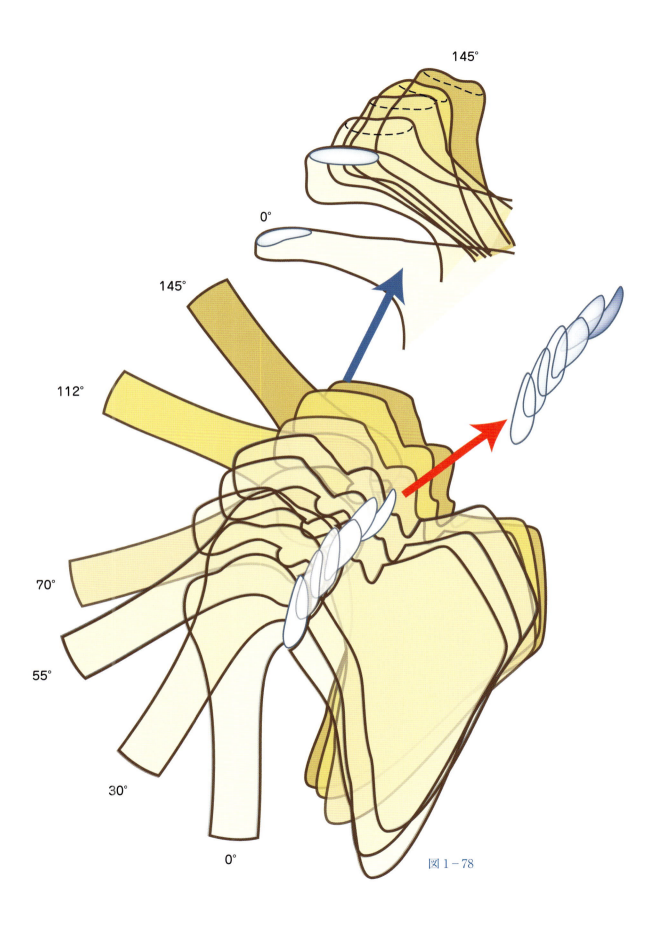

図1-78

胸肋鎖関節*

この関節は，大菱形中手関節と同様，**鞍関節**に属している，つまり鞍を形成しているその表面は**円環体**の内面で切断されたようになっている．円環体をイメージするのに最もよいのは「タイヤのチューブ」である．ここで離して描かれている2つの表面（図1-79）は**2つの逆カーブ**を呈している．一方向では凸状で，他方向では凹状で，円環体の内部で「切断」されている．小さな表面1は鎖骨関節面で，大きな表面2は胸肋関節面である．小さな表面は実際，垂直よりも水平に広く，胸肋関節面を前方そしてとりわけ後方に「突き出して」いる．

このタイプの関節は，空間において**直交する2つの軸**（図1-80）をもっており，いわゆる**直角関節**である．軸1は胸肋関節面の凹状と鎖骨関節面の凸状曲線に一致している．軸2は胸肋関節面の凸状と鎖骨関節面の凹状曲線に一致している．それぞれの関節面の2つの軸は曲線と同様に正確に一致している．このタイプの関節面はまた「鞍状」ともよばれている．というのは，ちょうど騎手が馬の鞍に座るように，鎖骨関節面が容易に胸肋関節面に適合するからである．

・軸1は垂直面における鎖骨の動きを可能にする．
・軸2は水平面における鎖骨の動きを可能にする．

このタイプの関節面は力学上「継手」とよばれるものに相当している．これは2つの自由度をもっているが，2つの基本的運動の組み合わせによって長軸の周りの動きつまり**連合回旋**が可能になる．鎖骨の場合，他動的な長軸回旋もまた存在する．

右側の胸肋鎖関節（図1-81）がここでは前方に「開いた」状態で描かれている．鎖骨1は後方に傾斜しており，上胸鎖靱帯3，前胸鎖靱帯4，そして肋鎖靱帯5の切離で関節面2が見えている．後胸鎖靱帯6のみ温存されている．胸肋関節面7は2つのカーブとともによく見えている．

---

*訳注：著者は，胸鎖関節と胸肋関節を生体力学的に一体のものとして考え，胸肋鎖関節（articulation sterno-costo-claviculaire）という用語を用いている．

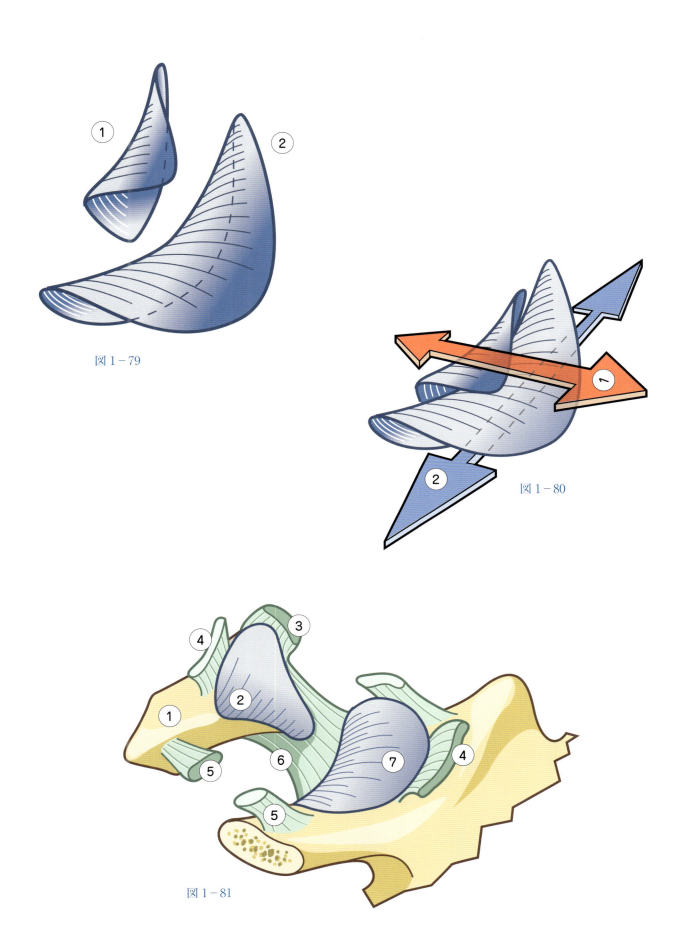

図 1-79

図 1-80

図 1-81

第1章　肩

胸肋鎖関節の動き

　この**胸肋鎖関節**の図（図1-82，Rouvière による）において，

　右側：**垂直-前額断面**では肋鎖靱帯1が見られ，第1肋骨の上面に付着してから鎖骨の下面へ向かって上外側に走行している．

- しばしば，**2つの関節面**は同一半径ではなく，騎手と馬の間の鞍のように半月3によって適合性が得られている．この**半月**は関節腔を2つの空間に分離しており，その開通の有無は中央の穿孔の有無によって決まる．
- **胸鎖靱帯4**は，関節の上の靱帯で，上方の**鎖骨間靱帯5**によって二重になっている．

　左側：**前方図**では，
- **肋鎖靱帯1**と**鎖骨下筋2**が見られ，
- **軸X**は，水平でわずかに前外方に斜走しており，垂直面内での鎖骨の動きに関連している．大きさは挙上10 cm，下垂3 cmである（青い矢印）．
- **軸Y**は，垂直面内にあり，下方でやや外方に斜走しており，肋鎖靱帯の中央部分を通過し，水平面内での鎖骨の動きに関連している．大きさは鎖骨の外側端の前方移動10 cm，鎖骨の外側端の後方移動3 cmである（赤い矢印）．厳密な力学的観点から，この運動の真の軸Y′は軸Yと平行であるが，関節の内部に位置している．

　他に第3の動き，つまり30°の大きさの鎖骨の**長軸回旋**（赤い両矢印）がある．以前は，靱帯の緩みによる関節の機械的遊びのためだけでしか起こらないと考えられていた．しかし，自由度3のすべての関節のように，胸肋鎖関節は2つの軸の周りの回旋時，**連合回旋**を生じる．実際には，これは次のような事実によって確認される，つまり決してこの鎖骨の長軸回旋は，挙上-後方移動または下垂-前方移動の運動以外で単独にはみられない．

水平面内での鎖骨の動き　（図1-83：上方図）
- 太線は鎖骨の中間位置を示している．
- 点Y′は運動の機械的軸に相当している．
- 2つの赤い×印は，肋鎖靱帯の鎖骨付着部の両端を示している．右の枠内には，肋鎖靱帯レベルの断面を図示し，極端な位置でのその緊張を示している．
- 前方移動Aは，肋鎖靱帯と前方靱帯1の緊張によって制限される．
- 後方移動Rは，肋鎖靱帯と後方靱帯2の緊張によって制限される．

前額面内での鎖骨の動き　（図1-84：前方図）

　赤い×印は，軸Xに相当している．鎖骨の外側端が挙上するとき（太線），その内側端は下外方に滑る（赤の矢印）．この動きは肋鎖靱帯1の緊張と鎖骨下筋2のトーヌスによって制限される．

　鎖骨の外側端が下降するとき，その内側端は挙上する．この動きは，上部靱帯4の緊張と鎖骨が第1肋骨の上面と接触することによって制限される．

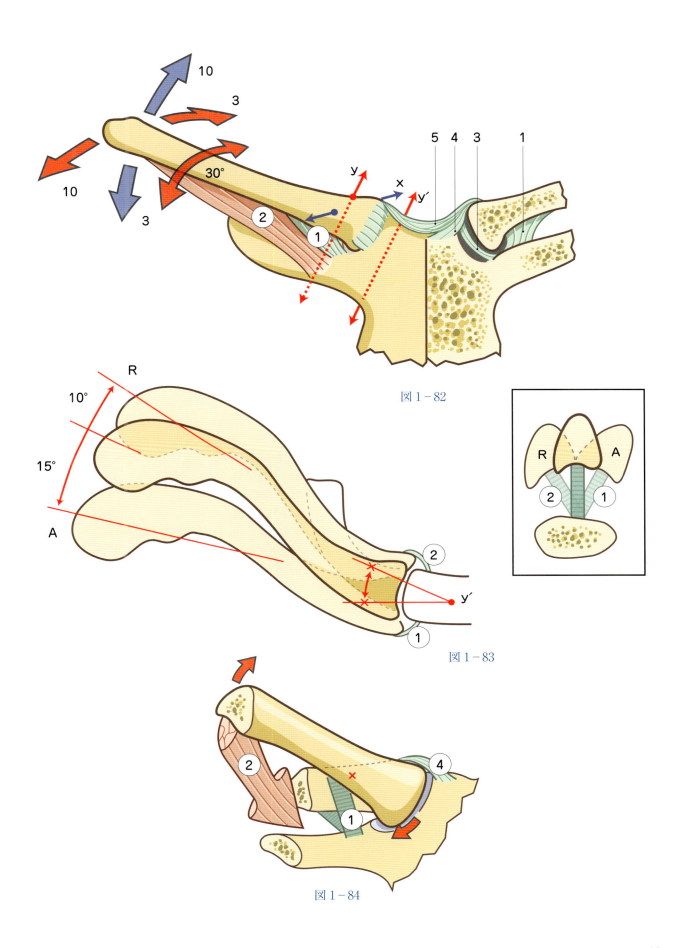

図1-82

図1-83

図1-84

49

肩鎖関節

　肩鎖関節を「開いた」後方図（図1-85）では，この滑動関節の関節小面が明らかとなるが，関節としてはきわめて不安定である．というのは「噛み合わせ」がまったくなく，弱い靱帯機構のため十分保護されておらず，したがって脱臼を起こしやすいからである．

- 肩甲棘1は肩峰2まで伸びており，前内縁に卵円形で，平坦かわずかに凸で，上前内方へ向いている関節小面3を有している．
- 鎖骨4の外側端は前者と同様，下後外方へ向いている関節小面5によってその下面を削られたようになっている．その結果，鎖骨は鳥のように肩峰の上に「止まって」いるようになる．
- この関節は関節窩10の上に張り出している．
- この関節は非常に露出している．実際，前額断面（平面P，図1-85）で，上肩鎖靱帯12が少しも強固でないことがわかる（挿図）．
- その関節表面は，しばしば凸面同士で適合していない，それゆえ1/3の症例では，関節間の線維軟骨または半月11が適合性を構築している．

　実際上，この関節の安定性は2つの関節外靱帯に依存しており，これらは棘上窩9の上縁にある烏口突起6と鎖骨の下面をつないでいる．

- 円錐靱帯7は，烏口突起の肘部から起こり，鎖骨の下面を固定するために，その後縁に近い鎖骨の円錐靱帯結節に付着している．
- 菱形靱帯8は，前者の前方で烏口突起から起こり，上外方へ広がり，鎖骨の円錐靱帯結節の前外方へ広がったざらざらした三角部分に付着している．

　烏口突起単独の前方図（図1-86）では，円錐靱帯7と菱形靱帯8の配置がよくわかり，これらは前内方開きの2面体を構成しており，円錐靱帯は前額面内にあり，菱形靱帯は，その前面が前方，内方そして上方を「見つめる」ように斜走している．

　肩鎖関節は，胸肋鎖関節と同様に，肩の屈曲–伸展運動F（図1-87）に大きく影響を受けており，肩甲骨の傾斜は，鎖骨の支えを，通常，この2つの関節内で打ち消される捻転Rに委ねているという事実がある．伸展Eと屈曲Fの間の180°に対して，これらの関節は機械的働きによって60°吸収するはずであり，30°の違いは胸肋鎖関節における連合回旋によるものである．

　「肩鎖関節の可動性はきわめて特徴的で，もっぱら6つの自由度をもたらす機械的仕掛けに基づく滑動関節の機能を完璧に説明している．これらの小関節面は互いにぴったり合った適合にとどまることなく，一方が他方から離れて滑り，すべての方向に「開大する」．可動域は比較的弱い靱帯とより強力な筋によってしか制限されない．鎖骨の外側端にぶら下がっている肩甲骨は，現在では使用されなくなった農耕器具で小麦を叩くのに用いられた殻竿の動く部分である「へら」にたとえることができる（図1-87（2）：若い少年が殻竿で小麦を叩いている）．これは，通過したあと藁と小麦袋を地面に残しておく大きな機械である「コンバイン」によって取って代わられた（付随的に失業者もつくる）．

　この器具は，鞭（un fouet）のような構造をしており，そこから殻竿（un fléau）の名が由来している．麦の穂を叩いてつぶし，穀粒を抽出する長く平らな「へら」の部分と長い柄が革のひもでつながれている．柔軟な革で柄とつながれているへらは，すべての方向に動き，このシェーマに描かれているように，「殻竿の可動性」という用語の由来である（図1-87（3）：殻竿の原理のシェーマ）．この可動性は，滑動関節として可能な最大を表している…そういうわけで，肩鎖関節脱臼が最も多いのが理解できる．

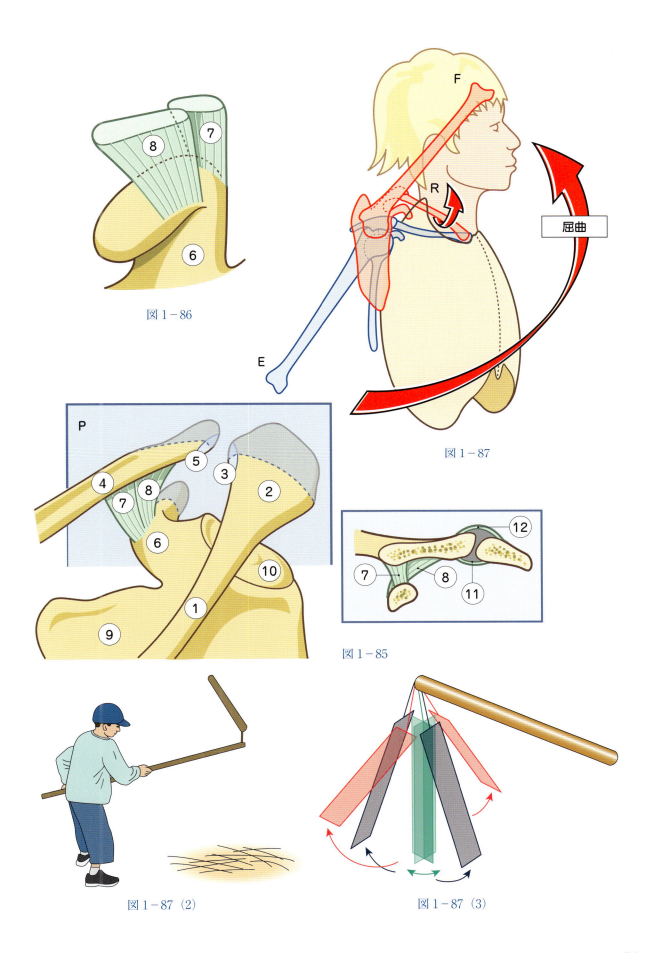

図1-86

図1-87

図1-85

図1-87（2）

図1-87（3）

第1章　肩

この**右の肩鎖関節の外上方図**（図 1-88, Rouvière による）では，

・**肩鎖靱帯の表層** 11 は関節包を補強している**深層** 15 を見せるために切除されている．

・**円錐靱帯** 7 と**菱形靱帯** 8 以外に，**Caldani の二角靱帯**ともよばれる**内側烏口鎖骨靱帯** 12 も認められる．

・**烏口肩峰靱帯** 13 に力学的役割はなく，**棘上筋溝**を形成するのに寄与している（図 1-96, p.61）．肩甲骨関節窩 10 は，この烏口肩峰靱帯とともに回旋腱板の近位端を引き戻す．

・表層は，このシェーマには描かれていないが，三角筋線維と僧帽筋線維とを結んでいる筋膜線維からなる**三角筋-僧帽筋筋膜のマント**で覆われている．最近，これが関節の適合に重要な役割を果たすことが報告されており，肩鎖関節脱臼を唯一制限している．

鎖骨はその内側端で「遠近法」で描かれている（図 1-89：下内側図, Rouvière による）．すでに述べた要素と，力学的役割はないが肩甲切痕の端から端へ緊張している上肩甲横靱帯 14 が認められる．

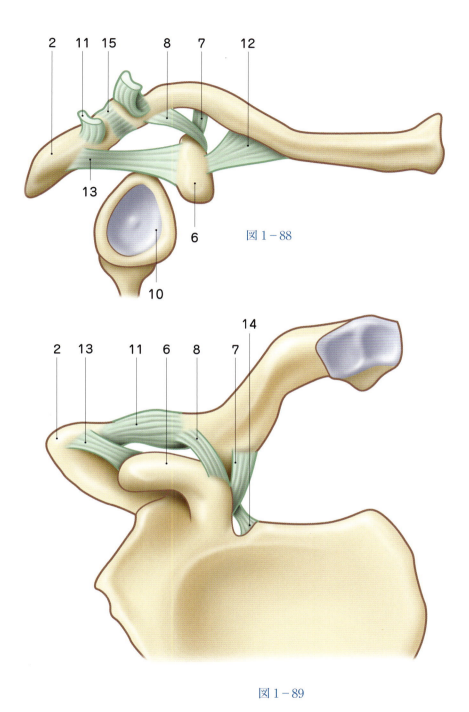

図 1-88

図 1-89

烏口鎖骨靱帯の役割

肩鎖関節の上方図（図 1-90）は円錐靱帯 7 の役割を示している.
- 上方に烏口突起 6 と肩峰 2 が見える肩甲骨の図.
- 破線で鎖骨の出発 4 と到着 4′ の位置の輪郭を示している.

このシェーマは,鎖骨と肩甲骨の角度が開く間（赤の矢印）,その 2 つの連続する肢位を,2 つの線の帯で描かれている円錐靱帯がどのようにして緊張し運動を制限しているかを示している.

もう 1 つの上方図（図 1-91）は**菱形靱帯 8 の役割**を示している.

鎖骨と肩甲骨の角度が閉じる間（赤の矢印）,菱形靱帯が,緊張し運動を制限している.

肩鎖関節における**軸回旋の運動**は（図 1-92）この前内側図でよくわかる.
- ×印は関節の回旋中心を示している.
- 明るい色は,肩甲骨の初期の位置で,下半分は切除してある.
- 濃い色は,**長柄の先端の殻竿の振り棒のように**（図 1-87（2）,p.51 参照）,肩甲骨が鎖骨の先端で回転したときの最終位置を示している.

円錐靱帯（明るい緑）と菱形靱帯（濃い緑）の緊張がわかる.この回旋（30°）は胸肋鎖関節の 30° に加わり,肩甲骨のソネットの動き 60° を可能にしている.

Fischer らの連続写真撮影による研究で,噛み合せの弱い滑動関節である**肩鎖関節におけるすべての複雑な動き**が明らかとなった.

肩甲骨を固定する基本肢位からの**外転**時,次のことがわかる.
- 鎖骨内側端の 10° 挙上.
- 肩甲-鎖骨角の 70° までの開大.
- そして鎖骨の後方へ 45° 長軸回旋.

屈曲時,肩甲-鎖骨角の開大に関しては小さいが,各要素の動きは外転時と同様である.

伸展時,肩甲-鎖骨角の 10° 閉鎖をみる.

内旋時,肩甲-鎖骨角の 13° 開大のみをみる.

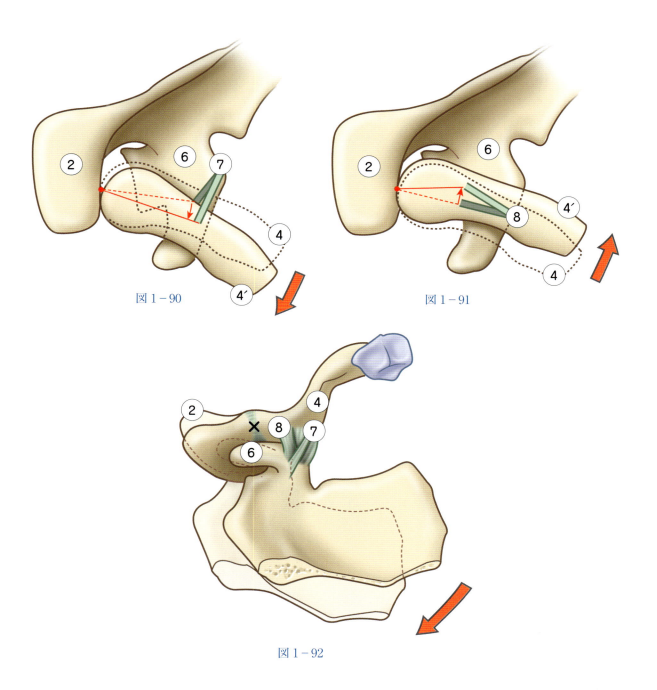

図 1-90

図 1-91

図 1-92

肩甲帯の動力筋（muscles moteurs*）

この胸郭のシェーマ（図 1-93）では右半分は後方図を示している.

1）**僧帽筋**：作用の異なる3つの部分に分かれている.
・**上部線維束** 1；肩峰-鎖骨線維束. その作用によって,
 - 肩さきを挙上し荷重負荷による下垂を防いでいる.
 - 肩に対し固定されているとき, この線維束が反対側の頭部の回旋を伴う頚椎の過前弯を生じる.

・**中部線維束** 1′；横走する棘上線維束. その収縮によって,
 - 肩甲骨の内縁を2～3 cm 棘突起線上に近づけ, 肩甲骨を胸郭に押し付ける.
 - 肩さきを後方へ移動させる.

・**下部線維束** 1″；下内方へ斜走している. その作用によって,
 - 肩甲骨を下内方へ引き寄せる.

3つの線維束の同時収縮：
 - 肩甲骨を下内方へ移動させる.
 - 肩甲骨を上方へ20°回旋させる. その役割は外転において目立たないが, 重い負荷がある場合は重要である. 上腕の下垂と肩甲骨の離開を防いでいる.

2）**菱形筋** 2. 上内方へ斜走している. その作用によって,
・下角を上内方へ引き寄せる. したがって次のことが生じる.
 - 肩甲骨の挙上とともに,
 - 肩甲骨の下方への回旋：関節窩は下方を向く.
・肩甲骨の下角を肋骨に固定する. その麻痺は肩甲骨の「離開」によって明らかとなる.

3）**肩甲挙筋** 3. 上内方へ斜走し, その作用は菱形筋と類似している. 実際,
・上内角を上内方へ2～3 cm 引き寄せ, 肩をすくめる作用を生じる.
・負荷が加わると収縮し, その麻痺は肩さきの下垂を生じる.
・関節窩の下方への軽度回旋を生じる.

4）**前鋸筋** 4′（図 1-93）.

シェーマ（図 1-93）の左半分は前方図で次の部位を示している.

5）**小胸筋** 5：下前内方へ斜走している. その作用によって,
・肩さきを下降させ, 関節窩を下方へ向ける. この作用は, たとえば平行棒の運動で用いられる.
・肩甲骨を外前方に滑らせ, その後縁を離開させる.

6）**鎖骨下筋** 6：ほとんど鎖骨と平行に下内方へ斜走している. 収縮時,
・鎖骨を下降させ, したがって肩さきを下降させる.
・鎖骨の内側端を胸骨柄に押し付ける. したがって胸肋鎖関節の適合筋である.

7）**大胸筋** 7（透けて見えている）：分厚く強力な筋で, 胸郭の上外側部全体を覆っている. 内側起始部は, 鎖骨前面の内側 2/3, 胸骨前面そして第7, 8肋骨の軟骨にわたる連続したゾーンを形成している. その筋線維は, 下方線維が逆に最も上方へ終始する螺旋構造にしたがって外方へ向かっている. 厚い腱は, 上腕骨の二頭筋溝の外側縁に停止している. そのなかには上腕二頭筋長頭の近位の腱が含まれている. この筋は, 肩の強力な内転筋であると同時に上腕骨の内旋筋である.

---

*訳注：原著で使用されている "muscles moteurs" に対応する日本の用語はないので "動力筋" と訳出した.

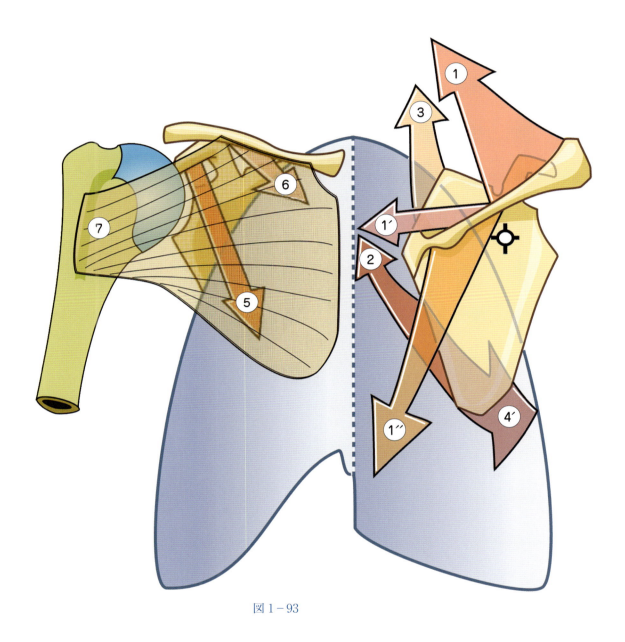

図1-93

57

第1章　肩

胸郭の側面のシェーマ（図 1-94）では次のことがわかる．

- 肩甲帯の挙上筋である*僧帽筋* 1.
- 同様に*肩甲挙筋* 3.
- *前鋸筋* 4 と 4′ は肩甲骨の深層にあり，2 つの部位で胸郭の後側壁に広がっている．
  - 水平方向の**上部線維束** 4 は，肩甲骨を前外方へ12〜15 cm 引き寄せ，重い物を前へ押し出すときに後退するのを防いでいる．前鋸筋の麻痺を明らかにするのは容易である．患者に壁を押させると前方に不均衡となり，麻痺側で肩甲骨が「浮き上がってくる」．
  - もう 1 つの**下部線維束** 4′ は，下前方へ斜走し，肩甲骨の下角を外方へ引き寄せながら上方へ傾斜させる．この作用は関節窩をより直接的に上方へ向け，屈曲・外転位，とりわけ 30° を超える外転位で，荷（水で満杯のバケツなど）を運搬するときにみられる．

胸郭の水平断面像（図 1-95）では肩甲帯の投影で筋の作用が評価できる．

- **断面像の右側**では，*前鋸筋* 4 と*小胸筋* 5 が肩甲骨を外方へ引き寄せ，その脊椎縁を棘突起線上から引き離している．小胸筋と鎖骨下筋は，ここでは描かれていないが，肩甲帯を引き下げる．*大胸筋* 7 は，上腕骨から胸骨へかけて見られる．その内旋の役割が，明らかにわかる．
- **断面像の左側**では，*僧帽筋*の中部線維束（ここでは描かれていない）と*菱形筋* 1 が肩甲骨の脊椎縁を棘突起線上へ近づける．菱形筋はまた肩甲骨の挙上筋でもある．

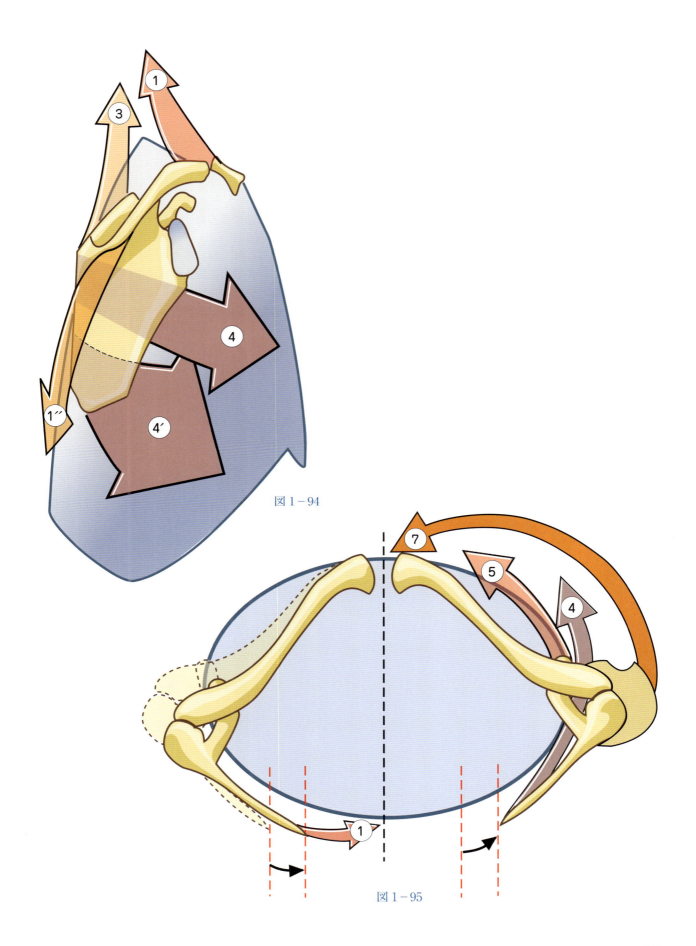

図 1-94

図 1-95

棘上筋と外転

　肩甲骨の外側からの図（図 1-96）では*棘上筋溝*（＊）を完全に見せており，次の構成体によって境界されている．

- ・後方では，肩甲棘と肩峰 a．
- ・前方では，烏口突起 c．
- ・上方では，烏口肩峰靱帯 b で肩峰と連続しており，**烏口肩峰アーチ**とよばれる骨靱帯アーチを構成している．

　この棘上筋溝は**強固で拡大できない輪**を形成している．その結果，

- ・もし棘上筋が炎症や変性の過程で肥厚した場合には滑動が障害される．
- ・もし結節を生じた場合には，詰まって動けなくなり，抵抗に打ち勝って通過する**肩の弾発現象**が生じる．
- ・もし変性の過程で断裂した場合には，「腱板の穿孔」を生じ，2 つの結果をもたらす．
  - − 水平位以上の**完全な自動外転不能**．
  - −「インピンジメント症候群」の疼痛の原因となる**上腕骨頭の烏口肩峰アーチへの直接的接触**．

　この棘上筋溝は狭いので腱の外科的修復が困難であり，**肩峰形成術**（肩峰下半の切除）や**烏口肩峰靱帯切除**が妥当であることもまた理解できる．

　肩甲上腕関節の前上方図（図 1-97）では，どのようにして棘上筋 2 が肩甲骨の棘上窩から大結節まで広がり，**烏口肩峰アーチ** b の下を滑動しているかがわかる．

　肩甲上腕関節の後方図（図 1-98）は 4 つの外転筋の配置を示している．

1）*三角筋* 1 は，*棘上筋* 2 とともに肩甲上腕関節における**外転動力の機能的連携**を形成している．
2）*前鋸筋* 3 と*僧帽筋* 4 は，肩甲胸郭関節における**外転動力の機能的連携**を形成している．

　ここに図示していないが，外転に多少とも有用であるものに，*肩甲下筋，棘下筋，小円筋*などがあり，上腕骨頭を下内方へ引き寄せて，三角筋とともに肩甲上腕関節における外転の第 2 の機能的連携を形成している．最後に，上腕二頭筋長頭腱も外転において無視できない役割をもっている，というのはその断裂で外転筋力が 20％減少するからである．

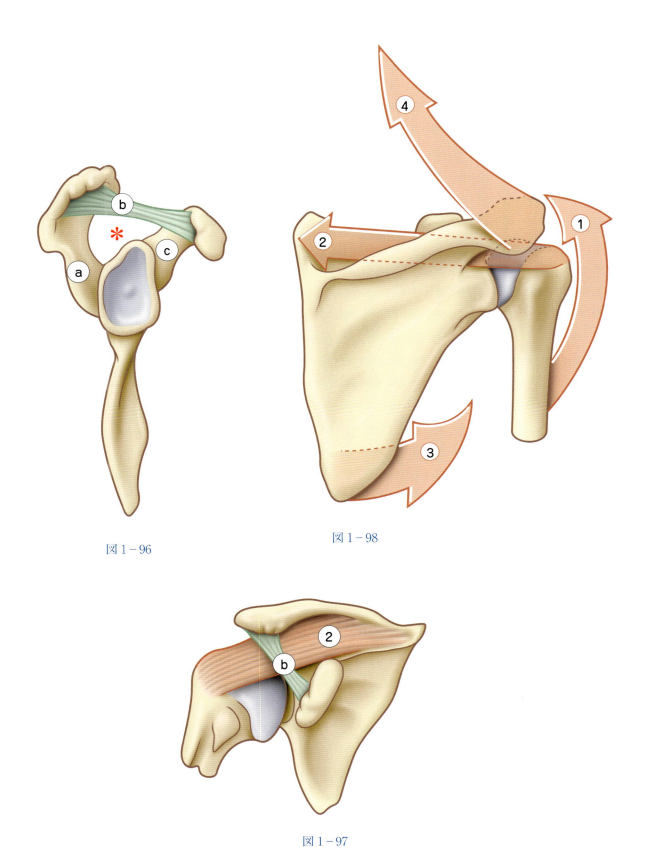

図 1-96

図 1-98

図 1-97

外転の生理学

一見，外転の生理学は単純にみえる．*三角筋と棘上筋*という2つの筋の作用の結果である．しかしながら，これらの筋それぞれの役割と相互作用について，もう一度議論してみよう．筋電図学的研究（J-J. Comtet と Y. Auffray, 1970）によってこの問題が明らかとなった．

三角筋の役割

Fick（1911）によれば，三角筋は機能的に7つの部分に区別できる（図1-101：下方部分の水平断面図）．
- ・前方の鎖骨線維束は2つある：ⅠとⅡ．
- ・中間の肩峰線維束はⅢのみ．
- ・後方の棘線維束は，Ⅳ，Ⅴ，Ⅵ，そしてⅦの4つ．

これらの部分を純粋な外転軸 AA′と関連した位置（図1-100：前方図と図1-99：後方図）で考えると，肩峰線維束（Ⅲ）のすべて，鎖骨線維束のうちⅡの最も外側部分，そして棘線維束のⅣ部分はすべて外転に作用する，というのは軸の外側に位置しているからである（図1-101）．一方，その他（Ⅰ，Ⅴ，Ⅵ，Ⅶ）は，上肢が体幹に沿っているときは内転に作用する．したがって，三角筋のこれらの部分は前者の拮抗筋になる．外転運動で前後軸の外側を通過する以外は，これらは外転に作用するようにならない．そのため，運動の初期位置次第でその作用が反転する．しかしながら，部分Ⅵ，Ⅶはその局在から外転運動で前後軸の外側を通過することはないので，外転の程度にかかわらず内転作用にとどまる．

Strasser（1917）はこの考えに大筋で賛同しているが，外転は肩甲骨の平面，つまり30°屈曲位で，肩甲骨の平面と直交する軸 BB′の周りで起こり（図1-101），そこでは鎖骨線維束のほとんどすべてが外転に作用することを指摘している．

筋電図学的研究では，外転が進行するにつれて異なる部分が連続的に作用しだし，音階と同じでまるで中央の鍵盤で命令されているかのように，初めが内転作用であればあるほど大きな時間的ずれをもって起こる，とされる．

したがって，外転作用の部分は拮抗筋によって抵抗されることはない．これが Sherrington の相互神経支配現象の1例である．

純粋な外転時，「舞台に」入る順番は次のとおりである．
1）肩峰線維束Ⅲ．
2）ほとんど直後に部分Ⅳ，Ⅴ．
3）最後に 20～30°から部分Ⅱ．

30°の**屈曲を伴う外転**時，
1）部分ⅢとⅡが同時に作用に入る．
2）部分Ⅳと部分ⅤはⅠと同様に徐々に遅延して入る．

上腕の外旋が外転に伴うとき前方部分が参加することになるので，
1）部分Ⅱは初期から収縮する．
2）一方，部分Ⅳと部分Ⅴは外転終期にさえ関与しない．

上腕の内旋が外転に伴うとき，逆のことが起こる．

全体として，三角筋は外転初期から活動的で，単独で最大可動域にもっていくことができる．その作用は外転90°あたりで最大となる．Inman によれば，その筋力は上肢の重さの8.2倍になる．

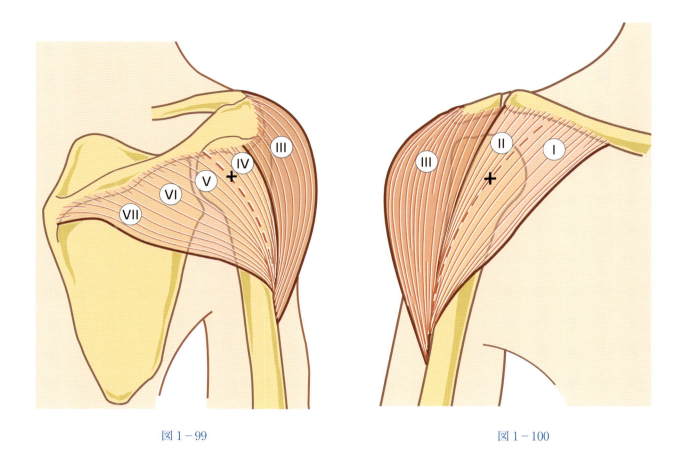

図 1-99　　　　　　　　　　　　　　　　　図 1-100

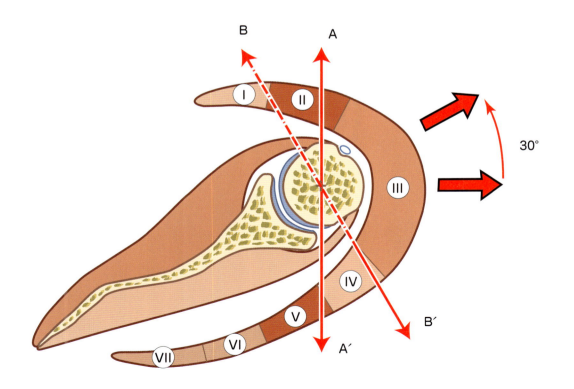

図 1-101

回旋筋群の役割

重要な役割を果たした後，三角筋-棘上筋の共同筋作用において基本的ではないとしても，現在では，腱板の他の筋が三角筋の効力発揮に欠くことができないと考えられている（Inman）．実際，外転時 (図 1-102)，三角筋の力 D の分解は長軸成分の Dr を出現させ，上肢の重さ P（重力の中心に働く）の長軸成分 Pr を減少させ，上腕骨頭の中心へ力 R として圧迫される．この力 R は次いで，関節窩へ骨頭を押し付ける力 Rc と，骨頭を上外方に脱臼させるより大きな力 RI に分解しうる．そこでもし，回旋筋群（棘下筋，肩甲下筋，小円筋）が収縮すれば，これら全体の力 Rm は脱臼成分 RI に直接抵抗し，骨頭は上外方に脱臼できない（図 1-104）．したがって回旋筋群の下降力 Rm は，三角筋の挙上力 Dt とともに外転を生じる回旋の連携をなしている．回旋筋群の力は，外転 60° で最大となる．筋電図（Inman）で，棘下筋においてこの最大活動性が確認されている．

棘上筋の役割

*棘上筋*は従来，外転の始動筋と考えられていた（英語圏の研究者は "*abductor starter*" という）．肩甲上神経に対する麻酔ブロックで棘上筋の作用を除くことで，初期であっても棘上筋は外転に不可欠ではないことが明らかとなった（B. Van Linge と J.-D. Mulder）．三角筋は単独で完全な外転を達成することができる．

しかしながら，逆に，*棘上筋*は単独で三角筋と同等の大きさの外転を達成することができる（Duchenne de Boulogne による電気刺激の経験と三角筋単独麻痺の臨床所見）．

筋電図では棘上筋は外転の全過程で収縮し，最大活動性は三角筋と同様，外転 30° でみられることが示されている．

外転の初期に (図 1-103)，棘上筋の接線成分 Et は三角筋のそれに比較して大きいが，腕の軸は短い．橈側成分 Er は上腕骨頭を関節窩へ強く押し付け，三角筋の橈側成分 Dr による骨頭の上方への脱臼防止に強力に貢献する．同様にまた回旋筋群と同一の適合の役割を果たす．さらに，関節包の上方部分に緊張を加え，上腕骨頭の下方亜脱臼に対抗する（Dautry と Gosset）．

したがって，*棘上筋*は，回旋筋群や他の腱板筋と共同筋である．単独で働くと疲労しやすい三角筋を強力に支援する．

全体として，その作用は**質的**に関節を適合させると同時に，**量的**には外転の耐久性，強度を増加させる．その単純な生理学は三角筋の複雑なそれとは相反する．長い間，外転始動筋という名前の恩恵に浴させることなく，しかしとりわけ外転の初期に有用で有効であるということができる．

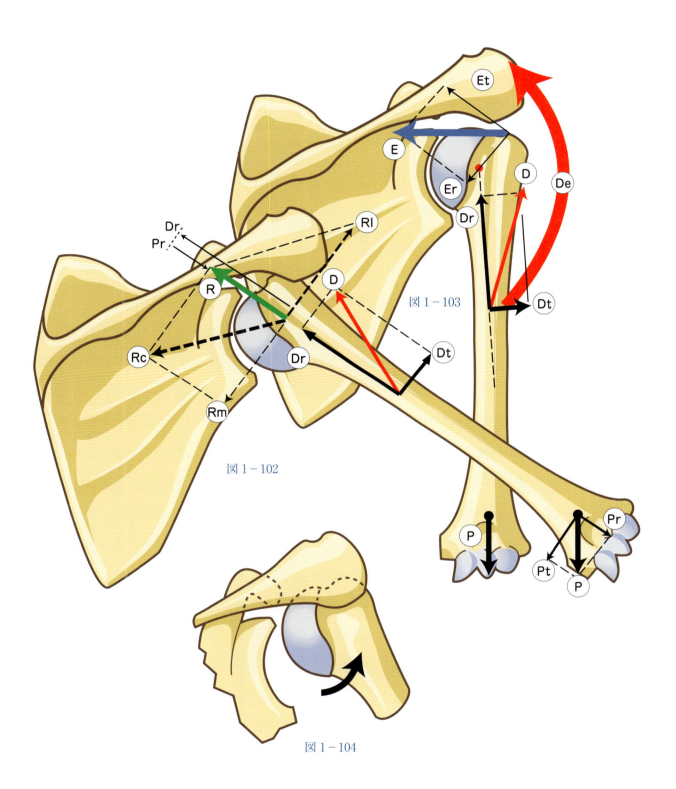

図 1 − 103

図 1 − 102

図 1 − 104

65

第1章 肩

外転の3段階

外転の第1段階（図1-105）：0～90°

この第1段階の動力筋は本質的に次の2つである.
・*三角筋* 1
・*棘上筋* 2
これら2つの筋は，肩甲上腕関節のレベルで外転の連携を形成している. 実際，外転運動はこの関節で始まる. この第1段階は，肩甲上腕関節の関節窩の上縁に大結節が衝突する90°あたりで終わる. 外旋と軽度の屈曲が大結節を後方へ逃がし，この機械的ブロックを遅延させる. Steindler によると，肩甲骨体部の平面において30°屈曲位での外転が真の生理的外転と考えられる.

外転の第2段階（図1-106）：90～150°

肩甲上腕関節がその行程を終了すると，肩甲帯の参加がなければ外転を継続できない.
・肩甲骨のソネットの運動，つまり反時計周りの回旋（右側の肩甲骨で）は関節窩をより直接的に上方へ向かせる. この運動の可動域は60°であることが知られている.
・胸肋鎖関節と肩鎖関節における長軸回旋の運動は機械的に関連しており，それぞれ30°負担している.

この第2段階の動力筋は，
・*僧帽筋* 3 と 4,
・*前鋸筋* 5.
これらは肩甲胸郭関節で外転の連携を形成している.
この運動は内転筋：広背筋と大胸筋の抵抗によって150°あたり（90°＋肩甲骨ソネットの運動域60°）で制限される.

外転の第3段階（図1-107）：150～180°

垂直挙上を達成するには脊柱が運動に参加する必要がある.
片側の上腕のみ外転する場合は，反対側の脊柱筋 6 の作用による側方傾斜で十分である.
もし両側の上腕を外転する場合は，最大屈曲位でなければ平行になりえない. 垂直挙上を達成するには，それゆえ，これもまた脊柱筋による腰椎の過剰前弯で補完される必要がある.
この外転の3段階の区別はもとより図式的なものである. 実際，筋群の参加は複雑で「溶暗溶明」である. 上肢の外転が90°に達する前に肩甲骨が「回転」し始めることを証明するのは容易である. 同様に，脊柱は外転150°の前から傾き始める.
外転の最後では，すべての外転動力筋は収縮している.

---

*訳注：第1段階の0～90°は，純粋に肩甲上腕関節だけの可動域を，第2段階の90～150°は，肩甲骨が回旋して肩甲帯が肩の外転に関与してくる可動域を，第3段階の150～180°は，脊柱の反対側への弯曲によって最後に得られる可動域をそれぞれ意味している.

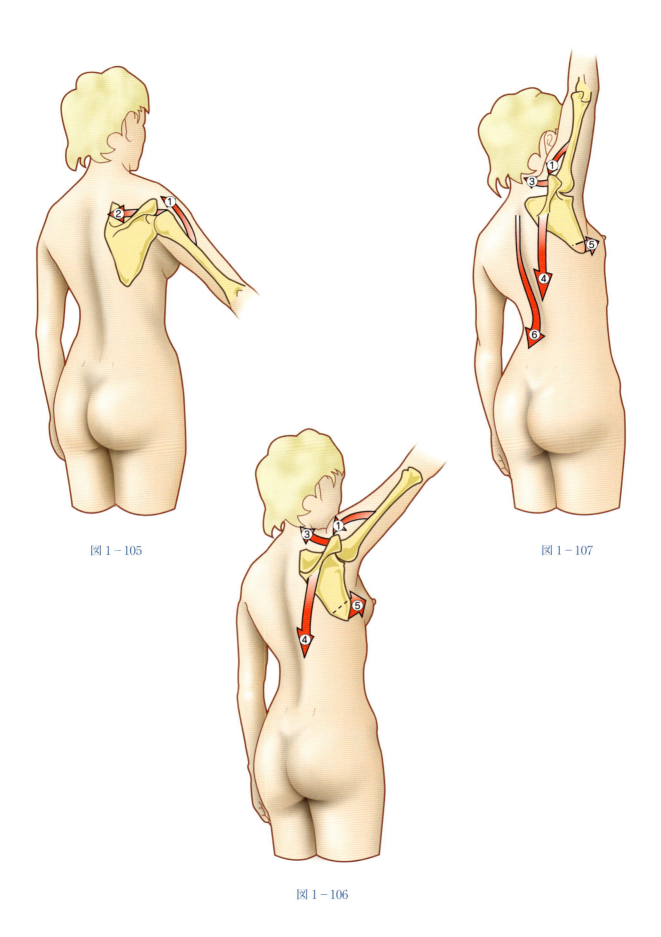

図 1 − 105

図 1 − 106

図 1 − 107

屈曲の 3 段階

屈曲の第 1 段階 （図 1-108）：0～50-60°

この第 1 段階の動力筋は，
・三角筋の前方，鎖骨線維束 1．
・*烏口腕筋* 2．
・大胸筋の上方，鎖骨線維束 3．
肩甲上腕関節でのこの屈曲は 2 つの因子で制限される．
1 ）烏口上腕靱帯の緊張．
2 ）小円筋，大円筋，棘下筋による抵抗．

屈曲の第 2 段階 （図 1-109）：60～120°

肩甲帯が作動する．
・ソネット運動による肩甲骨の 60° 回旋は関節窩を上前方へ向かせる．
・機械的に連結している胸肋鎖関節と肩鎖関節における長軸回旋は，それぞれ 30° 負担している．

動力筋は外転と同一で以下の 2 つであるが，初期のみ大胸筋外側線維束 7 も関与する．
・僧帽筋 5．
・*前鋸筋* 6．
肩甲胸郭関節におけるこの屈曲は広背筋（図示されていない）と大胸筋の下部線維束の抵抗によって制限される．

屈曲の第 3 段階 （図 1-110）：120～180°

上肢の挙上は，*三角筋* 1，*棘上筋* 4，*僧帽筋* 5 の下部線維束，*前鋸筋* 6 の作用によって継続される．

屈曲運動は，肩甲上腕関節と肩甲胸郭関節においてブロックされるので，脊柱を参加させる必要がある．

もし屈曲が片側のみである場合は，最大外転，ついで脊柱の側方傾斜によって運動を完結させることが可能である．

もし屈曲が両側である場合は，腰筋の作用による外転，過剰前弯によって可能になる（図示されていない）．

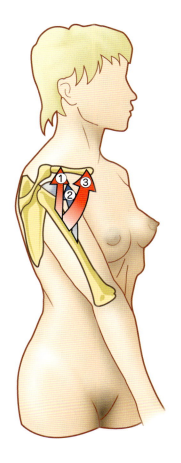

図 1 − 108

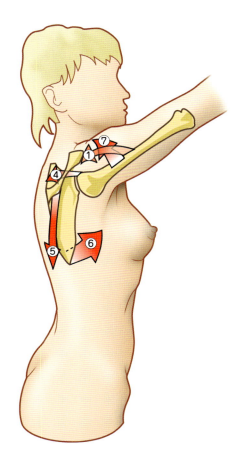

図 1 − 109

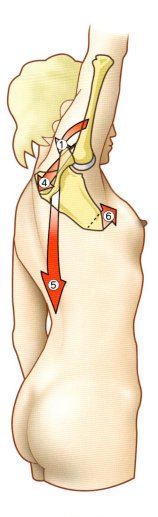

図 1 − 110

回旋筋群

　肩甲上腕関節の俯瞰図（図1-111）は回旋筋群を示している.

　・内旋筋群（図1-112参照）
　1）広背筋 1
　2）大円筋 2
　3）肩甲下筋 3
　4）大胸筋 4

　・外旋筋群（図1-113参照）
　1）棘下筋 5
　2）小円筋 6

　数が多く強力な内旋筋群に対して外旋筋群は弱い. しかしながら，外旋筋群は上肢の良好な使用にとって不可欠である. というのは，これらの筋群だけが手を体幹の前面から離し，前外方へ運びうるからである. 右手の内方から外方への運動は字を書くのに不可欠である.

　この2つの筋は別々の神経支配を受けている（棘下筋は肩甲上神経，小円筋は腋窩神経）としても，これらの神経は，上腕神経叢の同じ根（C5）から生じていることに注目すべきである. したがって肩さきの転落（バイク事故など）による腕神経叢の伸張により，同時に麻痺が生じうる.

　しかしながら，肩甲上腕関節における回旋は，上肢の回旋全体にとっては十分ではない. 肩甲骨の側方転位の運動時，肩甲骨の方向転換を加える必要があり（図1-75，p.43），この40〜45°の方向転換は回旋の大きさと同じだけ増加する. 動力筋は，
　・外旋筋群（肩甲骨の内転）として*菱形筋，僧帽筋*，
　・内旋筋群（肩甲骨の外転）として*前鋸筋と小胸筋*.

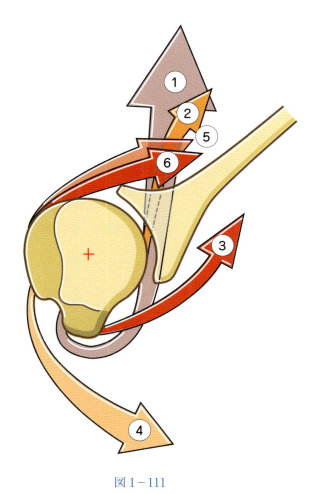

図 1−111

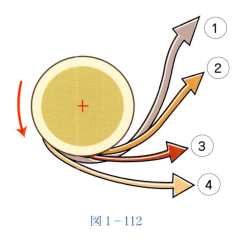

図 1−112

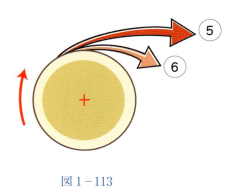

図 1−113

内転と伸展

　内転の筋群は前方像（図1-114）と後外側像（図1-115）に図示されている．図中の番号は共通で，*大円筋* 1，*広背筋* 2，*大胸筋* 3，*菱形筋* 4．

　挿入図（図1-117）の2つのシェーマは2つの内転筋連携の作用を説明している．
- 図1-117a．*菱形筋* 1と*大円筋* 2の連携の共同作用は内転に不可欠である．実際，もし大円筋のみが収縮すると，上肢は内転に抵抗するようになり，肩甲骨は十字印の軸の周りを上方へ回転する．*菱形筋*の収縮はこの回転を妨害し大円筋の内転作用を可能にする．
- 図1-117b．きわめて強力な内転筋である*広背筋* 3の収縮は上腕骨頭を下方へ脱臼させる傾向にある（黒の矢印）．弱い内転筋である*上腕三頭筋長頭腱* 4は同時に収縮して上腕骨頭を挙上させ，この脱臼に抵抗する（白の矢印）．ここでもまた，拮抗筋‒共同筋の関係がみられる．

　伸展の筋群は後外側像（図1-116）に図示されている．この伸展は2つのレベルで行われる．
1）**肩甲上腕関節における伸展**
    - *大円筋* 1，
    - *小円筋* 5，
    - *三角筋* 6の後方，棘線維束，*広背筋* 2．

2）肩甲骨の内転による**肩甲胸郭関節における伸展**．
    - *菱形筋* 4，
    - *僧帽筋* 7の中間，横走線維束，*広背筋* 2．

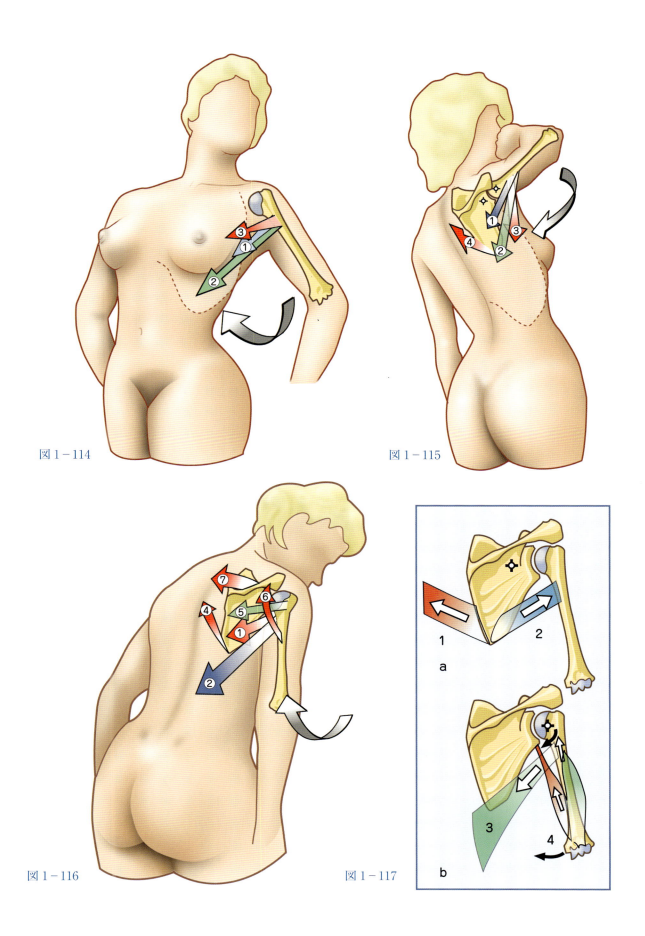

図 1-114

図 1-115

図 1-116

図 1-117

73

屈曲と外転の「ヒポクラテス的」検査

医師は，X線，ましてシンチグラフィやMRIなど今日存在する検査手段を常に利用できるわけではない．これらをすべて利用することはきわめて有用で，診断の精度を高めたり病変の部位や大きさを確定したりするのにしばしば欠くことができない．しかし，初診の診察だけで医師は，医学の創始者でその五感だけで診療していたヒポクラテスの時代のように診断，評価ができるようになるべきである．

もし，人体を固有の基本システムと考えれば， まったく測定器具のない，角度計さえない状態で関節の機能を評価することも十分可能である．このシステムは砂漠の真ん中でも，まったく器具がなくても機能しうる．**「ヒポクラテスの時代へ戻る」べきである！**

このことが肩に関して完全に当てはまる．

屈曲（図1-119，120）と**伸展**（図1-118）に関して，次のことが留意される．

- 手指が口につくとき（図1-119），肩の屈曲は**45°**になっている．これは摂食の機能になる．
- 手を頭頂に置くとき（図1-120），肩の屈曲は**120°**になっている．これはたとえば髪を洗ったり，髪をといたりする機能になる．

p.20に既述のように，「3点テスト」もまた，肩関節全体のヒポクラテス的な最良の評価をもたらす．

伸展（図1-118）に関して手を腸骨稜に置くとき，肩は**40～45°**伸展している．

外転（図1-121，122）に関しては，

- 手を腸骨稜に置くとき（図1-121），肩は**45°**外転している．
- 手指が頭頂につくとき（図1-122），肩の外転は**120°**である．これはたとえば髪を洗ったり，髪をといたりする機能になる．

この方法は，われわれが次にみるように，すべての関節において実際に利用できる．

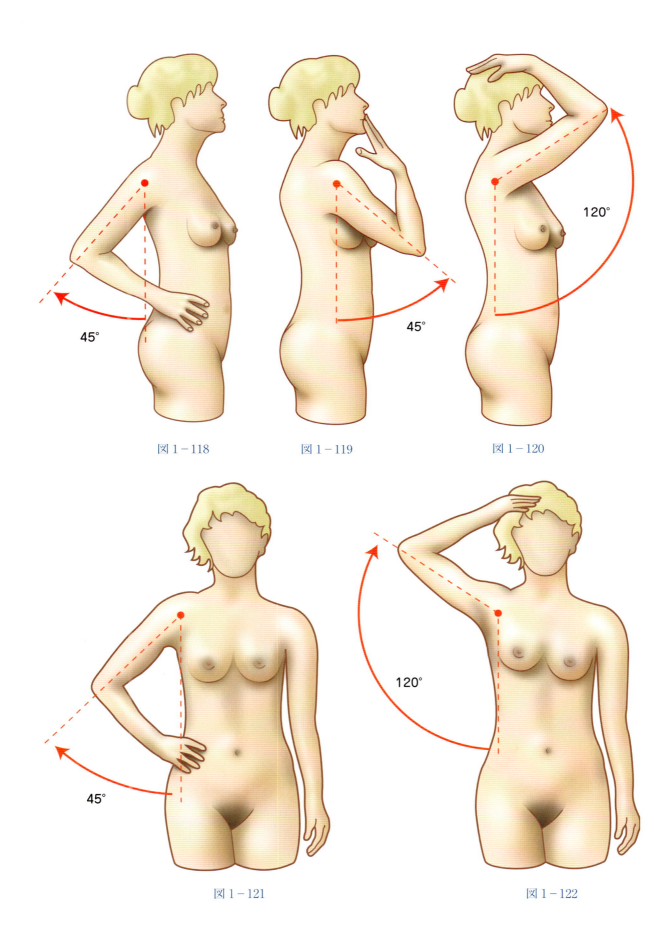

図1-118　　　　　　　　図1-119　　　　　　　　図1-120

図1-121　　　　　　　　　　　　　　図1-122

75

第 2 章

肘

屈曲−伸展の関節

解剖学的に，肘は1つの関節機能しかもたない．実際，1つの関節腔しかない．

一方，生理学的には**2つの異なった機能**を区別できる．
・**屈曲−伸展**は2つの関節，つまり腕尺関節と腕橈関節の組み合わせを必要とする．

・**回内−回外**は近位橈尺関節が関与する．

この章では**屈曲−伸展**の機能のみを検討する．

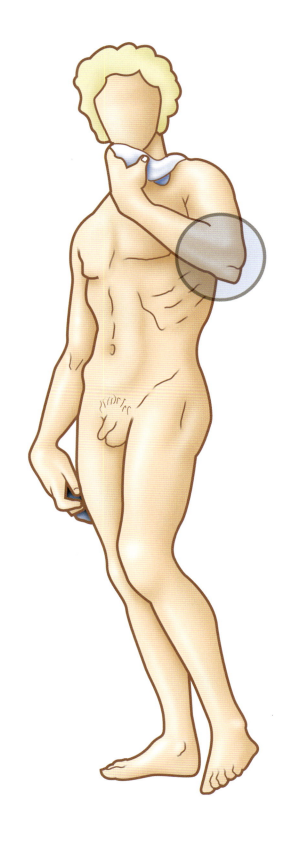

手を遠ざけたり近づけたりする機能

　肘は上肢の**中間の関節**である．第1の部分である**上腕**と第2の部分である**前腕**とを機械的に接合している．そこは，肩のおかげで空間の3平面に向けることができ，体幹から多少とも遠くへ，その活動的な先端である手を運んでいる．

　ヒトが食物を口までもってくることができるのは肘の屈曲のおかげである．伸展-回内で捕まえられた食物（図2-1）は，屈曲-回外運動によって口へ運ばれる．したがって，この意味では，上腕二頭筋は**摂食の筋**ということができる．

　したがって，肘の屈曲は**摂食機能**に必須であるということは明らかである．両肘が伸展位または半分伸展位で固定されると，自分自身で食事をとることができなくなるであろう．

　肘は上腕と前腕で**コンパス**を形成しており（図2-2），手関節 P_1 を肩 E に近づけ，P_2 でほとんど肩に接触するようになる一方，肘は C_1 から C_2 に屈曲する．そこで，手は容易に三角筋領域や口へ届く．

　「理論的」に考えうる機械的な他の解決法である**入れ子式の装置**では（図2-3），手はいかなる場合も口に到達することができない．というのは，手と口の最短距離が，はめ込みチューブの箱の部分の長さ L であるからだ．そのうえ，装置の強度を維持するために，最小の長さ e も勘定すべきである．

　それゆえ，**入れ子式の解決法**が生物学的に可能であると仮定しても，「**コンパス**」の解決法は肘にとってより論理的で良い方法である．

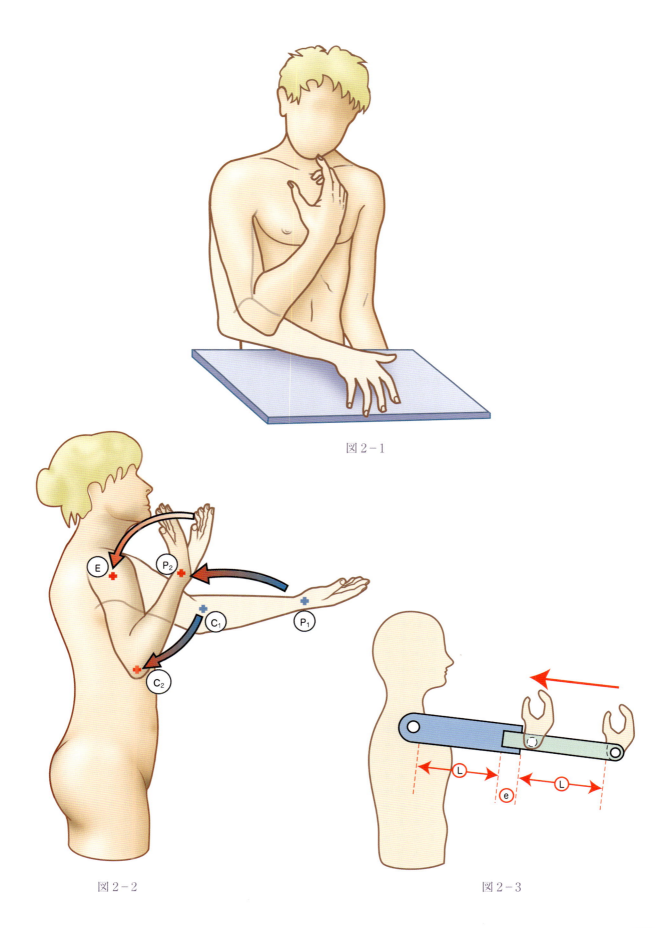

図 2 − 1

図 2 − 2

図 2 − 3

関節面

上腕の遠位端のレベルで2つの関節面が存在している（図2-4，Rouvière による）．

- **上腕骨滑車**は，滑車または空中ごまの形状をしており（図2-4），矢状面に溝1があり，2つの凸状面2で取り囲まれている．
- **上腕骨顆**は滑車の外側に位置し，前方を向いた球状の表面3をしている．

上腕骨滑車と上腕骨顆の揃いは，同一の軸Tに差し込まれた空中ごまと玉の組み合わせに例えることができる（図2-5）．この軸は大まかな近似で**肘の屈曲−伸展の軸**を現わしている．

注目すべき2点がある．

- **上腕骨顆は完全な球形ではなく半球**（球の前方半分）で，上腕骨遠位端の前方にあり，橈骨頭小窩と関節を形成している．その結果，上腕骨顆は，上腕骨滑車とは違って後方には存在しない．これは骨の遠位端で終わり，後方へはせり上がっていない．この表面は，屈曲−伸展だけではなく，軸L（図2-5：青の矢印）の周りの長軸回旋を可能にしている．
- 上腕骨顆と滑車の間（図2-4A，5）には，円錐形をした**顆滑車溝**（図2-4）という移行帯4があり，その大きな基部は滑車の外側面を支えている．

このシェーマ（図2-5）は，関節の内側部分が，屈曲−伸展というただ1つの自由度しかもっていないのに対して，その外側部分が2つの自由度，すなわち**屈曲−伸展と長軸回旋**を備えていることを理解しやすくしている．

2つの前腕骨の近位端には対応する2つの表面がある．

1. **尺骨の滑車切痕**（図2-4B）は上腕骨滑車と関節を形成している．したがって逆に適合しており，鈍で縦長の稜10を呈し，近位は肘頭尖11，遠位前方は鉤状突起12につながっている．滑車溝に対応しているこの稜のそれぞれの側には，滑車の凸状面に対応する2つの斜面13がある．この関節面の全体像は弯曲した波打ちトタンの表面に類似しており，1つの要素しかもたない（図2-5，赤の両矢印）．稜線10　1つに溝11　2つである．
2. **橈骨頭小窩**（図2-4）は橈骨頭の上面で，凹面14は上腕骨顆3と同じ曲率をもち適合している．顆滑車溝4と関節を形成している凸縁15によって境界されている．

これら2つの表面は，それぞれを維持している輪状靱帯16のおかげで，単一の一体を形成している．

関節面の嵌合が前面（図2-6）と背面から（図2-7）見える．前面像（図2-6：右肘）は，滑車の直上に鉤突窩5，顆上窩6，内側上顆7および外側上顆8を示している．

後面像（図2-7：左肘）は，他に肘頭尖11を受け入れる肘頭窩21を示している．**関節の垂直前額断面像**（図2-8，Testut による）では，機能的な2つの関節のための唯一の空間を形成する関節包17が見える（図2-9：断面像のシェーマ）．

1. **屈曲−伸展の関節**（明るい青）は滑車−尺骨間隙18と顆−橈骨間隙19を有する．
2. 回内−回外のための**近位橈尺関節20**（明るい緑）は輪状靱帯16によって補強されている．

また伸展時，肘頭窩のなかに肘頭尖11（図2-8）があるのがわかる．

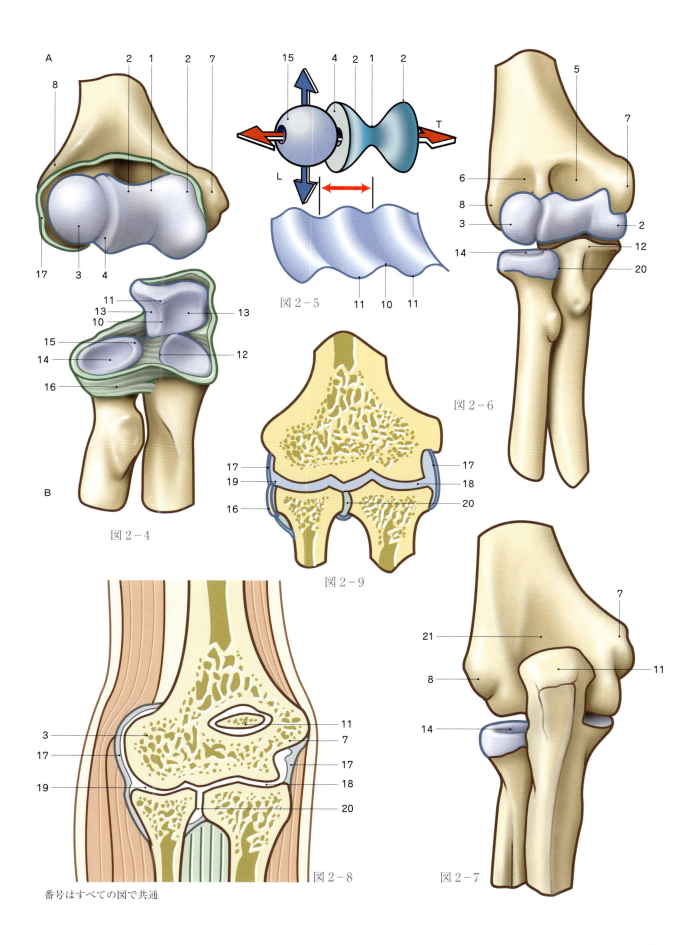

図2-4 図2-5 図2-6 図2-7 図2-8 図2-9

番号はすべての図で共通

上腕骨下端のへら状部

　上腕骨遠位端は，**へら状部**（palette humérale）とよ
ばれるように（図2-13：後方図，図2-14：前方図），前
方から後方へ平たくなっており，その下縁で**上腕骨滑車
と上腕骨顆**という関節面を支えている．この上腕骨へら
状部の構造と形状を知ることは肘の生理学を理解するう
えで重要である．
　　1）上腕骨へら状部は自転車の**フォークの構造**になっ
　　　　ており，2つの脚の間に関節面の軸を支えている
　　　　（図2-15）．
　実際，上腕骨へら状部にはその中央部に2つのくり抜
いた部分がある．
　　・前方には，**滑車上窩**があり，屈曲時に鉤状突起の先
　　　端を受け入れる（図2-12，14）．
　　・後方には，**肘頭窩**があり，伸展時に肘頭の先端を受
　　　け入れる（図2-10，13）．
　これら2つの窩は，肘が屈曲-伸展の正常可動域を得る
ため不可欠である．これらは，鉤状突起や肘頭の先端が
へら状部に衝突する時機を遅らす．これらがなければ，
180°の広がりをもつ尺骨の滑車切痕でも，滑車に対して
中間位付近の少ない可動域しか得られない（図2-23）．
　これら2つの窩は，ときとしてあまりに深いので，両
者を隔離している薄い層板骨が穿孔していることがあ
る．そこでは互いに，自転車のフォークのように交通し
ている．
　いずれにしても，へら状部の硬い構造物は窩のそれぞ
れの側に位置し，2つの支柱（図2-13，14）は内方は内
側上顆，外方は外側上顆に終止しており，その間に顆-滑
車関節全体を支えている．上腕骨遠位端骨折の整復，と
りわけ固定をとても難しくしているのは，このフォーク
の構造である．

　　2）上腕骨へら状部は全体で**前方へ曲がっている**（図
　　　　2-16：2つの骨の側面像）．へら状部の平面は，骨
　　　　幹部の軸に対して約45°傾斜している．この形状
　　　　から次の機械的特徴を生んでいる．滑車全体が骨
　　　　幹部の軸の前方に位置する．これは上腕骨へら状
　　　　部の骨折の整復後，側面像で得られるべき所見で
　　　　ある．
　同様に尺骨の滑車切痕も，水平に対して45°傾斜した
軸に従って前上方へ向き，これもまた全体が尺骨骨幹部
の軸（図2-16：赤の破線）の前方に位置している．
　関節面の前方への曲がりと45°の傾斜は，次の2つの
理由で屈曲を好ましい状態にしている．
　　1）鉤状突起の衝突は，2つの骨がほとんど平行（理
　　　　論上の屈曲：180°）であるときにしか起こらない
　　　　（図2-21）．
　　2）完全屈曲時でさえ，2つの骨の間には間隙（二重
　　　　の矢印）が存在し，筋肉塊を許容できる．
　もし，これら2つの機械的状態が存在しなければ（図
2-22），次のことが容易にわかる．
　　・鉤状突起の衝突により屈曲が90°に制限される（図
　　　2-23）．
　　・そして，この衝突がへら状部の大きな穿孔のため起
　　　こらないと仮定すれば，2つの骨は屈曲時に互いに
　　　接触し，筋肉塊のための最小間隙さえなくなるであ
　　　ろう（図2-24）．

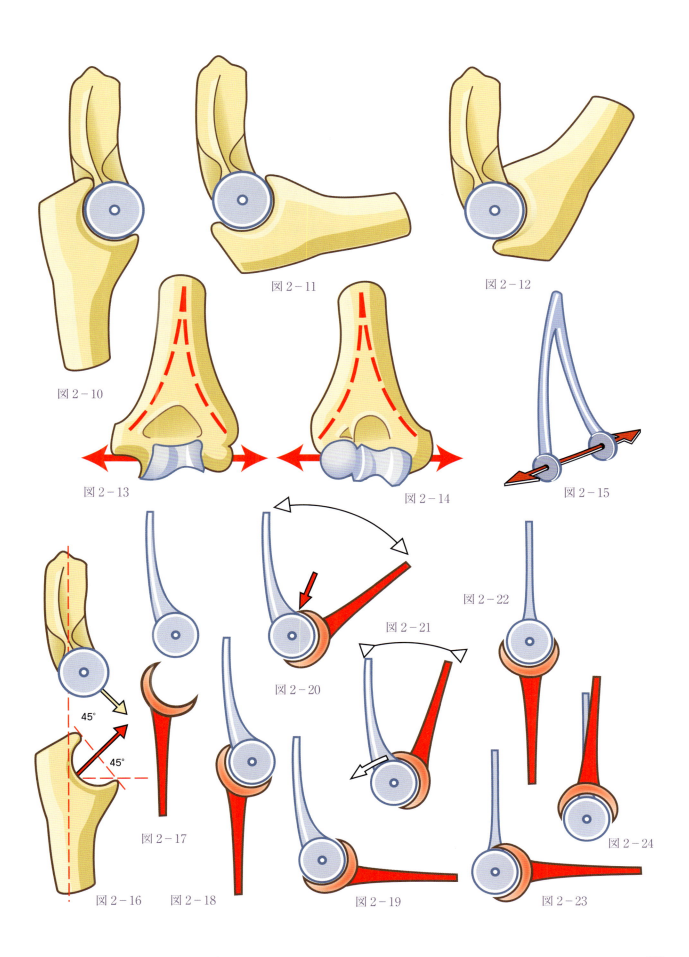

図2-10 図2-11 図2-12
図2-13 図2-14 図2-15
図2-16 図2-17 図2-18 図2-19 図2-20 図2-21 図2-22 図2-23 図2-24

肘の靱帯

肘関節の靱帯は，関節面の接触を保ち，運動を導く機能をもっている．これらはまさに船舶をつなぎ止めるワイヤロープであり，関節の両側に配置されている：**内側側副靱帯**（図2-25，Rouvière による）と**外側側副靱帯**（図2-26，Rouvière による）．

全体としてみると，これらは扇形の線維で，関節側方の2つの突出部−外方に外側上顆，内方に内側上顆−の1つから広がっており，その頂点は，屈曲−伸展の軸 XX′ にほぼ一致する固定点で（図2-27，Rouvière による），尺骨の滑車切痕の周辺まで広がっており，そこでは扇の末梢部が付着している．

そこで，**肘の機械的モデル**は次のように仮定できる（図2-28）．
- 近位では，上腕骨へら状部のフォークがあり，関節の滑車を支えている．
- 遠位では，半環（滑車切痕）が上腕を前腕のてこと連結しており，滑車の中にはめ込まれるようになっている．
- 靱帯システムは2つのワイヤロープによって表現され（緑色），前腕を示す「棒」を連結し，滑車の軸 XX′ の両端に付着している．

これら側方の「緊張装置」は，2つの役割をもっていることは容易に考えつく（図2-29）．
- 滑車の中へはめ込まれた半環を保持する（関節の適合）．
- すべての側方運動を妨害する．

反対側への側方動揺性（赤の矢印）が生じ，関節面が接触を失うのは，ワイヤロープのうちの1つ，たとえば内側のみ（緑の矢印）の断裂で十分である（図2-30）．これは肘の脱臼の通常のメカニズムであり，第1期は内側側副靱帯による肘の重度捻挫である．

詳細には，
- **内側側副靱帯**は3つの線維束からなっている（図2-25）．
  1）**前方線維束** 1，最も前方にある線維で**輪状靱帯** 2 を補強している（図2-27）．
  2）**中部線維束** 3，最も強靱である．
  3）**後方線維束** 4，または Bardinet 靱帯は Cooper 靱帯 5 の横走線維束によって補強されている．

その他，このシェーマで次のことがわかる．内側上顆 6 から肘頭 7 へ扇状に広がっている内側側副靱帯，Weitbrecht の斜索 8，橈骨の二頭筋結節に付着している上腕二頭筋腱 9．

- **外側側副靱帯**もまた外側上顆 13 から起始している3つの線維束からなっている（図2-26）．
  1）**前方線維束** 10，前方で輪状靱帯を補強している．
  2）**中部線維束** 11，後方で輪状靱帯を補強している．
  3）**後方線維束** 12．
- 関節包は前方では前方靱帯 14 と斜前方靱帯 15（図2-27）によって補強されている．後方では横上腕−上腕線維と上腕−肘頭線維によって補強されている．

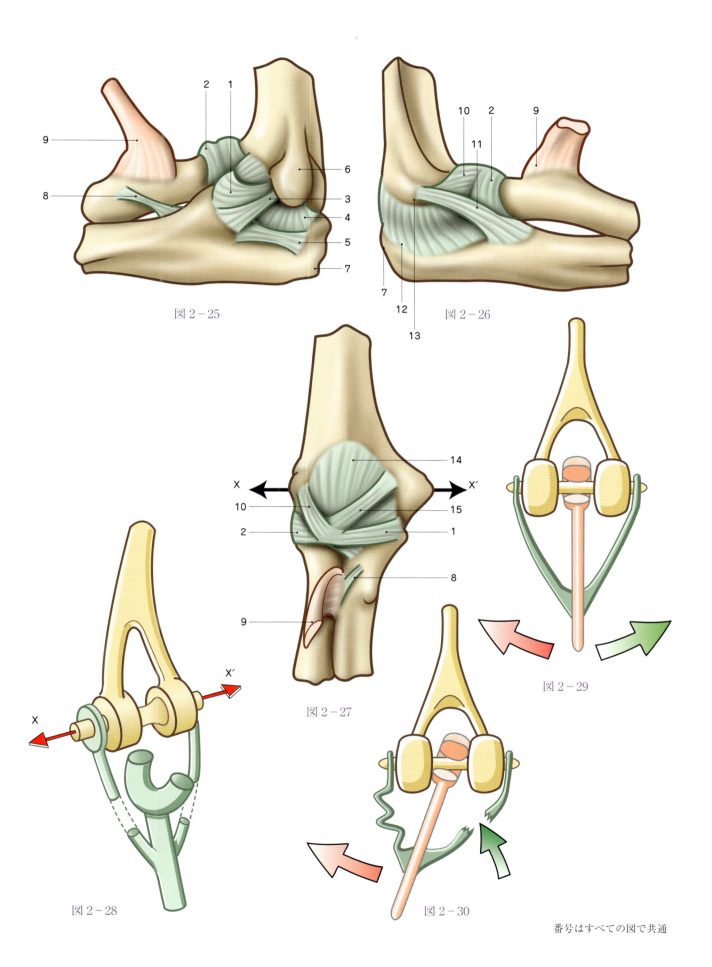

図2-25

図2-26

図2-27

図2-28

図2-29

図2-30

番号はすべての図で共通

橈骨頭

橈骨頭の形状はその関節機能によってすべて左右されている．この頁の目的は，橈骨頭の形状を理解させることである．

- **軸回旋の機能**（第3章：回内–回外を参照）完全に円筒状である．
- **上腕骨顆の XX′ 軸の周りの屈曲–伸展機能**
  - 橈骨頭はまず上腕骨顆の球状 A に適合しなければならない（図2-31）．したがって，その上面 B はくぼんでおり，つまりこれが**橈骨頭小窩**である．それには球帽*（calotte sphérique）C を取り除けば十分であり，その曲率半径は上腕骨顆のそれと同一である．回内–回外時，橈骨頭小窩は肘の屈曲–伸展が何度であっても，上腕骨顆に対して軸回転しうる．
  - しかし，上腕骨顆は内側に円錐形の**顆滑車帯 A** が接している（図2-32）．したがって，屈曲–伸展時の橈骨頭の適合には，まるで円錐台に接する平面 B が出っ張り部分を小窩から切り離したように，その内側周辺の隅 C の削除を必要とする．
  - 最後に，橈骨頭は XX′ 軸の周りを回転して上腕骨顆や顆滑車帯の上を滑走させるだけではない．これは同時にその垂直軸の周りを回転可能だということであり（図2-33），回内–回外時 B，小窩 C の周囲に対して削られた平面が広がる．したがって，その円周の一部に対して，この回旋時 B はまるで，剃刀が辺縁の削りくずを剃がしていたかのようになる．

極端な肢位での橈骨頭小窩の関節の関係

- **完全伸展位**（図2-34）では，橈骨頭小窩の前半分だけしか上腕骨顆と関節でつながっていない．実際，上腕骨顆の関節軟骨は上腕骨へら状部の下縁のレベルで終わり，後方へは上がっていない．
- **完全屈曲位**（図2-35）では，橈骨頭の周囲は近位で上腕骨顆の表面からはみ出るようになり，滑車上窩や鈎突窩よりもずっと浅い顆上窩（図2-6，p.81）の中に入る．

---

*訳注：聖職者などがかぶる，頭に密着した縁なしの帽子

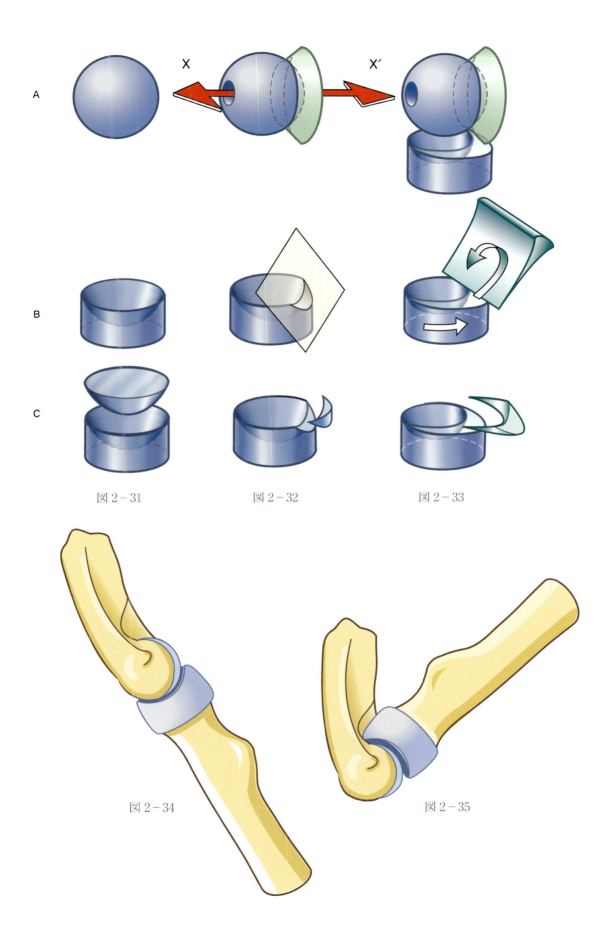

図 2 − 31　　　　図 2 − 32　　　　図 2 − 33

図 2 − 34　　　　　　　　　図 2 − 35

上腕骨滑車

肘が完全伸展位のとき，前腕軸は上腕軸に対して外側開きの鈍角をなす．前腕軸は正確には上腕軸の延長線上にはない．この角度は女性においてより顕著であり（図 2-36），**肘の生理的外反**または**外反肘**と名づけられている．

これは，前述したように（p.86），矢状面内には位置していない上腕骨滑車溝の傾きに依存している．実際，上腕骨滑車溝は垂直ではなく，斜めになっている．そのうえ，この傾斜は個人差がある．発生頻度別に以下に一覧でまとめて示した（図 2-39～43）．

最も多い場合（上の列 A）

- **正面からは**（図 2-39：滑車の前方図），滑車溝は垂直であり（黒の矢印），背側からは（図 2-40：後方図），滑車溝の後方部分は下外方に斜走している（黒の矢印）．
- **全体として**（図 2-41）滑車溝は，さまざまな軸とともに描かれているように（図 2-37），軸の周りを螺旋状にとり巻いている．生理的平面における結果は，
- **伸展において**（図 2-42）（Roud から着想したシェーマ）は，滑車切痕と対応するのは滑車溝の後方部分であり，したがって，その傾斜が前腕軸を規定する．そこから，前腕は軽度下外方に傾斜し，その軸はもはや上腕の延長線上でなくなる．これらが**生理的外反角**を形成している（図 2-36，37）．
- **屈曲において**，前腕の方向を決定づけるのは滑車溝の前方部分である．滑車溝のこの部分は垂直であるので，前腕は屈曲において（図 2-43），正確に上腕の前に移動してくる．

より頻度が少ない場合（中央の列 B）

- **正面からは**（図 2-39），滑車溝は上外方に斜走している．滑車溝の後方部分（図 2-40）は下外方に斜走している．
- **全体として**（図 2-41）滑車溝は，軸の周りに真の螺旋を描いている．

- **伸展において**（図 2-42），前腕は下外方に傾斜し，これは前者と同じで**生理的外反肘**である．
- **屈曲において**（図 2-43），滑車溝の前方部分の傾斜が前腕の方向を決定づけており，軽度上腕の外方に移動してくる．

まれな場合（下の列 C）

- **正面からは**（図 2-39），滑車溝は上内方に斜走している．

滑車溝の後方部分（図 2-40）は下外方に斜走している．

- **全体として**（図 2-41）滑車溝は円を描いており，そこでの平面は下外方に斜走するか，またはきわめて狭い螺旋で内方に傾いている．生理的平面における結果は，
- **伸展において**（図 2-42）：生理的外反をきたす．
- **屈曲において**（図 2-43）：前腕は上腕の内方に移動してくる．

滑車溝のこの螺旋形状の他の結果は，滑車の軸は 1 つではなく，2 つの極端な肢位の間での一連の瞬間的な軸であるということである（図 2-37）．

- **屈曲の軸 f**：屈曲した前腕の方向 F と垂直である（最も多い例を示している）．
- **伸展の軸 e**：伸展した前腕の軸 E と垂直である．

屈曲-伸展の軸の方向は，これら 2 つの極端な肢位の間で連続的に変化し，肘の**屈曲-伸展の運動時**，骨格標本に描かれた 2 つの極端な肢位 e と f の間で，一連の**瞬間的な軸**として軸は変化するということである（図 2-38）．

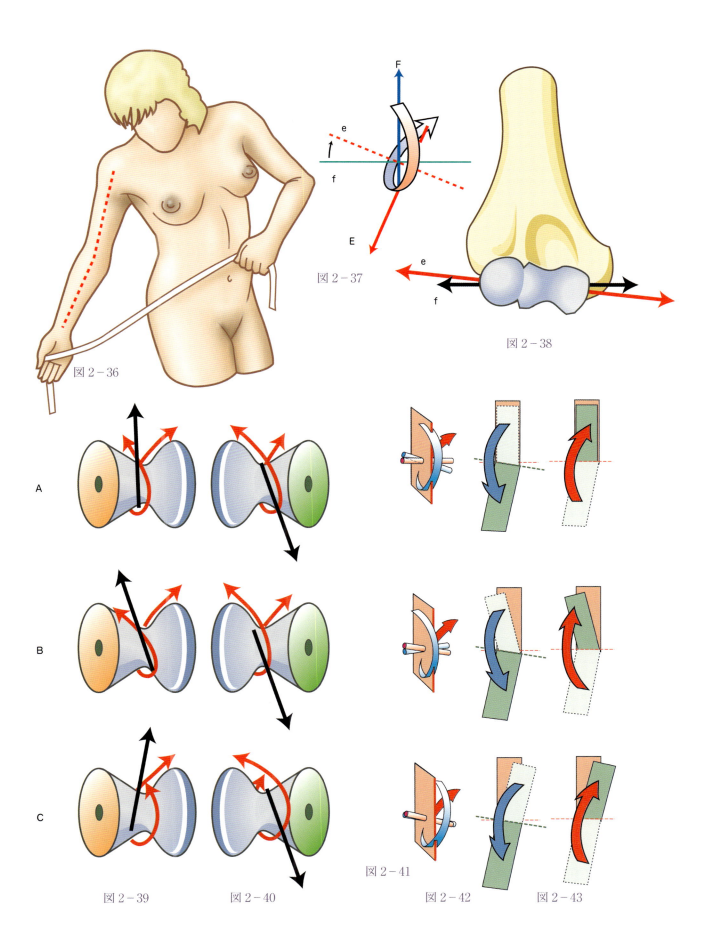

図 2-36
図 2-37
図 2-38
図 2-39
図 2-40
図 2-41
図 2-42
図 2-43

屈曲-伸展の限界

伸展の限界（図2-44）は3つの因子による.

1）肘頭窩の奥への**肘頭尖の衝突**.

2）**関節包の前方部分の緊張**.

3）**屈筋群による抵抗**（上腕二頭筋，上腕筋，腕橈骨筋）.

もし伸展が継続されるとすれば，これら制動機構の1つが破綻してしまうだろう.

・**肘頭骨折**1（図2-45）次いで関節包断裂2.

・肘頭1は抵抗するが（図2-46），関節包2と靱帯が断裂し，肘の後方脱臼3が起こる．筋群は一般に無傷のまま残る．一方，上腕骨へら状部を通過している上腕動脈は断裂か少なくとも圧挫しうる.

屈曲の限界は，屈曲が自動か他動かによって異なってくる.

屈曲が自動である場合（図2-47）.

・制限の第1の因子は，収縮で硬くなる上腕と前腕の前方にある筋肉塊（白の矢印）による接触である．このメカニズムで，自動屈曲がほとんど145°を超過できないことや筋の発達したヒトほどそうであることがわかる.

・骨性衝突や関節包の緊張などの他の因子は実際には関与しない.

屈曲が他動である場合（図2-48），関節を「閉じる」力（赤の矢印）の作用下では，

・収縮していない筋肉塊は互いに押し潰れて，屈曲は145°を超過する.

・ここで制限の他の因子が現れてくる.

・橈骨頭の顆上窩への衝突と鉤状突起の滑車上窩への衝突.

・関節包の後方部分の緊張.

・上腕三頭筋の他動的緊張.

・そこで角度a（図2-47）だけ増加し，屈曲は160°に到達しうる.

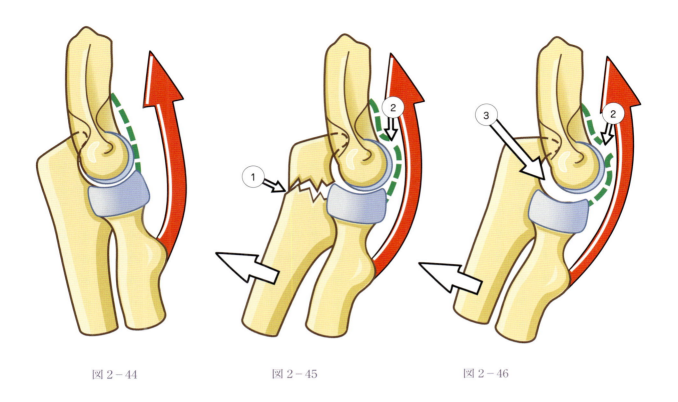

図 2-44　　　　図 2-45　　　　図 2-46

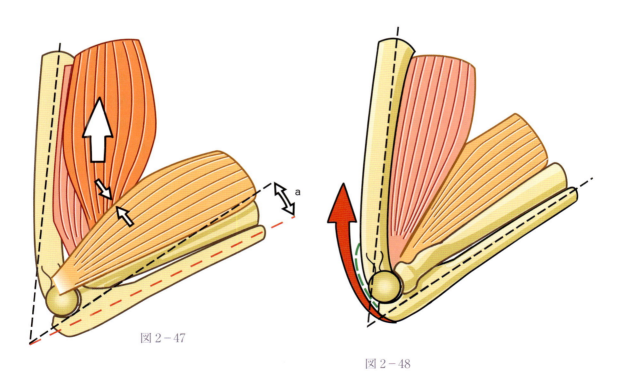

図 2-47

図 2-48

屈曲の動力筋群

肘の屈曲の動力筋は **3つ**ある.

1) ***上腕筋*** 1 は，尺骨の鉤状突起結節から上腕骨の前面に広がっている（図 2-49）単関節筋で，もっぱら肘の屈曲動力筋である．これは 1 つしか機能をもたないまれな筋の 1 つである．

2) ***腕橈骨筋*** 2 は，橈骨茎状突起から上腕骨の外側縁に広がっている（図 2-49）．その本質的な役割は肘の屈曲である．きわめて補助的ではあるが，極端な回内時だけ回外筋として作用し，極端な回外時には回内筋としてさえ作用する．

3) ***上腕二頭筋*** 3 は主な屈曲動力筋である（図 2-50）．その遠位付着部は橈骨の二頭筋結節に集中している．その近位付着部は上腕骨ではなく（したがって 2 関節筋），**二頭**によって肩甲骨につながっている．

- 長頭部分 4 は，関節を横切った後（第 1 章：肩），関節窩上結節に付着している．

- 短頭部分 5 は烏口突起の尖端に付着している（烏口腕筋と共通の付着部）．

これら 2 つの近位付着部によって上腕二頭筋は肩の適合筋であり，長頭部分によって外転筋でもある．

その本質的な作用は肘の屈曲である．

第 2 の作用であるが，重要なのは回外である（第 3 章：回内-回外）．これは肘 90° 屈曲位で最大となる．

肘屈曲位では橈骨に対して脱臼させる作用をもっている（p.96）.

屈曲動力筋群の効力は肘 90° 屈曲位で最大となる．

実際，肘が伸展しているとき（図 2-51），筋力の方向（バラ色の矢印）は前腕の軸の方向とほとんど平行である．求心成分である C は関節の中心へ向かって優勢であるが，屈曲に対しては無効である．唯一有効である切線または横の成分 T は比較的弱く，完全伸展位ではほとんどゼロになる．

一方，半屈曲位では（図 2-52），筋力の方向は前腕の軸の方向と直角になり（バラ色の矢印：上腕二頭筋，緑色の矢印：腕橈骨筋），求心成分はゼロになり，そして切線成分は筋力自体と混合する．そこでは，すべての筋力が屈曲に使用される．

最も有効な角度は上腕二頭筋では 80° と 90° の間である．

*腕橈骨筋*では 90° で筋力はいまだ切線成分とは混合されていない．これは 100～110° でしか生じず，したがって，上腕二頭筋よりもきわだった屈曲位で起こる．

屈筋群の作用は第 3 のてこ*の図式に従って行われる．したがって，その力を犠牲にして，運動の可動域と速度を優先させている．

・*長橈側手根伸筋*（図示されていない）：腕橈骨筋の下.

・*肘筋* 6（図 2-49），とりわけ肘の能動的外側安定化要素.

・*回内筋*（図示されていない）：フォルクマン（Volkmann）症候群の際の退縮は，肘の完全伸展を阻害する索状物を形成する．

---

*訳注：アルキメデスが提唱した第 3 のてこ．力点が支点と作用点の間にあるもので，運動の速さを発揮するには有利であるが力を発揮するには不利．人体では，上腕二頭筋による屈曲のほか，大腿四頭筋による膝伸展，中殿筋による股関節外転などにみられる．

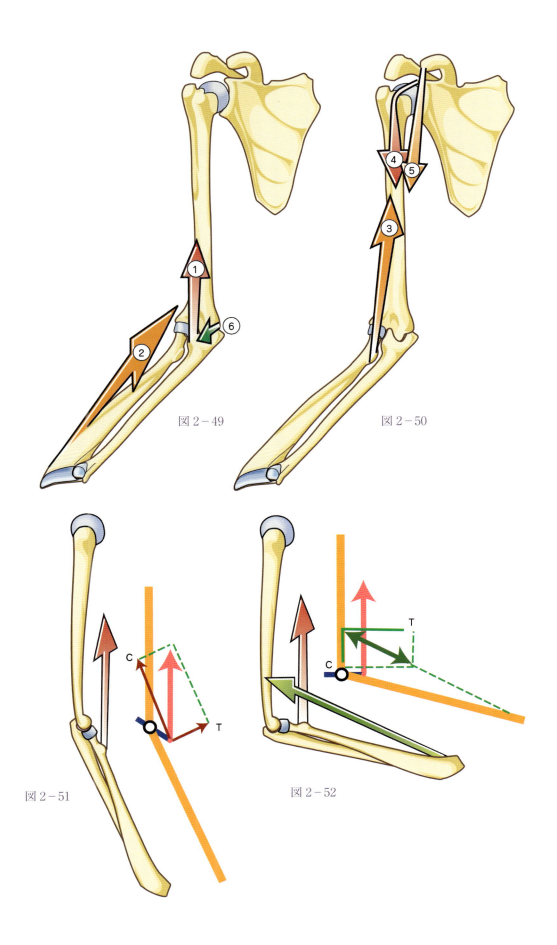

図 2-49

図 2-50

図 2-51

図 2-52

伸展の動力筋群

　肘の伸展は事実上，**上腕三頭筋**単独の作用による（図2-53，54）．実際，**肘筋**4の作用（図2-60）はDuchenne de Boulogneによれば顕著であるとされているが，その作用モーメントが小さいので生理的意義は無視できる．しかし，ある報告者は肘の能動的な外的安定化の役割を果たすとしている．

　上腕三頭筋（図2-53：後方図，図2-54：側面図）は，ただ1つの共通腱で肘頭に付着する**3つの構成体**からなっている．

　これら3つの上腕三頭筋の筋体は異なる近位の付着部をもっている．
- *内側頭*1は橈骨神経溝の下で，上腕骨の後面に付着している．
- *外側頭*2は原則として橈骨神経溝の上で，上腕骨骨幹部の外側縁に付着している．

したがって，これら2つの筋頭は**単関節性**である．
- *長頭*3は上腕骨だけでなく，関節窩下結節のレベルで肩甲骨に付着している．したがって，この筋頭は**二関節性**である．

　上腕三頭筋の効力は肘の屈曲角度によって異なる．
- **完全伸展位**（図2-55）では，筋力は，肘を後方へ脱臼させる傾向にある遠心成分Cと，唯一有効で優勢な切線または横の成分Tとに分解される．
- 20～30°の**軽度屈曲位**（図2-56）では，放射（または求心）成分はゼロになり，有効成分は筋力と同一になる．これが筋が最大効力を発揮する肢位である．
- 次いで（図2-57），屈曲が増強すればするほど，有効成分Tは求心成分Cのために減少していく．

- **完全屈曲位**（図2-58）では，三頭筋腱は肘頭の上面をプーリーのようにして折れ曲がる．これは，刺入点の移動と同等で，その効力喪失の補填に寄与する．一方，筋線維は最大緊張状態にあり，その収縮力は増強され，他の補填因子となる．

　上腕三頭筋長頭の効力とその結果によって，上腕三頭筋全体の効力は肩の肢位に依存する．これは二関節性の性質から生じている（図2-59）．

　長頭の2つの付着部を隔てている距離が，上腕下垂位（肘の屈曲角度は同一）よりも肩90°屈曲位のほうが大きいことを証明することは容易である．実際，上腕骨1と上腕三頭筋長頭2によって形成される2つの円の中心はずれている．もし，上腕三頭筋の長さが変わらなければ，それはゼロになるが，肘頭はO_2の位置にきて，筋は他動的に$O'-O_2$の距離だけ引き伸ばされる．

　したがって，上腕三頭筋の力は肩が屈曲位（前方挙上ともいわれる）のとき，**より大きく**なる．上腕三頭筋長頭は，同様に，肩の屈曲動力筋群（大胸筋の鎖骨線維束と三角筋）の力の一部を肘の伸展に振り替えており，これが二関節筋の役割の説明の1つである．それはまた肘や肩の伸展（90°屈曲位から）が複合した，たとえば斧を振るうような木こりの動作などで，より大きくなる．

　同一の理由で，上腕三頭筋の力は，あらかじめ上腕三頭筋長頭を緊張状態にする肩の屈曲によって強化される．前方への挙上の動作は，肘に対する肩の屈曲動力筋群の力の一部を転換することによって，同様に，より効果的になる．

　上腕三頭筋長頭が広背筋とともに肩の内転の連携を形成していることを思い起こそう（図1-117，p.73参照）．

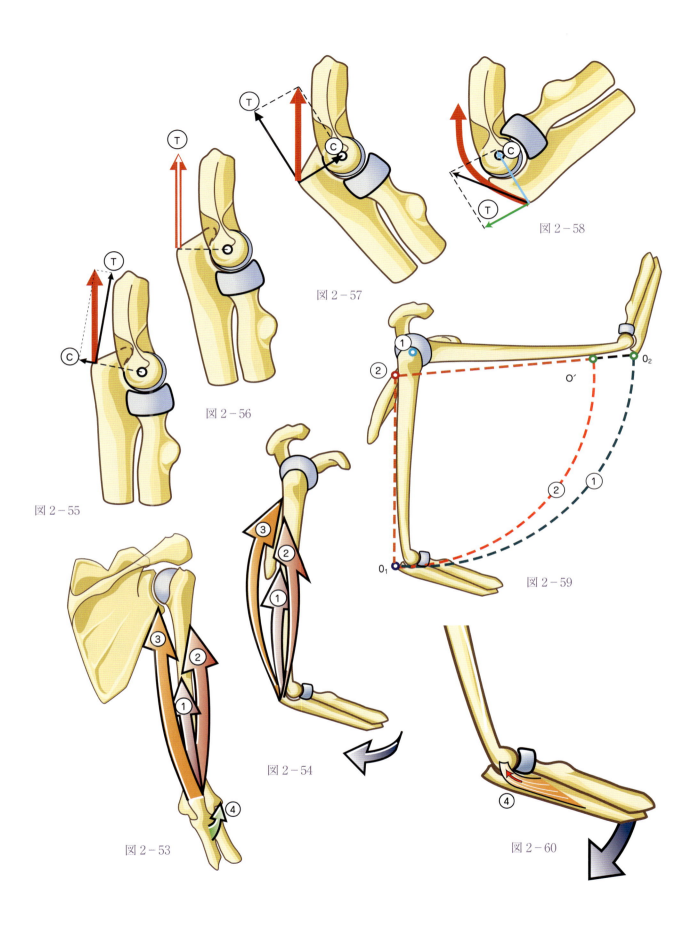

図 2-55
図 2-56
図 2-57
図 2-58
図 2-59
図 2-53
図 2-54
図 2-60

関節適合の因子

長軸の適合は，たとえば，ヒトが水の入ったバケツを持ち力が下方へかかるときや，肘伸展位で手を前について転倒し力が近位方向へかかるときでも，伸展位の肘関節を脱臼させないようにしている．

長軸方向の牽引に対する抵抗 （図 2-61, 62）

滑車切痕の広がりは弧の 180° を超えず，滑車は軟部組織なしには機械的に維持されない．関節の適合を確保しているのは，軟部組織である．したがって，関節は次の組織によって適合性を得ている．

・**靱帯**：内側側副靱帯 1 と外側側副靱帯 2.
・**筋**：上腕の筋：*上腕三頭筋* 3, *上腕二頭筋* 4, *上腕筋* 5 だけではなく，前腕の筋：*腕橈骨筋* 6, *外側上顆に付着している伸筋群* 7, *内側上顆に付着している屈筋群* 8 も関与している．

完全伸展位では（図 2-62），肘頭尖は肘頭窩の中の滑車の上に引っ掛かるようになり，腕尺関節の延長に対してある種の機械的抵抗を付与している．

一方（図 2-61），腕橈関節は，牽引応力に対する抵抗はよく形成されていないことに注目すべきである．輪状靱帯に対して，橈骨頭が遠位へ脱臼するのを防ぐものは何もない．これは「小児の肘内障」で起こるメカニズムである．尺骨に対して，橈骨の遠位脱臼を防ぐ唯一の要素は**骨間膜**である．

長軸方向の圧迫に対する抵抗

骨性抵抗だけが機械的に関与している．

・橈骨側では，圧迫応力を伝達し，骨折を生じるのは橈骨頭である（図 2-65）．ここでは頚部の骨頭への嵌入による骨折を示している．
・尺骨側（図 2-66）では，圧迫力を伝達するのは**鉤状突起**であり，Henlé によって**支え台（棚）の突起**（apophyse-console）と名づけられている．これは衝撃によって骨折し，肘の後方脱臼を生じる．その結果，脱臼は抑止できず，不安定になるのである．

屈曲位での適合性

90° 屈曲位では，尺骨は完全に安定している（図 2-63）．というのは，滑車切痕が*上腕三頭筋* 3 と*上腕筋* 5 という 2 つの強力な筋の付着部によって取り囲まれており，関節面を互いに適合（coaptation）させているからである．*肘筋*もまたある程度その役割を果たしている．

一方，橈骨は（図 2-64），*上腕二頭筋* 4 の牽引によって近位へ脱臼する傾向にある．ただ唯一，輪状靱帯だけがこの脱臼が生じるのを防いでいる．この靱帯が断裂すると，橈骨の近位前方への脱臼は抑止できない．これは，上腕二頭筋の収縮により，上腕のわずかな屈曲でも再発する．

Essex-Lopresti 症候群

近位橈尺関節の状態は，必然的に遠位橈尺関節の機能に影響する．橈骨頭が骨折または圧縮されたとき（図 2-67），または切除されたとき（図 2-68）には，橈骨の短縮 a が起こり，機能障害の原因となる**遠位橈尺関節の脱臼**を惹起する．

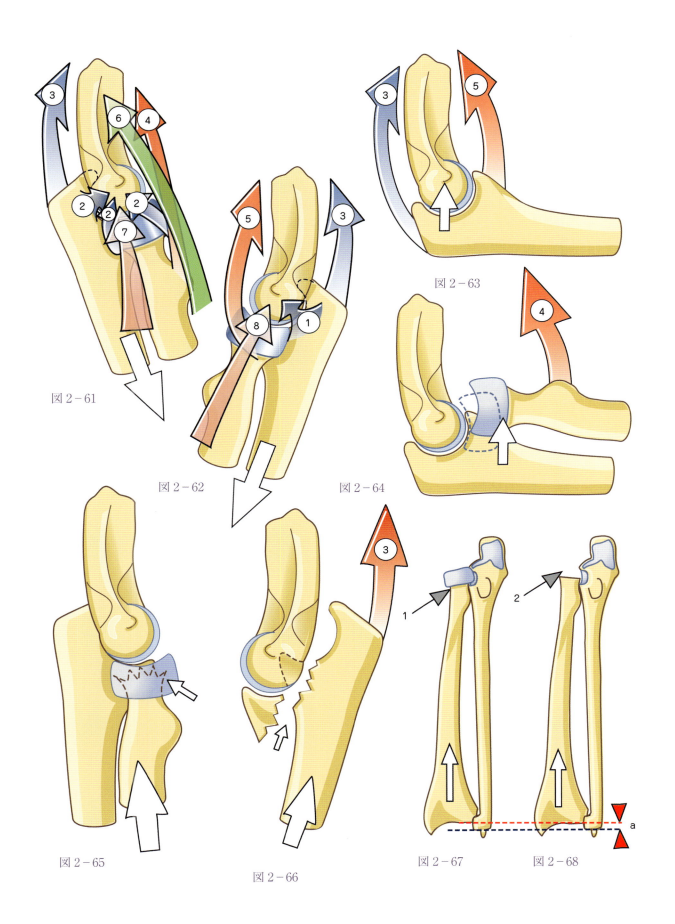

図 2-61

図 2-62

図 2-63

図 2-64

図 2-65

図 2-66

図 2-67

図 2-68

肘の運動可動域

可動域測定のための**基本肢位**（図 2-69）は次のように定義されている．前腕の軸が上腕の軸の延長線上にある肢位．**伸展**は前腕を後方へもってくる運動である．基本肢位は完全伸展に相当し（図 2-69），肘の絶対的伸展の大きさは定義としては存在しないが，女性や小児のように，靱帯の大きな緩みをもっているものは例外で，肘の 5〜10°z の過伸展 hE が可能である（図 2-70）．

一方，相対的伸展は，屈曲した肘のいかなる肢位からでも可能である．伸展が不完全のとき，それを負で表わす．たとえば，−40°の伸展は 40°の伸展の不足に相当し，それを完全に伸ばそうとしても肘は 40°屈曲したままである．

このシェーマ（図 2-70）では，伸展不足は −y であり，屈曲は +x である．角度 Dr は屈曲不足を示しており，そこで屈曲-伸展の有効可動域は x-y となる．

屈曲は前腕を前方にもってくる運動であり，前腕の前面が上腕の前面に衝突するようになる．自動屈曲可動域は 140〜145°である（図 2-71）．**握りこぶしのテスト**によって，角度計なしに評価が可能である．実際，肩さきと手関節の間には通常，拳の幅が残る，というのは手関節は肩に届かないからである．他動屈曲可動域は 160°である．これは検者が手関節を肩へ押し付けたときに得られる．

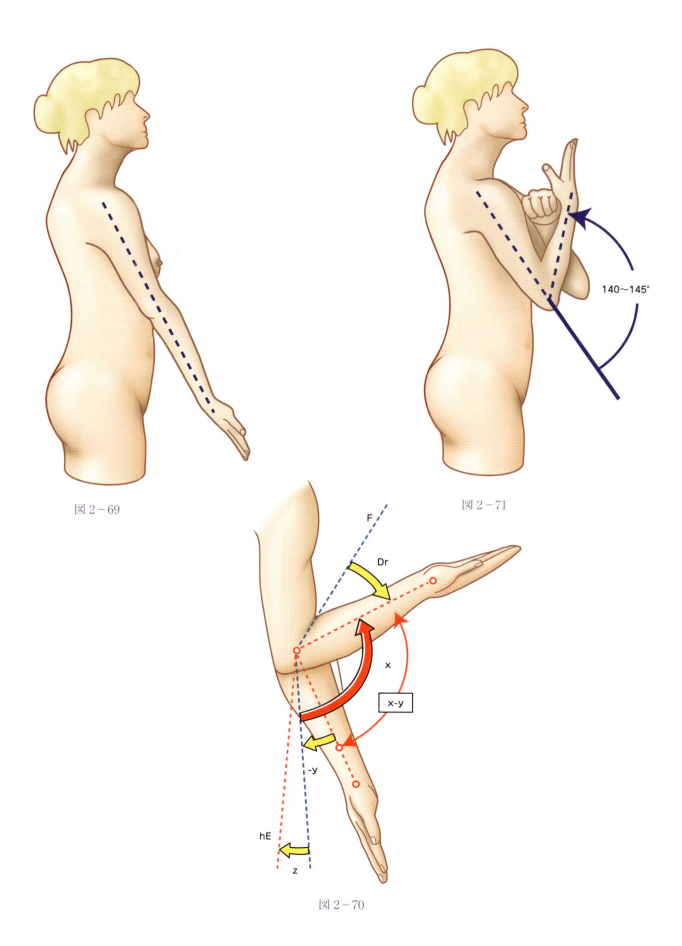

図 2 − 69

図 2 − 71

図 2 − 70

99

肘関節の臨床的ランドマーク

目視でき触知可能な肘の3つのランドマークは,
1）**肘頭** 2,　**正中線上の隆起**.
2）**内側上顆** 1,　内側にある.
3）**外側上顆** 3,　外側にある.

伸展位では（図2-72, 75）, これら3つのランドマークは水平線上に並ぶ. 肘頭 2 と内側上顆 1 の間に, **尺骨神経**が垂直に走行する**尺骨神経溝**（白の矢印）がある. この部位への衝撃は, 尺骨神経領域（手の内縁）に電撃放散型のよく知られた疼痛を生じる. 外側では, 回内−回外運動時, 外側上顆 3 の遠位に橈骨頭が回転するのを感じる.

屈曲位では（図2-73, 76）, これら3つのランドマークは, 上腕の後面に接する垂直−前額面に二等辺三角形を形成する（図2-74）. 図2-75, 76 のシェーマはこれらランドマークの骨標本での位置を示している.

肘の脱臼時, これらのランドマークが乱れる.
・伸展位では, 肘頭は内−外側上顆線上の近位へ上がる（後方脱臼）.
・屈曲位では, 肘頭は前額面の後方へ後退する（後方脱臼）.

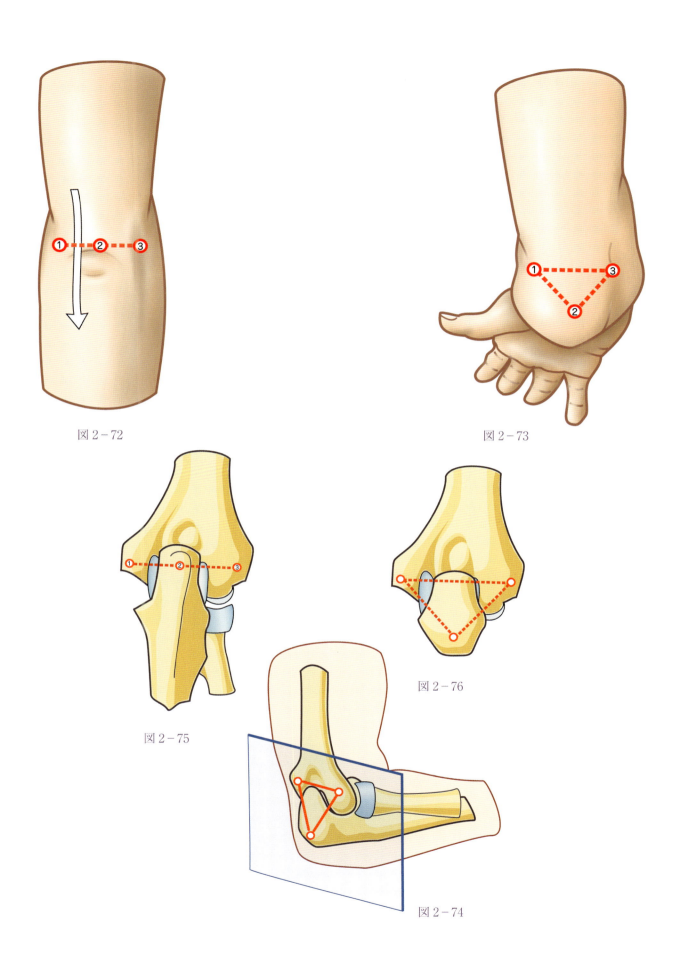

図 2-72

図 2-73

図 2-75

図 2-76

図 2-74

屈筋群と伸筋群の効力

機能肢位と固定肢位

肘の機能肢位は，その固定肢位と同様，次のように定義されている（図2-77）．

・肘の屈曲は90°．
・回内-回外は中間位（母指が上方を向いた手は垂直平面に含まれる）．

相対的な筋力

全体として，肘の屈筋群の筋力は**伸筋群に比べてやや勝っている**．上腕を体幹に沿って下垂させた休息肢位では，肘は軽度屈曲しており，これは**より筋の発達したヒ**トではなおいっそう屈曲している．

屈筋群の力は回内-回外の程度で異なる．回内位の屈曲力は回外位の屈曲力よりも強い．実際，上腕二頭筋は前腕回内時により引き伸ばされるので，より強力となる．

これら2つの筋力の関係は，5（回内）対3（回外）である．

上腕二頭筋は，橈骨頭に対して脱臼作用を有している．

最後に，筋群の力は肩の肢位によって異なっている．これは統合図で図式化している（図2-78）．

・**上腕が肩の上に垂直挙上** H
  - 亜鈴を持ち上げるような伸展応力（矢印1）は43 kg．
  - 吊るされた体を持ち上げるような屈曲応力（矢印2）は83 kg．
・**上腕が90°屈曲** AV
  - 前にある重量物を押すような伸展応力（矢印3）は37 kg．
  - 漕ぐときのような屈曲応力（矢印4）は66 kg．
・**上腕が体幹に沿って下垂** B
  - 重量物をを持ち上げるような屈曲応力（矢印5）は52 kg．
  - 平行棒の上に昇り上がるときのような伸展応力（矢印6）は51 kg．

したがって，筋群にはその効力が最大となる至適肢位がある．伸展では下方（矢印6），屈曲では上方（矢印2）．

したがって，上肢の筋は**よじ登り**動作に適応している（図2-79）．

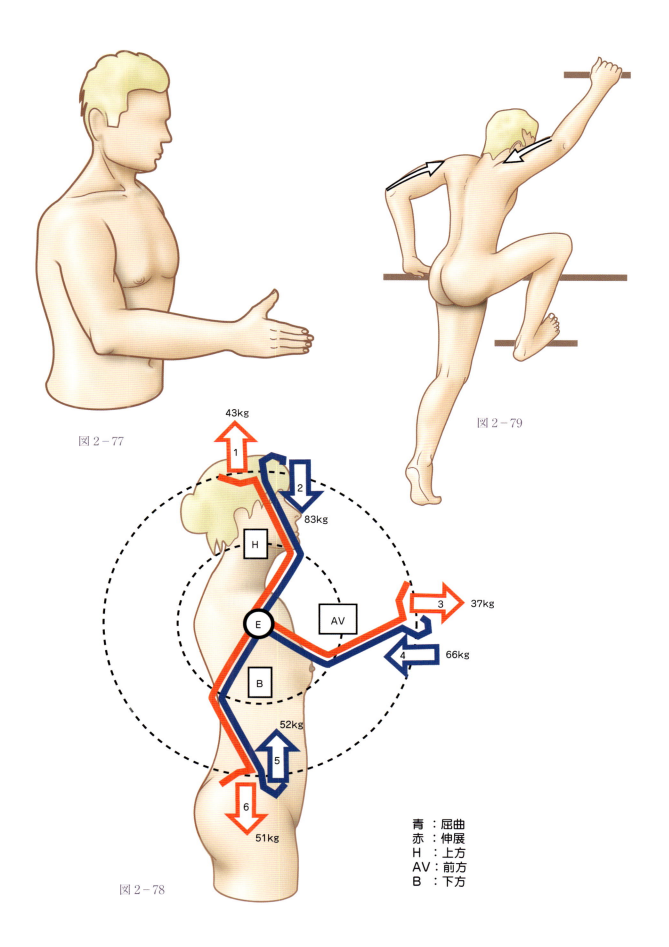

図 2-77

図 2-78

図 2-79

青 ：屈曲
赤 ：伸展
H ：上方
AV ：前方
B ：下方

第3章

回内-回外

回内-回外は前腕の長軸の周りの回旋運動である.

この運動は機械的に連動した2つの関節を働かせる必要がある.

・解剖学的に肘関節に属する**近位橈尺関節**.

・解剖学的に橈骨手根関節とは区別される**遠位橈尺関節**.

この前腕の長軸回旋は手関節複合体に**3つ目の自由度**をもたらしている.

同様に手は**上肢の効果的な末端**であり,物をつかんだり,把持したりするため,どのような角度へも差し出すことが可能である.この解剖学的特質は,**自由度3の球関節タイプの存在**(肩のような球関節)を手関節レベルで有利に置換しているが,後述するように,多くの合併症の原因となっている.

したがって橈骨の長軸回旋は,**論理的であると同時にあざやかな解決法**である.唯一の結果として出現した2つ目の骨である橈骨は,これだけで手を支えている1つ目の骨である尺骨の周りを,2つの橈尺関節のおかげで回転している.

この2番目の部分の構造は,後肢や前肢と同様,系統発生において4億年前の最初から出現したが,それはある種の魚類が海から離れ,陸地に侵入し,ひれの変化によって**四足の両生類**に進化した時代である.われわれのはるか遠い祖先は海から脱出した総鰭類であり,したがってすでにこのような装備をもっていたのである.

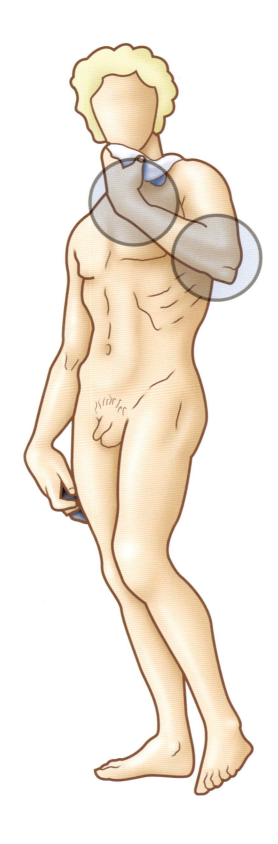

回内-回外の計測条件

回内-回外は肘を $90°$ 屈曲し，体幹にぴったりくっつけたときにしか計測できない．

実際，もし肘が伸展していれば，前腕は上腕の延長線上にあり，肩の内-外旋運動によって上腕の回旋が前腕の長軸回旋に加わることになる．

肘 $90°$ 屈曲位で，

- **基本肢位**（図 3-1）または**中間位，ゼロポジション**は，母指が上方へ向い，かつ手掌が内方へ向かう方向と定義され，回内でも回外でもない．このゼロポジションから回内-回外運動の大きさが計測される．
- **回外位**（図 3-2）は，手掌が上方へ向い，かつ母指が外方へ向かうとき実現される．
- **回内位**（図 3-3）は，手掌が下方を「見つめ」，かつ母指が内方へ向かうとき実現される．

したがって，前腕と「立っている」手とを眺めたとき，つまり長軸の延長線上では，

- **中間位**（図 3-4）の手は垂直平面内にあり，体幹の矢状平面と平行となる．

- **回外位**（図 3-5）の手は水平面内にある．したがって，回外運動の可動範囲は $90°$ である．
- **回内位**（図 3-6）の手は完全には水平面内に到達しない．回内運動の可動範囲は $85°$ である（なぜ完全に $90°$ に達しないのかという点については後述する）．

全体として，真の，つまり前腕の軸回旋しか関与しない回内-回外の可動範囲は $180°$ に近い．

肩の回旋運動が加わり，肘が完全伸展しているときには，この全体可動範囲は次の角度に達する．

- 上肢が体幹に沿って下垂しているとき，$360°$．
- 上肢が $90°$ 外転位のとき，$270°$．
- 上肢が $90°$ 屈曲位のとき，$270°$．
- 上肢が完全外転位で垂直挙上しているとき（基本肢位），わずかに $180°$ を超える．これは上腕が $180°$ 外転位であるとき，肩の軸回旋はほとんどないことで確認される．

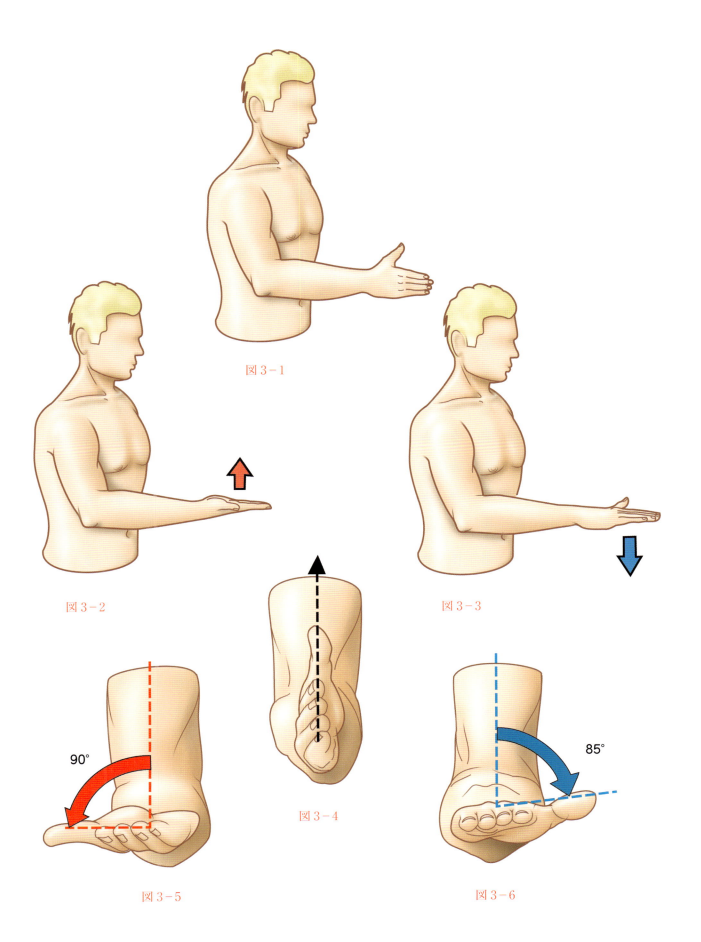

図3−1

図3−2

図3−3

図3−4

図3−5　90°

図3−6　85°

107

回内-回外の有用性

　肩から手までの上肢の関節の連鎖を形成している7つの自由度のうち，回内-回外は最も重要なものの1つである．というのは，この自由度は手の挙動をコントロールするのに不可欠であり，肩を中心とした球状区域にあるものをつかみ，それを口に運ぶための手の至適動作を可能にしているからである．したがって，回内-回外は**摂食機能**に不可欠である．これはまた，保護や衛生の目的で手を体のどの部位へも到達させている．これが**トイレの際の動作機能**である．この他，回内-回外はとくに**仕事**などすべての手の動作に本質的な役割を果している．

　回内-回外のおかげで，手は皿やものを支えることができ（図 3-7），回外または回内位でものを下方へ押し付けたり，または安定したものに寄り掛かったりできる．

　回内-回外はまた，ドライバーを回すときのように（図 3-8），中心が回転する握りの中で回旋運動を伝達させることができ，そこでは工具と回内-回外の軸は一致している．手掌全体で工具の柄を斜めに握るおかげで（図 3-9），回内-回外は，手の非対称の結果である円錐回旋のメカニズムによって工具の方向を変化させ，柄を回内-回外の軸が中心となる円錐の区域におくことができる．そこでハンマーは調節可能な投射角度で釘を打てるようになる．

　ここで，**回内-回外と橈骨-手根関節との機能的連携**の一面がわかる．そこでは回内-回外に対して手関節の真の外転-内転であるという事実によって，おそらく別の例がみられる．回内または中間位での手の習慣的肢位は尺屈位であり，回内-回外の軸に対して3指つまみの「中心を決定する」，一方，回外位では手はむしろ橈屈位をとり，皿を持つときのように支えやすくしている．

　したがって，遠位橈尺関節は機能的に手関節と連携しているが，機械的には近位橈尺関節と連結している．

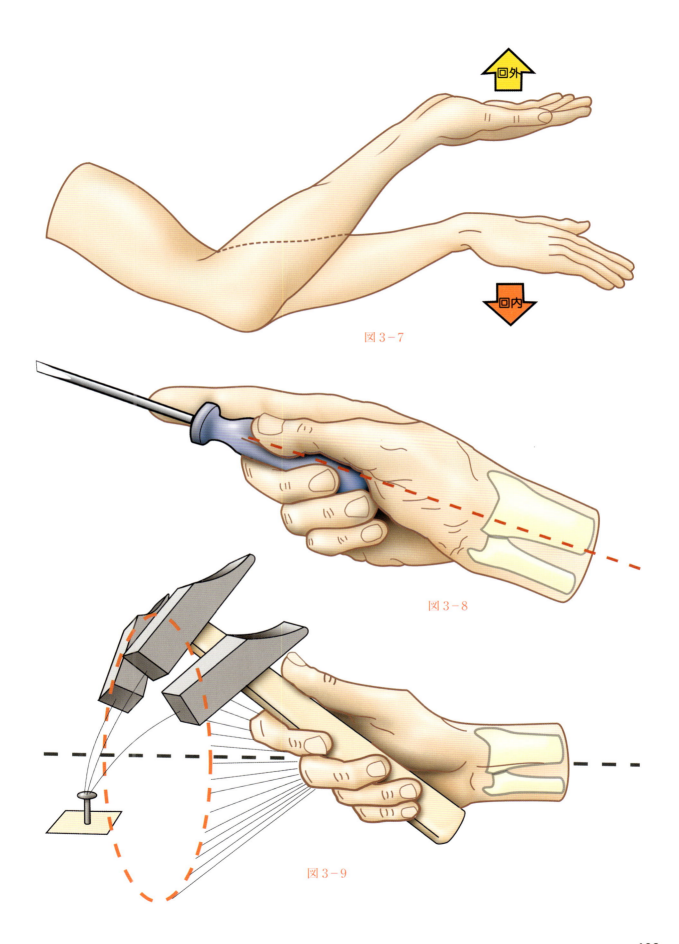

図3-7

図3-8

図3-9

橈骨-尺骨の窓枠

全般的配置

ここで，前腕の2つの骨（図3-10）が，**橈骨-尺骨の窓枠**を形成している（図3-11）ことを考えてみよう．この長方形は下内方に斜走する対角線で2つの部分を境界しており（図3-12），内側は尺骨に，外側は橈骨に相当している．この対角線は事実上，**蝶番**であり（図3-13），外側，橈側部分に180°前方に回転し，内側，尺側部分へ方向転換するのを可能にしている（図3-14）．おおよそ，回内でも同様のことが起こる．

しかし，このような配置は**外反肘**の説明にはならない（図2-36，p.89）．角度の矯正は関節裂隙のレベルで起こり（図3-15），それはわれわれが見たように斜めであり，垂直の蝶番を形成して（図3-16），伸展回外位で外反肘（赤の矢印）を再現する．

完全回外位に相当する解剖学的肢位では，正面から見た2つの骨は（図3-17），同一平面に並んで位置し，互いに平行である．線図（図3-18）ではこれらの全体的な曲線を少し強調している．後方図（図3-19）は同様の配置と曲線を示すが，逆であり，線図（図3-20）でも逆である．2つの骨は，真の柔らかい蝶番である**骨間膜**（緑で斜めの線維）によって結合している．

橈骨が**回内**へ回転するとき（図3-21），前方で尺骨と交叉する．これは線画によく示されている（図3-22）．後方図において（図3-23），これは逆になる．尺骨は橈骨を部分的に隠し，橈骨はその両端しか現れない．これは線画に見られる（図3-24）．

前腕の2つの骨は回外位において**前方凹の曲線**を呈し（図3-25），これは両骨の側方からの線画で鮮明に見える（図3-26）．この構造で興味深いのは，回内時（図3-27）の橈骨による尺骨の飛び越しは線画に示したように（図3-28），2つの凹曲線が向かい合っているおかげで，橈骨の遠位端を尺骨に対してより後方へ向けることを可能にしている点である．

したがって，この2つの凹曲線はより大きな回内可動範囲をもたらしており，これが，前腕両骨の骨折における転位の矯正の際，とくに橈骨の整復が非常に重要になる理由である．橈骨骨幹部の前方凸の角状変形を残存させることは，すでにもう回内制限を許容していることになる．

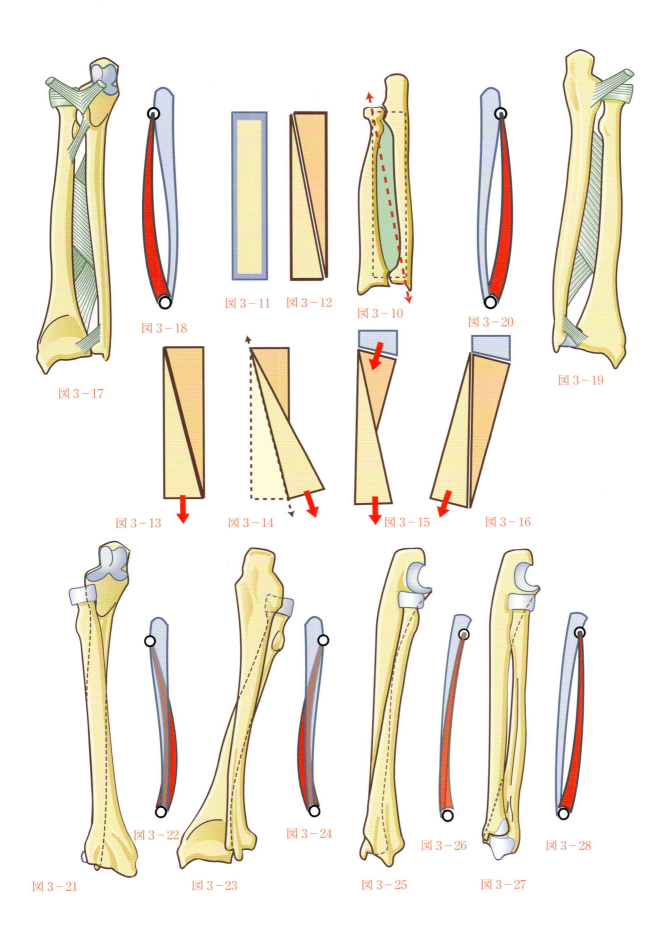

骨間膜

骨間膜は，前腕の2つの骨同士の適合，つまり回内-回外において**本質的な役割**を演じている（図3-29：前方図，図3-30：後方図）．これは単一の連結要素ではない．次のことも考慮に入れるべきである．

- **Weitbrecht の靱帯**8，2つの骨の近位端を緊張させている線維束．
- 近位橈尺関節の**輪状靱帯**9．
- **肘の外側側副靱帯の前方線維束**10 による補強．
- **肘の内側側副靱帯の前方線維束**11．
- そして後方では，**肘の内側側副靱帯の後方線維束**12．
- 遠位橈尺関節のレベルでは，**前方靱帯**13と**後方靱帯**14そして三角靱帯（図示されていない）が2つの骨の遠位端を連結している．

骨間膜は橈骨の内側縁と尺骨の外側縁の間で引き伸ばされる．これは，**交叉する方向の斜走線維束**の2つの面からなっている．この線維束の記述は主として，L. Poitevin（2001）の最近の研究に基づいている．

- **前方の層**（couche antérieure）は橈骨から下内方へ向かう斜走線維で形成されており，遠位の付着ほど傾斜が強い．この連続する面において3つの補強線維束を区別できる．
  - ほとんど水平な**近位線維束**1．
  - **下行中部線維束**2，Hotchkiss の中央帯．
  - 最も傾斜が強い**下行遠位線維束**3．

この面はその線維の方向（黒と赤の矢印）から，橈骨の近位への移動（白の矢印）を妨げている．

- **後方の層**（couche postérieure）は連続性に乏しく，逆方向，つまり橈骨から上内方へ向かう斜走線維で形成されており，明らかに**2つの線維束**を区別できる．
  - しっかりとして強固な**上行近位線維束**4．
  - **上行遠位線維束**5，前者とは半透明の隔壁6で区別されており，そこを通して前方の面の線維束が見える．

この面は，その線維の方向（黒と赤の矢印）から，橈骨の遠位への移動（白の矢印）を妨げている．

近位の2つの線維束は，明らかに肥厚して見える部位の橈骨の内側縁に付着しており，そこは橈骨骨間結節（tubercule interosseux）7といわれ，肘の関節裂隙から8.4 cm 遠位にある．

この**柔軟性のある真の蝶番**（図3-31）は，横方向と同様，長軸方向にも機械的連結の要点を確保している．

- これは，2つの橈尺関節の靱帯切除や橈骨頭と尺骨頭の切除後でさえ，単独で十分に2つの骨の接触を維持し橈骨の長軸移動を妨げる．
- これは，その後方線維によって橈骨が遠位に移動（図3-31）するのを妨げている．この方向にはそれを制限する骨性の制動装置はない．
- 近位への転位（図3-32）は前方線維を緊張させる．伸展している肘に対して橈骨は応力の60%を伝達する．一方，手関節レベルでは82%を受ける．この方向では，転位は最終的に**橈骨頭が上腕骨顆に衝突する**ことによってブロックされる．きわめて高度の外傷では**橈骨頭骨折**をきたしうる．

骨間膜の断裂（図3-34，35）はまれで，よく見逃されている．前方線維は，近位橈尺関節脱臼か橈骨頭骨折の場合にしか断裂をきたさない．というのは，通常，近位への転位は上腕骨顆への衝突（図3-34）によって制限されているからである．後方線維の断裂後（図3-35），遠位への転位はいかなる骨性制動によっても制限されない．

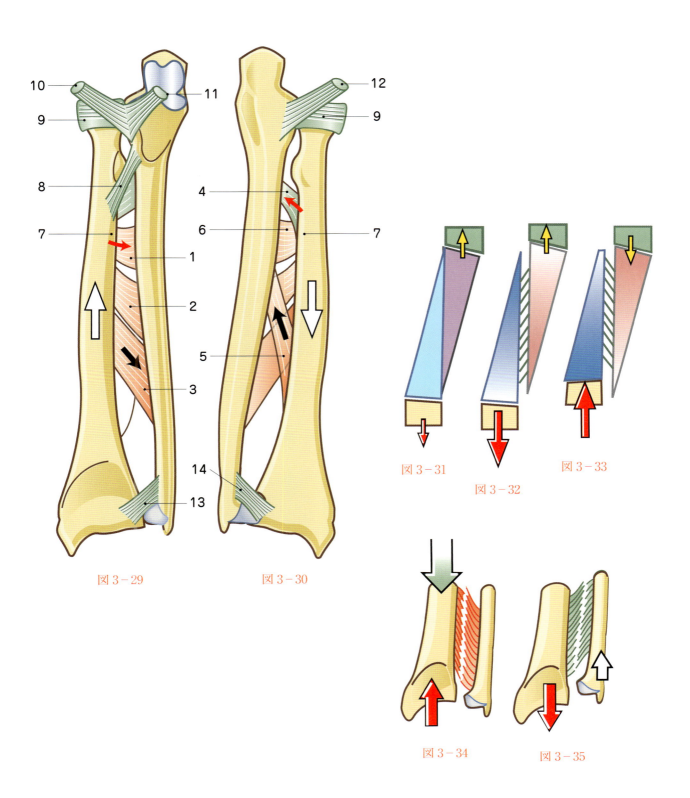

図 3-29　　　図 3-30　　　図 3-31　　図 3-32　　図 3-33

図 3-34　　図 3-35

113

尺骨に対する橈骨の下方への強制的な伸張は，骨間膜によって抑止されるだけではなく，手や指の**長軸方向の筋**によっても抑止される．つまり上腕骨内側上顆に付着部をもつ（図3-36）屈筋群（*浅指屈筋，橈側手根屈筋，長掌筋*）や上腕骨外側上顆bに付着部をもつ伸筋群（*総指伸筋，長橈側手根伸筋，短橈側手根伸筋，尺側手根伸筋*）である．肘の3つの筋，*回外筋，円回内筋，腕橈骨筋*（図3-37）もこの作用に参加している．

これらの筋の収縮は，**重量物を把持したり，体重による伸張の強制がかかったりするときの**，橈骨の長軸方向の安定と同時に肘の適合にも貢献する．

骨間膜の線維の機械的役割は個別の線維の動きを考慮すれば説明がつく（図3-38）．その初期の位置1からは，その尺骨付着部である中心0の円周上でしか移動できない．移動sが近位2または遠位3に起こると，必然的に橈骨の尺骨への接近nが生じ，したがって横の適合性が高まる．牽引方向において斜めである線維の配列は，この配列をより有効にしている．それゆえ，**斜めで交叉した2つの複合した層は，横の線維のただ1つの層よりずっと有効である**ということができる．

横の適合のもう1つの因子は，前腕の筋の一部，とりわけ屈筋群の骨間膜の表面への付着によって構成されている（図3-39）．休息時a，2つの骨の間隙は最大である．一方，屈筋群の牽引は骨間膜を緊張させb，それが2つの辺縁を接近させ，したがって，最も必要なときに2つの橈尺関節の横の適合性を高める．

最後に，もし回旋の応力が大きいことを考慮すれば，回内の偶力*（couple）は男性で70 kg/cmで，回外は85 kg/cmで，女性はその50%であり，骨間膜がまた前方に位置する筋によって回内を制限するための「軟部の」制動の役割を果たしていることがわかる．回外位（図3-40）から，挿入されていく屈筋群（図3-41）はますます圧縮され（図3-42），それが骨間膜を緊張させ，したがって適合性を高めている．筋肉塊の介在は，骨折を生じうる橈骨の尺骨への接触を最初に回避する．骨間膜が最も緊張しているのはゼロポジションともいわれる基本肢位である．したがって，これはより良い固定肢位である．

今日まで，骨間膜は**前腕のなかで最も誤解されていた**．というのは，これがある種の本質的役割を果たしているからである．MRIのおかげで，今後，より選択的な検索によってその機能解剖をより良く理解することができるだろう．

---

*訳注：異なる作用線上にあり，互いに大きさが等しく方向が反対の1対の力で，物体を回転させる働きをもつ．

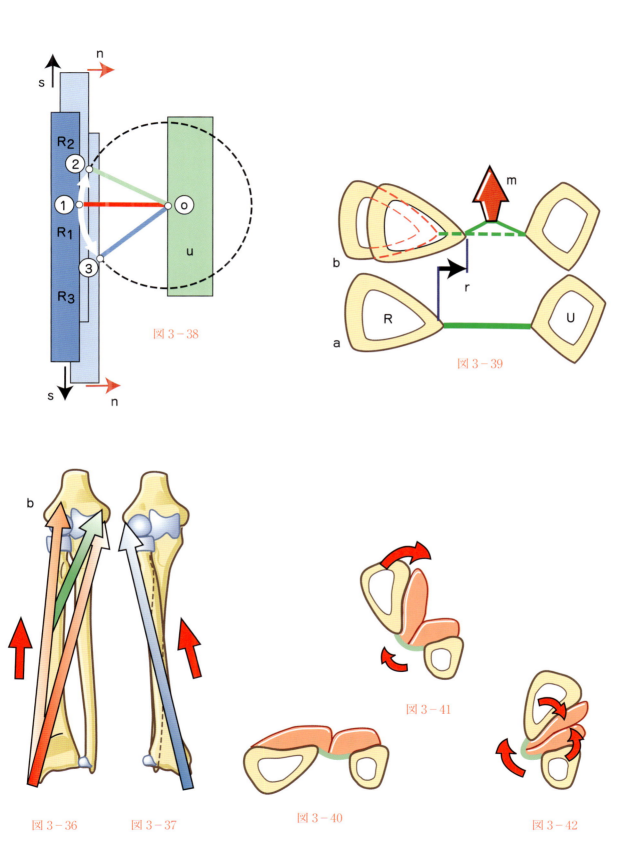

図 3-38

図 3-39

図 3-36

図 3-37

図 3-40

図 3-41

図 3-42

115

近位橈尺関節の生理的解剖学

近位橈尺関節は滑車様の関節である．その表面は円柱状で，**ただ1つの自由度**しかもたない．嵌合した2つの円柱の長軸の周りの回旋である．機械的には，単純な軸受けより良いボールベアリングに比較することができる（図3-44）．したがって，ほとんど円柱に近い表面をもっている．

橈骨頭（図3-45）は円柱状の周囲1とともに，前内側に広い軟骨で被覆されており，これはボールベアリングの中心の軸受け1に相当している．近位面にある半球状の凹面である**橈骨頭小窩2**は**上腕骨顆9**と関節を形成している（図3-49：矢状断面）．この顆部は後方にはみ出ておらず，小窩はその表面の前方半分で顆部と伸展時しか接触しない．その周囲は**斜断面**（biseau）3で占められているが，その意義については p.87 ですでに述べた．

骨-線維輪（図3-43，Testut による）は，橈骨頭を除去するとよく見える．これはボールベアリングの周辺の軸受け5と6に相当している（図3-44）．これは**尺骨の橈骨切痕6**によって構成されており，そこは軟骨に被覆され，前方から後方へ凹状を呈し，**滑車切痕8**から，前後方向の**鈍角の稜7**と**輪状靱帯5**（図3-43と49では温存されており，図3-46と47では切離されている）によって分離されている．

輪状靱帯は，橈骨頭小窩の前縁と後縁に固定されている線維性索状靱帯で，その内面は近位から遠位へ凹状で，橈骨頭小窩と連続性を保つ状態で軟骨に被覆されている．これは**同時に結合の手段**であるので，橈骨頭を取り囲み，橈骨頭小窩へ押し付け，**そして関節面**で橈骨頭周囲と関節を形成している．橈骨頭小窩とは反対に，これは変形しうる．

2番目の結合手段となっている **Dénucé の方形靱帯4**は図3-47の解剖図（Testut による：輪状靱帯は切離し，橈骨は回転させている）に示している．上方図では肘頭と輪状靱帯は切断されているが，この靱帯は温存されている（図3-48，Testut による）．これは尺骨の橈骨頭小窩の下縁と橈骨頭の内周基部に付着している線維性索状靱帯である（図3-50：前額断面像）．これら2つの辺縁は，輪状靱帯の下縁から生じている線維によって補強されている．その内側付着部は，輪状靱帯の下縁から生じている線維によって構成されている．方形靱帯の橈側付着部の遠位には，上腕二頭筋結節があり，*上腕二頭筋腱11*が付着している．

方形靱帯は関節包の遠位部分を補強している．関節包の残り10が肘関節（腕尺と腕橈関節）を唯一の解剖学的集合体として結合させている．

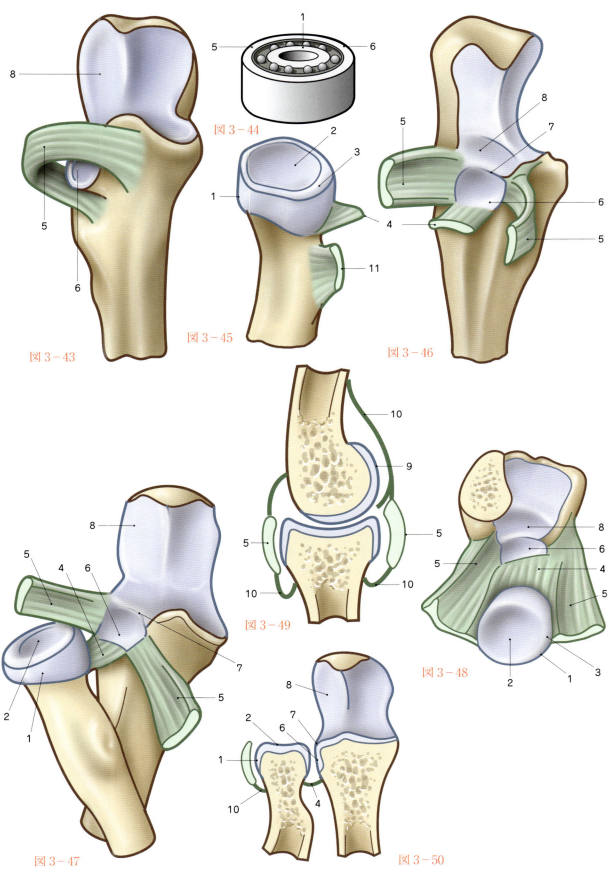

図 3-43　図 3-44　図 3-45　図 3-46　図 3-47　図 3-48　図 3-49　図 3-50

番号はすべての図で共通

117

遠位橈尺関節の生理的解剖学

尺骨遠位端の構造と機械的構成

遠位橈尺関節は対応する近位橈尺関節と同様に，**滑車様**の関節である．その表面はほぼ円柱状で，ただ1つの自由度しかもたない．嵌合した2つの円柱の長軸の周りの回旋である．

これら円柱状表面の第1は尺骨頭によって支えられている．尺骨遠位端は，骨幹端部の円錐2内への骨幹部の円柱1の貫入によって形成されていると考えることができる（図3-51）．しかし，円錐の軸は円柱の軸に対して外側へ屈曲していることに注目すべきである．この立体構成（図3-52）に対して水平面3が円錐の胴体部分を切り離し（図3-53），遠位断面は尺骨頭の遠位表面4を形成する．次いで（図3-54），分割する円柱5が固形の三日月形6を切り離し，同様に尺骨頭の遠位表面の形状7を決定する（図3-55）．分割する円柱5は，骨幹部の円柱1とも骨幹端部の円錐2とも同中心でないことに注目すべきである．それは外側にずれている．このことは遠位表面の形状を説明している．三日月形が円柱を「取り巻き」，掌側と背側に角状突起をもち，骨幹端の背尺側部分にはめ込まれた尺骨茎状突起8を「取り囲んで」いる．

実際には，この表面は完全な円柱状ではない．それはむしろ円錐状である（図3-56）．遠位に頂点があるこの円錐の軸 x は，尺骨の骨幹軸 y と平行である．その母線 h は軽度外側凸になっており，小さな樽の形状を呈している（図3-57）．つまり，円柱というよりむしろ実際は円錐状の小さな樽である．この尺骨頭の遠位表面の正面と側面像は，高さが前方やや外側で最大であることを示している．

尺骨頭の遠位面（図3-58）は，比較的平坦で，三日月状の関節面を呈しており，いわゆる半月で，その最大幅は遠位面の最大高 h の点と一致している．同様に対称な平面に次の部位が並んでいる（矢印）．橈骨手根関節の内側側副靱帯の尺骨茎状突起付着部（緑の正方形），関節面と茎状突起の間の三角靱帯の頂点の主要付着部（赤の星印），遠位面の曲線の中心（黒の×印），そして関節周囲の最高地点．

橈骨遠位骨幹端の内面（図3-59）には，**橈骨の尺骨切痕**があり，尺骨頭の遠位表面に対応している．この切痕の凹面は尺骨頭に対して逆の形状，つまり2方向で凹になっており，遠位に先端がある円錐の表面を含み，その軸 x は垂直である．その中央部分の高さは，尺骨頭の遠位表面の高さ h に等しい．

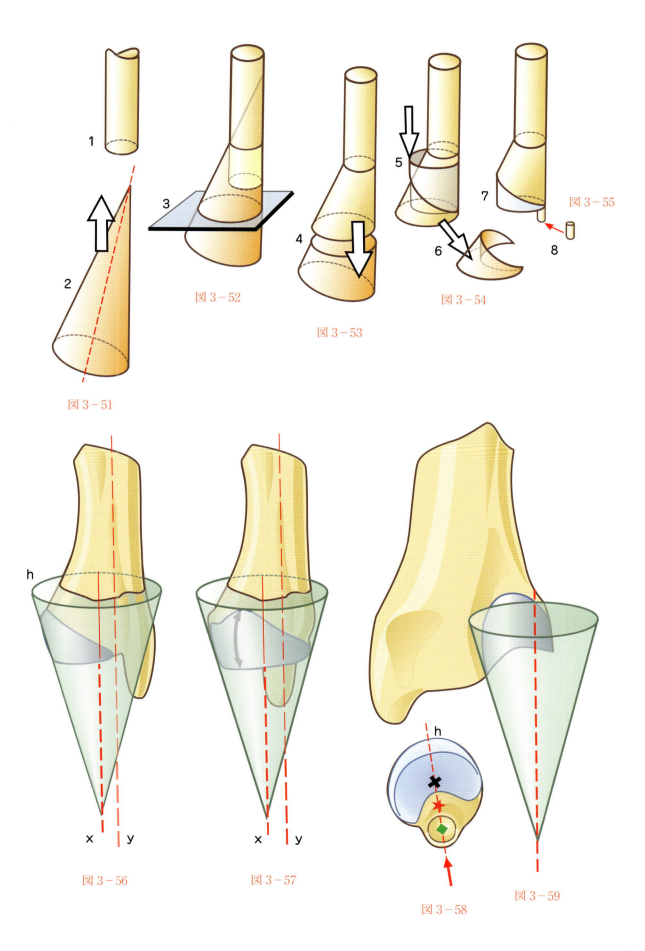

図 3-51

図 3-52

図 3-53

図 3-54

図 3-55

図 3-56

図 3-57

図 3-58

図 3-59

遠位橈尺関節の構成

橈骨の遠位骨幹端は **2 つの関節面**をもっている（図 3-60，61）．

- **第 1 番目**は，遠位面に位置する**橈骨関節窩**（glène radiale＊）で，舟状骨小窩 8 と月状骨小窩 16 がある．この**関節窩**は遠位橈尺関節のなかで最も広く，橈側は橈骨茎状突起 1 によって区切られている．橈骨手根関節に関しては詳しく後述する．

- **第 2 番目**は，**橈骨の尺骨切痕** 3 で，骨の内縁 2 の分岐の間に位置している．これは内方へ向かっており（図 3-61），前方から後方へ，そして近位から遠位へ凹んでいる．すでにみたように，これは遠位を頂点とする円錐の表面に接している．最大の高さはその中央部分で，尺骨頭の遠位面 4 と関節を形成している．

その下縁には水平面内にある**三角靱帯** 5 が付着している（図 3-62：前額断面像）．正常な状態でしばしば，その橈骨付着部には裂け目 6 がある．その頂点は次の内側に結合している．

- 茎状突起 9 と尺骨頭の遠位面との間にある小窩の中．
- 尺骨茎状突起の外側面．
- そして橈骨手根関節の内側側副靱帯の深層面．
- 三角靱帯はまた尺骨頭と**有鉤骨**間の空隙を埋めており，手関節の内転時に圧縮される弾力のある小さなクッションを形成している．その掌側縁 10 と背側縁は肥厚して真の靱帯になっており，断面では両側凹になっている（図 3-61）．その近位面は軟骨で覆われており，尺骨頭の遠位面 7 と関節を形成している（図 3-60）．その遠位面は軟骨で覆われており，橈骨関節窩の内方に延びて手根骨顆（condyle carpien＊＊）と関節を形成している．

同様に，三角靱帯は同時に，

- 遠位橈尺関節の**結合手段**．
- 近位に向かっては尺骨頭と，遠位に向かっては手根骨顆と**関節面**を形成している．

尺骨頭は，手根骨顆と直接には関節を形成していない．というのは，三角靱帯が遠位橈尺関節（近位）と橈骨手根関節（遠位）の間に**隔壁**を形成しているからであり（図 3-63），三角靱帯のくぼみがきわめて深く中央に穿孔のある症例を除いて（穿孔はまた外傷でも起こりうる），これは解剖学的にも明らかである．

不完全な付着と考えられている基部の小裂孔 6 は年齢とともに頻度が増すので，それは，変性が原因であるという証拠になるであろう．

「吊るされた関節円板」と考えると，三角靱帯は橈骨の尺骨切痕によって尺骨頭を受け入れるくぼみを形成しており（図 3-65），その一部は変形しうる．三角靱帯はまた，**牽引**（青の水平の矢印），**圧迫**（赤の垂直の矢印），**引き違い**（緑の水平の矢印）など強い力を受け，それらはしばしば複合しており，手関節の外傷で高頻度で損傷が起こることを説明できる．

三角靱帯が遠位橈尺関節の主な結合手段であるとしても，これが唯一ではない（図 3-66）．遠位橈尺関節の前方靱帯 14，後方靱帯（ここでは図示されていない），そして，とりわけその役割が最近明らかになった次の 2 つの解剖学的要素によって補助されている．

- **背側手根靱帯の手掌拡張部** 13 で，手関節の内縁を取り巻いている．
- *尺側手根伸筋腱* 15 で，尺骨茎状突起の内側で骨頭の後面にある溝の中の**強固な線維鞘内**に固定されている．

これらの要素は手関節の**内側線維-腱膜交叉**を構成している．

橈尺関節の小裂孔の方向は個人差がある．遠位方向やや尺側に斜走する（赤の矢印）症例が最も多い（図 3-62：前額断面像）．垂直方向は比較的少ない（図 3-63）．きわめてまれでしかないが（図 3-64），遠位方向やや橈側に斜走するものもある．

＊訳注：原著で使用されている "glène radiale" に対応する日本の用語はないので "橈骨関節窩" と訳出した．

＊＊訳注：同様に "condyle carpien" は "手根骨顆" と訳出した．

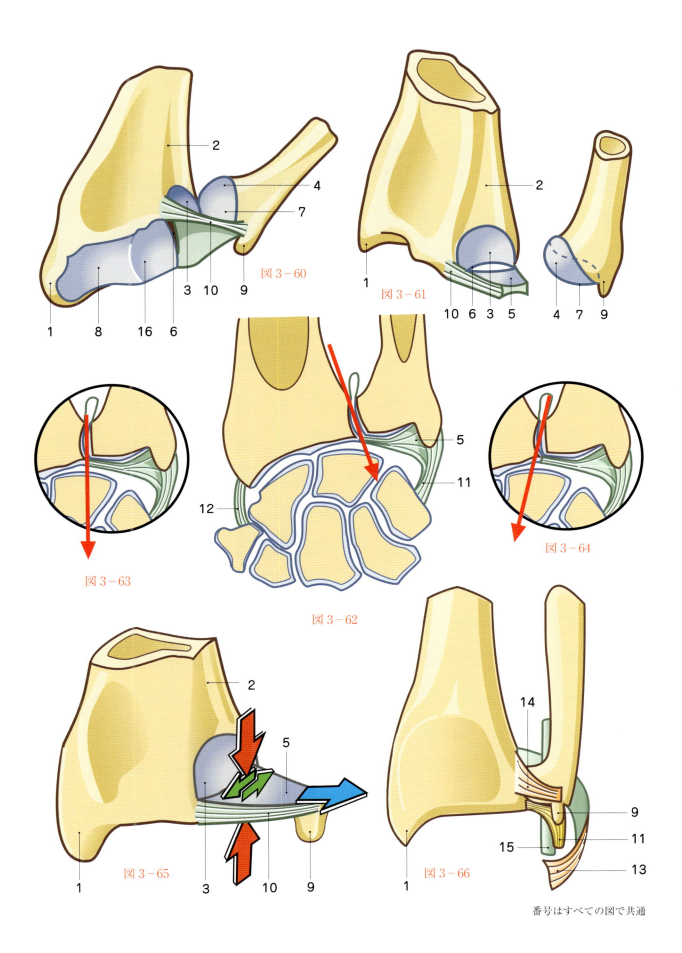

図 3－60　図 3－61　図 3－62　図 3－63　図 3－64　図 3－65　図 3－66

番号はすべての図で共通

近位橈尺関節の力学と遠位橈尺関節指数

主要な運動（図3-67）は，**輪状靱帯-尺骨切痕**による骨-線維輪 2 の内部で起こる，軸 X の周りでの**橈骨頭1**の回旋運動である．

この運動は，Dénucé の方形靱帯 3 の緊張によって制限されており（図3-68）*，この靱帯は回外位 A と同様，回内位 B でもブレーキの役割を果たしている．他方，橈骨頭は規則的な円柱状ではなく，やや卵円形になっている（図3-69）*．その長径は掌橈側に斜めで 28 mm であるのに対して短径は 24 mm である．このことが，橈骨頭を包含している輪を，骨のような固い組織で強固にできない説明となる．3/4 が柔らかい輪状靱帯で構成されていることで，回外位 A でも回内位 B でも，橈骨頭を完全に包含しながら変形することが可能になっているのである．

2 次的な運動には，次の 4 つがある．

1）橈骨頭小窩 1 が上腕骨顆と接触しながら回転する（図3-71）．

2）橈骨の斜断面（biseau）4（p.87）が上腕骨滑車の円錐部分を滑る．

3）**橈骨頭の軸**は回内時，外側へ移動する（図3-70）*．これは橈骨頭の「卵円形状」に起因している．回内位 B では，橈骨頭小窩の長軸は横になり，これが中心軸を小窩の長短軸の差の半分に等しい距離 e，つまり 2 mm 橈側へ移動させて位置 X′ となる．

この移動の利益は非常に大きい．このことが橈骨をちょうどよいときに尺骨から離し，尺骨の回外筋窩（このレベルで*回外筋*が付着している）内へ上腕二頭筋結節を通過可能にしている．図3-67 の白い矢印は，上腕二頭筋結節の橈骨と尺骨の「間」へのこの「挿入」を示している．

4）他方，回内時（図3-72），尺骨の外方にあった橈骨 a が前方 b に乗り越えてくることはすでに述べたが，これは 2 つの結果をもたらす．

- 一方では，*外反肘*によってやや外側に傾斜していた前腕軸が上腕軸の延長上に並び，また手の軸にも並ぶようになる b．
- 他方では，橈骨軸は下内方へ傾斜し，その結果，橈骨頭上面の平面も下内方へ傾斜し，回内時（図3-73b）橈骨の傾斜角に等しい角度 y は橈骨頭小窩の平面方向の変化となる．

橈骨の骨幹軸の方向の変化は，上腕骨顆の中央にある回旋中心の周りで起こる（図3-74）．これは，そこで橈骨-尺骨の枠の対角線に重なる（赤の線）．ところで，この対角線は長方形の長辺より長いことは知られている．その結果，**回内時，橈骨は尺骨に対して長さ r だけ短くなる．**

遠位橈尺関節の影響（図3-75）は**重要**である．

・**回外位 a** では，橈骨は尺骨頭の遠位面を 1.5～2 mm 越えている．これは**遠位橈尺関節指数**（IRCI）とよばれるもので，英語圏では「*尺骨バリアント*」（ulnar variance：UV）といわれている．この配置は手関節回外位の正面 X 線でよくわかり，三角靱帯（英語圏では TFCC：triangular fibrocartilage complex：三角線維軟骨複合体）の厚さに一致している．この IRCI は病的変化を受けうる．正常値－2 から，橈骨の短縮例では 0 または＋2（あるいはそれ以上）に変動し，手関節機能に重大な障害を起こす．

・**回内位 b** では，橈骨の相対的短縮 r は尺骨頭を 2 mm 越えさせるが，正常の手関節には何も影響を及ぼさない．一方，IRCI がすでにプラスである病的な手関節では，尺骨頭の相対的突出は障害，とくに疼痛を増悪させる．

---

*訳注：図3-68～70 は右肘を近位側より見た図

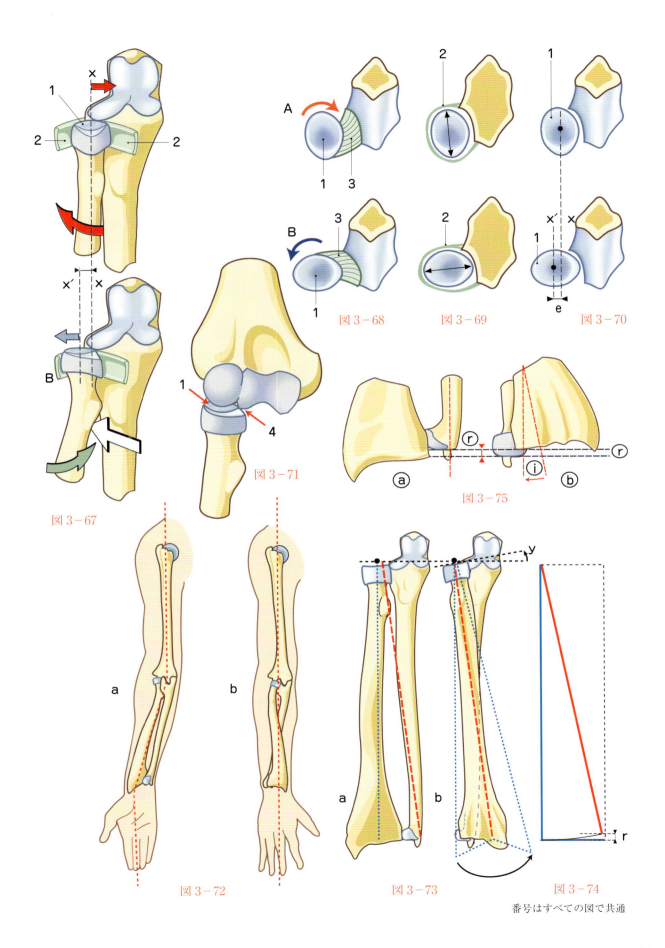

図3-67　図3-68　図3-69　図3-70　図3-71　図3-75　図3-72　図3-73　図3-74

番号はすべての図で共通

123

遠位橈尺関節の力学

最初は，**尺骨が固定されたままで橈骨**だけが**動く**と仮定してみよう．この場合（図3-76），回内-回外の軸は，手の尺側と第5指を通る（軸を赤の×印で示した）．この状況は，テーブルの上に置かれた前腕がテーブルから離れずに回内-回外の運動をするときに見られる．そこで母指は回外では背側が，回内では掌側がテーブルに接触する．

主要な運動（図3-77）は尺骨の周りの橈骨遠位端の**回旋**である．この遠位側から見た図は，手根骨と三角靱帯を除去して橈骨と尺骨の関節面を示している．橈骨骨幹端が，円形で固定していると仮定された尺骨頭の周りを回転している．というのは，尺骨茎状突起（黄色）は動かないままであるからだ．

・回外の大きさは90°である．
・回内のそれはやや小さく85°である．

この円周状の移動運動は，橈骨をクランクと比較すればよくわかる．**回外**からでは（図3-78），上行枝であるクランクの柄は橈骨頭に相当しており，長軸（赤の破線）の周りを回旋する．一方，回内時では下行枝の運動は**円周状の移動**であり，**円周状の軌道に対する転位が回転に複合している**（バラ色の矢印）ことに注目すべきである．クランクの下行枝は円柱の周りを回転しており，その円柱は尺骨頭に相当し，それ自身の回転は赤の矢印（図3-78）から青の矢印（図3-79）への方向転換によって明らかとなっている．橈骨茎状突起は回外時は橈側へ，回内時は尺側へ向いている．この円周状の移動運動は，常に同一の面を向けて地球の周りを回転している月とまったくよく似ており，月が地球によって隠れる月食が知られたのはそう昔のことではない．

橈骨が尺骨の周りを，回外から回内へ回転するとき，関節の適合性つまり表面の幾何学的一致は変化する（図3-80）．これは次の事実による．

・一方では，関節面が回転の面ではないことである．曲率半径は変化する．それは中央より末梢で短い．
・他方では橈骨の尺骨切痕の曲率半径（中心 r の青の円）は尺骨頭の半径（中心 u の紫の円）よりわずかに大きい．適合が最大であるのは中間位，つまり「ゼロポジション」である．

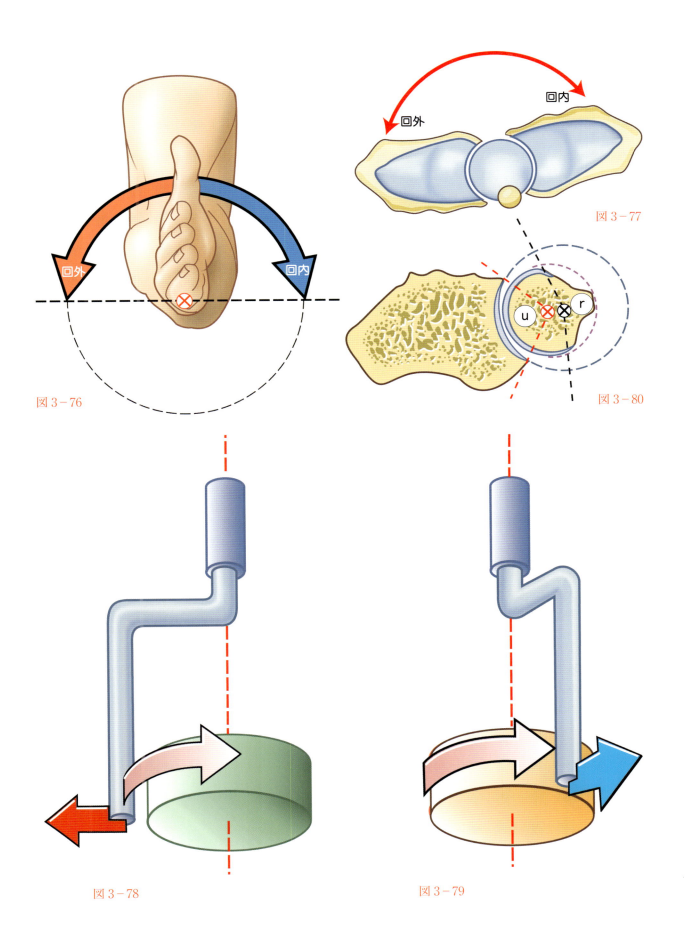

図 3-76

図 3-77

図 3-80

図 3-78

図 3-79

第3章　回内-回外

関節適合性が最大であるのは**中間位**（図3-81）でしかない．したがって，回外（図3-82）と回内（図3-83）は，比較的不適合な肢位であり，尺骨頭は表面のより少ない部分でしか尺骨切痕と接触しない．同時に，曲率半径はほとんど一致がなく，適合は乏しい．

最大回内位では，尺骨頭の真の後方亜脱臼が存在する（図3-88）．尺骨頭は背側に「逃げる」傾向にあり（黒の矢印），後方橈尺靱帯（緑色）ではほとんど保持されない．重要な安定化要素は**尺側手根伸筋腱**e.c.uであり，強固な線維鞘によって溝内に保持され，骨頭を橈骨の尺骨切痕のほうへ「引き戻す」（白の矢印）．**方形回内筋**p.qも同一の能動的役割をもっている．最大の適合肢位では，最大の末梢関節面の深さは，最大の尺骨切痕の深さと一致し，そこでは関節面間の最大接触は，曲率半径と同様一致している．

回内-回外運動時（図3-85〜87），三角靱帯は尺骨頭の遠位面を文字通りワイパーのように「掃く」．この遠位面（図3-84）には，最大直径の上に**3点**が並んでいる．尺骨茎状突起の中心（緑の四角），三角靱帯の尺骨付着点（赤の星印），つまり茎状突起と関節面の間にあるくぼみの頂点，そして尺骨頭の周囲円の中心（黒の×印）である．尺骨付着点の偏心性の事実から，**三角靱帯の緊張は**肢位によって著明に**変化する**．緊張は相対的な短縮（図3-84e）によって完全回外位（図3-87）と完全回内位（図3-86）で最小となる．これは次の事実で説明がつく．大きな円の半径（三角靱帯の線維）が小さな円の表面を「掃く」とき，それは位置によって長さが変化する小さな円の割線のように振る舞う．これが三角靱帯の線維の緊張の変化を説明している．

その結果，**最大の適合肢位で最大の緊張**となり，それは尺骨頭の末梢関節面の最大の深さと一致している．というのは，靱帯は，その付着点と尺骨頭の周囲の距離が直径に対して最も長いときに走行するからである．しかしながら，三角靱帯は前方と後方の**2つの補強線維束**を含んでおり，これらは中間位でしか均等に緊張せず（図3-85），したがってその緊張は中くらいである．**回外位では**（図3-87），前方線維束は最大に緊張し，後方線維束は最小に弛緩する．**回内位では**（図3-86），これらの靱帯線維束の走行する行程の長さの違いから逆のことが起こる．これらのシェーマからはまた，緊張の異なる分配から，靱帯付着点基部の小裂孔が変形を受けることに注目することができる．これは中央の裂隙と同じことで，生理的でもあるし，外傷による中央の穿孔でもありうる．後者はしたがって，回内-回外で増悪する傾向にある．

したがって，遠位橈尺関節の最大安定肢位は，大まかに回内-回外中間位であるということができる．これがMacConaillの「**旋錠肢位**（*close-packed position*）」である．関節面の最大適合が靱帯の最大緊張と関係している．ここでは中間位であるので，旋錠肢位というのではないが，三角靱帯と骨間膜との役割分担に注目することができる．

- **完全回内および回外位**では，三角靱帯は部分的に弛緩しているが，骨間膜は緊張している．遠位橈尺関節の前方および後方の靱帯は薄い関節包であり，関節の適合においても運動の制限においても役割を果たしていないことに注目すべきである．
- **最大安定肢位**つまり中間位では，そこに付着している筋が収縮して再緊張する以外は，三角靱帯は緊張し，骨間膜は弛緩する．
- したがって，全体として遠位橈尺関節の適合は2つの解剖学的構造によって確保されていると留意することができる．役割は本質的であるが，過小評価されている**骨間膜**，そして**三角靱帯**である．

回内は，尺骨に対する橈骨の衝突によって制限されるが，そこでは橈骨骨幹部の前方への軽度陥凹が重要であり，接触と同様に筋の前方への介在を遅延させる．

回外は，尺側手根伸筋腱により，尺骨茎状突起に対する尺骨切痕の後縁の衝突によって制限される．いかなる靱帯も骨性制動もこの運動を制限しない一方，回内筋のトーヌスによって弱められる．

126

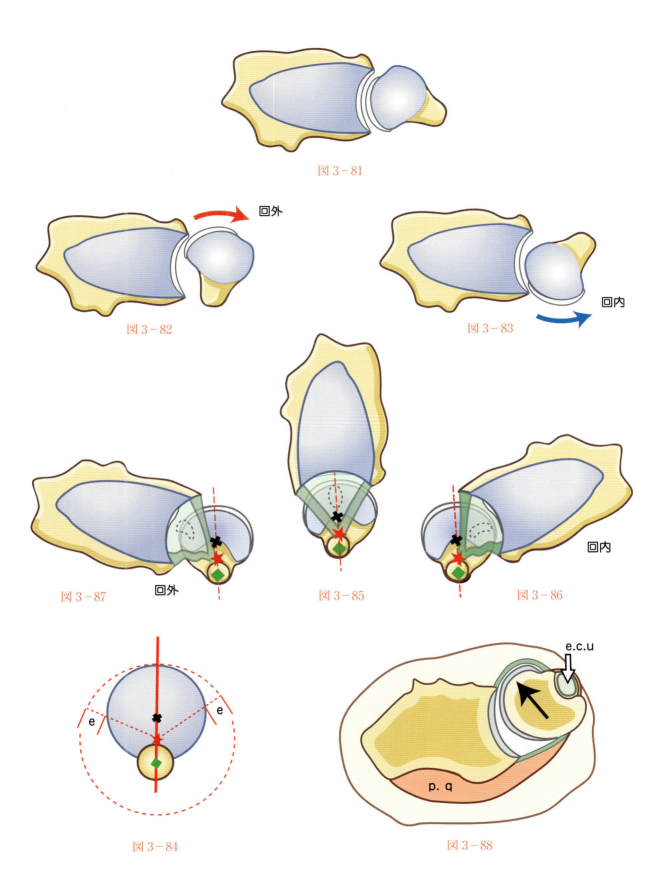

回内-回外の軸

ここまで，遠位橈尺関節の生理学を単独に考察してきたが，**2つの橈尺関節の機能的連携**が存在することは容易に理解できる．これらは**機械的に連結している**，というのは一方は他方なしには機能できないからである．この機能的連携は軸と適合（後述）の2つの点で認められる．

2つの橈尺関節は**共通軸**であり，これらの正常機能には，1つの軸が他の軸の延長線上にあることが絶対的に不可欠であり（図3-89），同一で真っ直ぐな軸XX′は，回内-回外の蝶番を形成し，尺骨頭と橈骨頭の中心を通過する．比喩を例にとると（図3-90），扉には2つの蝶番の軸が完全に一列に並び a，つまり互いに延長線上になければ容易に開けることはできない．もし，とんでもない悪工事でこれらの軸 1 と 2 が一致していなかったら b，扉は2つ別々の部分に分割される場合を除き，もはや開けることはできず，その場合には別々に開かれることになる．これは2つの橈尺関節についても同様である．前腕の1つまたは2つの骨が変形癒合した場合には，2つの軸はもはや一列に並ばない．**共通軸の喪失**は回内-回外を障害する．

橈骨の運動が尺骨に対して，橈尺関節の**共通軸XX′**の周りで起こると考えると（図3-89），橈骨は後方開きの円錐面の一部 C の遠位側基部を移動し，その頂点は腕橈関節のレベルで，上腕骨顆の中心に位置している．

尺骨頭が固定されていると仮定すると，回内-回外は遠位と近位の橈尺関節の共通した軸の周りの遠位橈骨骨幹端の回旋によって起こる．その結果，必然的に，回内-回外の軸と回内-回外の蝶番は一致する．

もし回内-回外が母指の円柱を通る軸の周りで起こるとすると，橈骨は橈骨茎状突起の周りを回転し（図3-91），その軸は回内-回外の蝶番ではなく，尺骨遠位端は下外方，次いで上外方へそれを運ぶ半円に従って移動するが，回転はせず平行のままである．この運動の垂直成分は，肘のレベルでの腕尺関節の伸展，次いで屈曲運動によってよく説明できる．外側移動については，手関節の幅のほぼ2倍に見える大きさを，今日まで腕尺関節と同様狭い滑車関節の側方化運動で説明してきたのは無理があるようである．M. C. Djbay は最近，より満足のいく機械的説明を提唱した．長軸上の上腕骨の複合した外旋は尺骨の外側移動をもたらし（図3-92），一方，橈骨は橈骨遠位端の平面にある回旋中心（図3-94：赤の十字）の周りをそれ自身回転する（図3-93）．肩甲上腕関節の外旋を仮定しているこのような仮説は，回内-回外運動の際，上腕骨の回旋筋群の作用の可能性を得て証明されるべきである．

橈骨の方向転換は内方への手の軸の傾斜（赤の矢印）を引き起こすはずであることを銘記すべきである（図3-95）．しかしながら，生理的*外反肘*によって（図3-96），肘の関節軸はやや下内方へ傾斜しており，そこでは回内-回外の蝶番が縦になる．したがって，橈骨の回内は，手の軸を正確に長軸方向にもってくる（黒の矢印）．

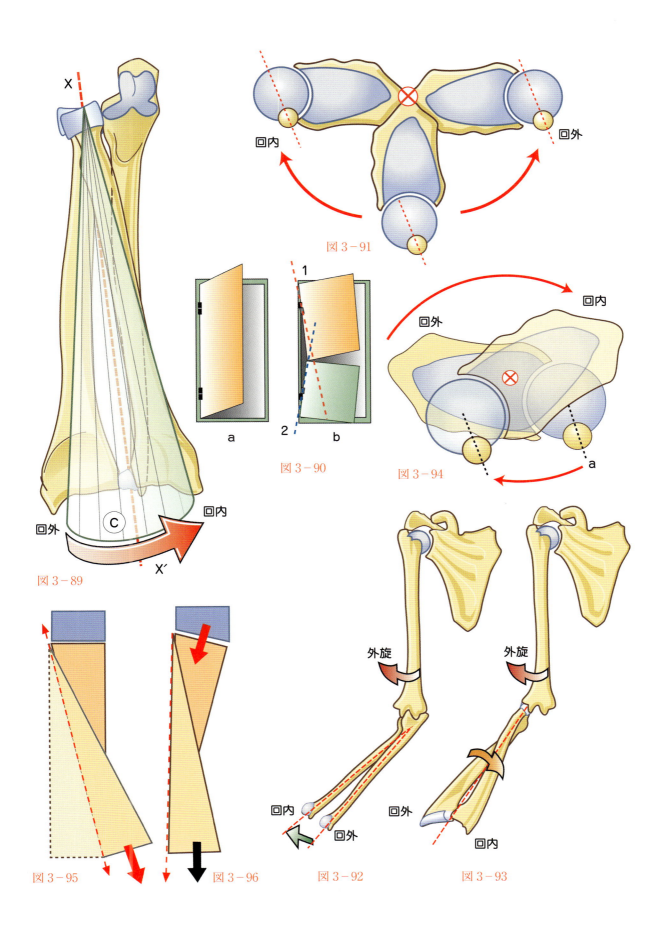

図 3-89
図 3-90
図 3-91
図 3-92
図 3-93
図 3-94
図 3-95
図 3-96

もしこの仮説が正確なX線や筋電図の記録で確認されたならば，この上腕骨の外旋はおよそ5〜20°で，肘90°屈曲位での回内-回外にしか関与しないということが明らかになる．肘の完全伸展位では，尺骨はその切痕の中にはめ込まれて固定されており，もし肘をしっかりと固定していれば，回内がほとんど生じないのに対して回外は全域で制限されないことに気づく．失われた回内の補足は上腕の内旋によって起こる．したがって肘伸展時，上腕骨の複合回旋がゼロになる「移行点」が存在する．肘完全屈曲位での45°までの回内制限をまたどのように考えるべきであろうか？　そこでは上腕骨は長軸上の回旋が不可能にみえ，尺骨頭の外側移動を肘の滑車内の外側方運動で説明すべきである．

これまでに注目した2つの極端な例の間，つまり回内-回外の軸が尺側縁あるいは手関節の橈側縁を通過する例の間に，**3指つまみ（中指）を中心におく通常の回内-回外**（図3-97）が，**3番目の列**（赤の十字）を通過する中間の軸の周りで起こり，その半径は橈骨遠位骨幹端の尺骨切痕付近を横切っている（図3-98）．橈骨はそれ自身ほぼ180°回転する，これは真の回旋である．そして尺骨はそれ自身回旋することなく，伸展要素 ext と外側方要素 lat を組み入れながら，中心が同一の円弧の軌道上を移動する．

尺骨頭の中心は位置 O から O′ を通過し，弧 OO′ 上に**円周状の軌跡**を描く．

したがって，回内-回外は**複雑な運動**になり（図3-99），具体化されてはいない回内-回外の軸 ZZ′ は，回内-回外の蝶番とはまったく異なっており，尺骨頭によって軸 X から軸 Y へ移動させ，今回は前方に向かって「見つめる」凹面の円錐部分（図3-89，p.129参照）を描く．

以上をまとめると，たった1つの回内-回外というものは存在せず，複数の回内-回外が存在している，ということができる．最も普通にいえば，橈骨を通過する軸で起こり，その周りには，あたかも**バレエ**のように2つの骨が「回転する」．**回内-回外の軸**は，一般に回内-回外の蝶番とは異なり，**固定化されておらず，変化し，移動する．**

なんとこの回内-回外の軸は固定化されていないばかりか，実証する方法も存在しないのであろうか．この点では地球の回旋軸も存在しない．回内-回外は1つの回旋であるので，確信をもって以下のことを推論することができる．実際には固定化されていなくとも回内-回外の軸は存在する．回内-回外の蝶番とはほとんど一致しないが，骨格に対するその位置は，回内-回外のタイプと同様，それぞれの段階によって変わる．

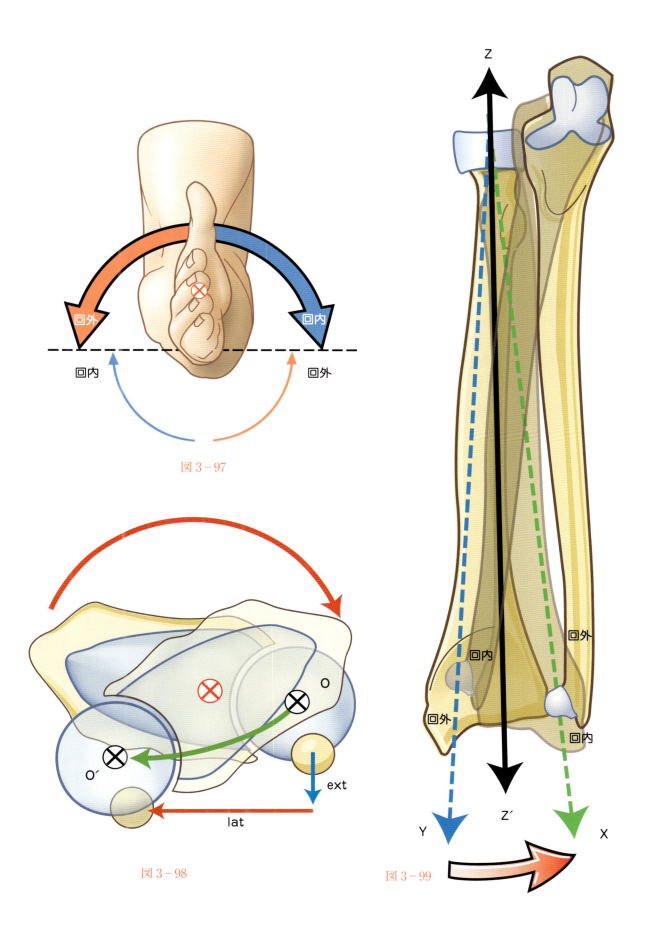

図 3-97

図 3-98

図 3-99

両橈尺関節の同時適合

橈尺関節の機能的連携はとくにそれらの同時適合によって強調される．近位橈尺関節の最大安定肢位と遠位橈尺関節のそれは，同一の回内-回外位で得られる（図3-100）．別の方法でいえば，尺骨頭（図3-101）が橈骨の尺骨切痕で最大の高さ h を呈するとき，橈骨頭の周囲関節面（図3-102）もまた尺骨の橈骨切痕で最大の高さ i を呈している．

周囲関節面の最大の高さの点を通過する橈骨の尺骨切痕 s と橈骨頭のそれ t の対称な平面（図3-100）は，内前方開きの二面角（赤の矢印），あるいは**橈骨の捻転角**を形成しており，これは，尺骨頭周囲関節面の最大の高さの点を通過する尺骨の橈骨切痕のそれと対称な平面によって同様に決定される**尺骨の捻転角**（図示されていない）に等しい．

しかしながら，この角度は個人によって変化しうる．これを立証するには，肘をその遠位端から「遠ざかって」観察すれば十分である．

中間位では（図3-103），2つの捻転角が等しければ，適合は完全である．したがって，尺骨頭が橈骨の尺骨切痕で最大径を呈する一方，橈骨頭は尺骨の橈骨切痕で最大径で接触していることがわかる．

しかし，もし2骨の捻転角が等しくなければ，回内で後退したり，前進したりしうる．

同様に，回内では（図3-104），「前進」が小さな径での橈骨頭との接触を生じうる．

同じ方法で，回外では（図3-105），遅延が不適合な部分での橈骨頭との接触を生じうる．

したがって，2つの橈尺関節の同時適合は，両骨の捻転角の均等性に依存し，常に実現するわけではないことに留意すべきである．多くの症例での統計学的研究をみれば，疑いなくこれらの角度の変異と分布を知ることができるであろう．

臨床的にこれらの考えは次のことを意味している．前腕両骨の一方あるいはもう一方の骨幹部骨折の整復時，回旋転位を正確に整復すべきである．そうでなければ，捻転角を元に戻せず，回内・回外のメカニズムに障害をきたすことになる．

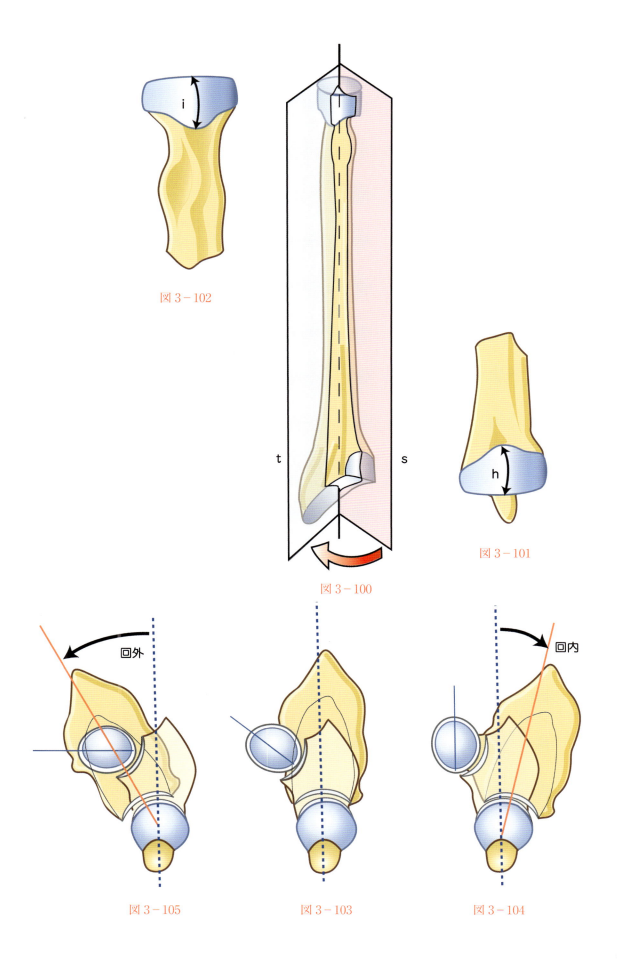

図 3-102

図 3-100

図 3-101

図 3-105　　図 3-103　　図 3-104

回外

回内

133

回内-回外の筋群

　動力筋の作用様式を理解するには，橈骨の形状の機械的見地から考慮すべきである（図3-106）.

　この骨は**3つの部分**からなり，全体でおおよそ**クランクm**の形をしている.

　1）**頚部**は，下内方に斜めの近位部分で，次の部分とともに，

　2）中央部分，つまり下外方に斜めの骨幹部中央とともに外開きの鈍角をなしており，その頂点（矢印1）は*橈骨粗面*にあり，*上腕二頭筋*の付着部となっている. これら2つの部分は一体となって橈骨の**回外弯曲**（courbure supinatrice）を形成している.

　3）中央部分は，下内方に斜めの遠位部とともに内開きの鈍角をなしており，その頂点（矢印2）は*回内筋3*の付着部となっている（図3-109）. これら2つの部分は一体となって橈骨の**回内弯曲**（courbure pronatrice）を形成している.

　「橈骨のクランク」はその軸を通っていることを銘記すべきであるm. 実際，この軸XX′（赤の破線）は回内-回外の軸であり，柄の末端を通過し，柄自体には通らない. 2つの弯曲の頂点はこの軸の両側に位置することになる.

　軸XX′は2つの橈尺関節に共通で，この2つの一致が回内-回外に不可欠である. このことは，同時または別々に生じた2つの骨に骨折がないことを意味している. このクランクを動かすには，2つの方法がある（図3-107）.

　1）1つの柄に巻き付かれた**牽引車を巻き戻すか**（矢印1），

　2）弯曲の1つの**頂点を引っ張る**ことである（矢印2）.
　回内-回外の筋群の作用様式は以上である.

　回内-回外の筋群は**4つ**あり，2つずつ関連している. 運動ごとに次のように分類される.

　1）巻き戻しによって作用する短く平坦な筋（矢印1）.

　2）弯曲の頂点に付着している長い筋（矢印2）.

回外の筋群（図3-108：正面像，図3-111，112：右側の断面像，近位からみた遠位部分）

　1）*回外筋1*は，橈骨の頚部に巻きついており（図3-111），尺骨の回外窩に付着している. これは「巻き戻し」によって作用する.

　2）*上腕二頭筋2*は，橈骨粗面のレベルで回外弯曲の頂点に付着している（図3-112）. これは，クランクの上方角に対する牽引で作用し，その効果は肘90°屈曲位のとき最大となる. 以上は，この筋が回内-回外の筋群のなかで最も強力であり，肘屈曲で**回外しながら螺子をしめる**ことを説明している.

回内の筋群（図3-109，110）

　1）*方形回内筋4*は，尺骨の下端を取り巻いている. これは橈骨に対する尺骨の巻き戻しによって作用する（図3-109）.

　2）*円回内筋3*は，回内弯曲の頂点に付着しており，これは，クランクの下方角に対する牽引で作用するが，その作用モーメントはとりわけ肘伸展位で弱い.

　回内筋群は回外筋群よりも弱い. 固定された螺子を緩めなければならないとき，肩の外転による回内の補助を必要とする.

　*腕橈骨筋*は，long supinateur（長い回外筋）というフランス語名称にもかかわらず，回外筋ではなく**肘の屈筋**である. 完全回内位からゼロ肢位までしか回外筋としては作用しない. 逆説的に，完全回外位からゼロ肢位までは回内筋として作用する.

　回内に関与する神経はただ1つ，正中神経である. 回外には2つの神経を必要とする. *回外筋*には橈骨神経，*上腕二頭筋*には筋皮神経である. したがって，回内は回外に比べて容易に障害される.

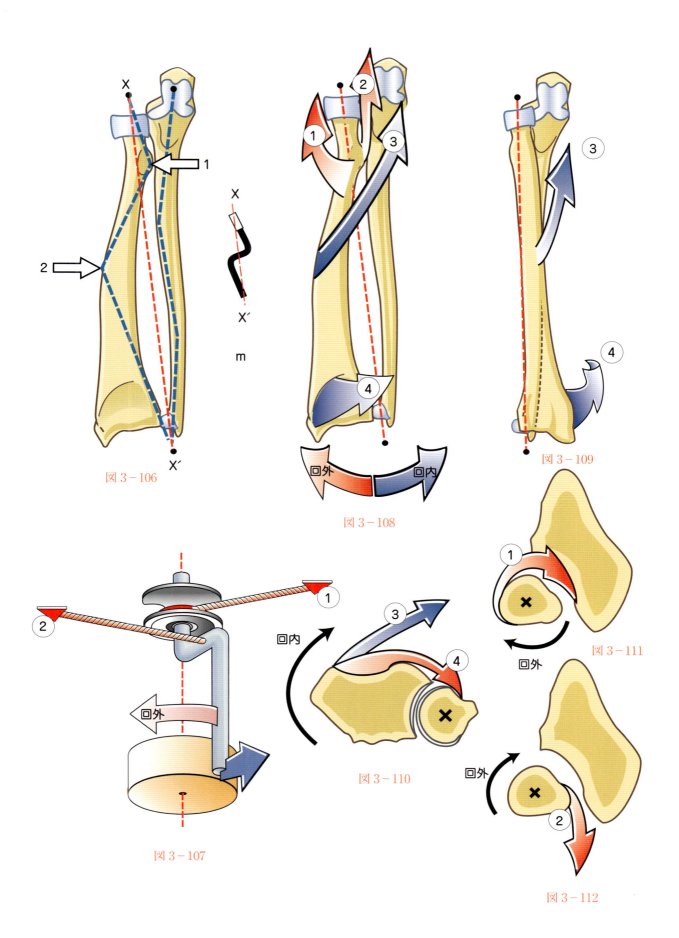

図 3-106

図 3-108

図 3-109

図 3-107

図 3-110

図 3-111

図 3-112

なぜ前腕は2つの骨で構成されているのだろうか？

われわれの地上の祖先である海から出たばかりの四足類以来，すべての地上の脊椎動物では，前腕と下腿の骨格は2つの骨で構成されている．この部分は**軛脚（Zeugopode）**とよばれる．これは明白な事実であるが，なぜ2つの骨なのか？　を自問した解剖学者はほとんどいない．

論理的な説明を試みるために，**背理法による推論**が必要で，前腕を生体力学的フィクションとして想像する．もし，前腕がただ1つの骨，CubRadius（**球状橈骨**）*で構成されていたとすれば，手はそのすべての動作をどのように行うことができたであろうか？

対象を理解するために，数多くの様式で提示されるべきであり，それは肩からの関節の連鎖が**7つの自由度**を構成することを意味している．1つ多くても少なくてもよくない！　詳しくは，上肢をすべての空間に向ける目的で肩について3度，手を肩から遠ざけたり近づけたりする効果をもつ肘のレベルで1度であり，また口から……そして手を方向づける目的で**手関節について3度**である．解決法として，論理的にこの部位で球関節となりうる．肩のような球関節で球状橈骨の末端に存在する…，そのような構造物の生体力学的結果を想像してみよう．

球面の構成要素が遠位（図3-113）で手根骨によって支えられているか，近位（図3-114）で球状橈骨の末端にあるかによって2つの可能性が想像される．前者は，手根骨に強いる合併症がより少ないであろうか？　しかしながら，後者を想像してみよう…．このレベルでの球関節の不都合は明らかである．とても短い空間での2つの部分の回旋は，この関節を橋としてまたいでいるすべての構造物に切断応力を強いることになり，それは腱から始まる（図3-115）．手根骨の遠近図aは，すべての遠位部分の回旋によって惹起される短縮効果rを出現させる．上方断面像bに対して，一方向cあるいは他方向dの回旋は，腱により長い距離を走行させ，そこでは相対的短縮が筋の偽収縮という余分な効果とともに補正を困難にさせており，とりわけ真っ直ぐな位置（図3-116）から側方運動が加わる（図3-117）場合がそうである．この場合，短縮の効果は二重であり，これが引き起こす余分な運動は補正不可能である．力学的問題は血管についても同様であり，遠近図で容易に理解できる（図3-118）．動脈もまた捻転を合併した相対的短縮を受けるが，安静時の動脈の螺旋状走行によって，より容易に補正される．「2つの骨」の解決法（図3-119）では，橈骨動脈は橈骨の回旋によって，全長にわたって分布され，捻れも短縮も生じない．

---

*訳注：“CubRadius”とはKapandjiの造語で，球状の形をした仮想の橈骨のこと．“球状橈骨”と訳出した．

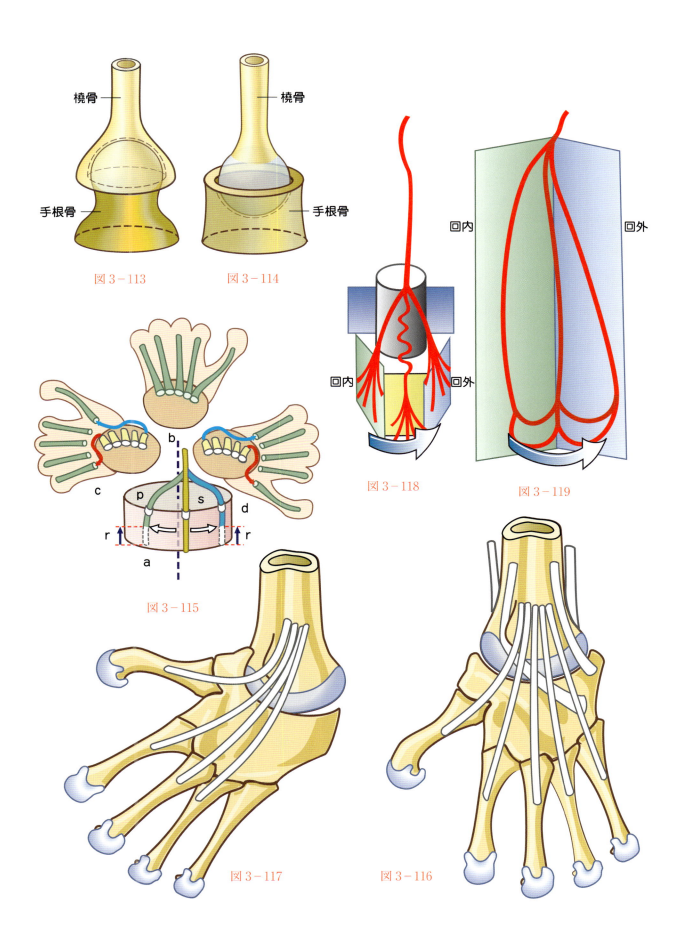

137

腱の相対的短縮の問題は，**動力筋**つまり伸筋腱と，とりわけ前腕レベルの指屈筋腱の設置を妨げる．**外在筋**とよばれるこれらの筋は，そこで，**手の中に設置されなければならず，同様に内在筋**となる．結果は重大であり，ほとんど破滅的ということができる．というのは，筋の力はその容積に比例するからである．それは想像すれば理解できる．等しい筋力で手掌に局在する屈筋群の体積では（図3-121）**手がほとんど役に立たなくなる**ことが納得できるし，正常の手（図3-120）の中に比較的かさのあるものを入れさせると手掌は満杯になることもわかる．

手の形状と容積は大きく変化することになる（図3-122）．手は，「ラケットのような手」a，bになり，かさは張り，場所をふさぎ，実際上すべての機能的価値を失い，審美的なことc，dも語られなくなる！

このような構造は，上肢を重くする原因であり，体全体に影響してくる（図3-123，半分「正常の」人間）．**上肢の部分的重心**—つまり重心—は，通常，肘の近位に位置している（青の矢印）が，**手関節の近く**の末梢へ移動するようになる(赤の矢印)．上肢の作用モーメントの増強は**上肢帯の増大**をもたらし，その結果，下肢も大きくなる．したがって，これは新しいタイプの人間であり，複合シェーマで左半側に示したのは正常な人間だが，一方，右半側は手関節を球関節に転換させただけで変化している．われわれが知っている人間（図3-126）からはほど遠い！

球状橈骨による解決法は実際的でないことが示され，2つの骨による解決法が唯一実現の見込みがあるようにみえる．球状橈骨は尺骨と橈骨の2つに別れる．ここで1つの疑問が起こる．**2つの骨はどのように配置されるのであろうか**（図3-124）？　連続的で直列的に次々に設置するaのは実際的でないように思われる．というのは，この中間的関節は強固ではなく，適合も悪くみえるからであり，リュックサックを持ち上げることさえできない！　そこで，2つの骨を平行に並べる解決法が残るが，そこでもふたたび2つの可能性が浮かび上がる．前後に並ぶbか，側方に並ぶcかである．

もし橈骨が尺骨の前に設置されていたならb，肘の屈曲が制限される危険性がある．尺骨と同じ平面上の橈骨が最も実際的な解決法である．とりわけ橈骨が尺骨の内側でなく外側に設置された場合に有効である．というのは，*外反肘*の利点，すなわち手の軸の方向転換を利用することができるからである．

2つの骨の解決法は，議論の余地なく肘と手関節の構造を複雑にし，近位と遠位橈尺関節という**2つの補助的関節**を導入するが，これは問題をうまく解決している．血管はもはや短い部分で捻れることはなく，同時に神経についても同じである．これは，とりわけ筋の問題に対して解決をもたらしている．**強力な筋群**は外在筋として前腕内部に設置され，それが十分な容積を許容し，上肢のつけ根へ重心を近づけている．手の中の筋群，**内在筋**は**精密さの筋群**でしかない，したがって強力ではなく軽い．橈骨へのほとんどの内在筋は橈骨と*同時に回転*し，長さを変化させない．手関節回旋時，指に対する補助的作用はない．尺骨へ付着しているまれな屈筋群はその全長にわたって回旋を受ける，したがって補助的作用はない．

四肢の中間部分への2つの骨の出現は4億年前に遡る（図3-125）．それはデボン紀の中期であり，われわれのはるか遠い祖先，魚類の祖先である総鰭類のユーステノプテロンは海から出た結果，胸びれを変化させ，現在のトカゲやワニのにような四足になった．これらひれのとげは段階的に再編成されa，b，c，上腕骨の単独のひれとげhの直後に，将来の橈骨rと尺骨uの2つのひれとげが並び，手根骨と指の5つのひれとげが続く．この時代以降，**陸生脊椎動物の原型は前腕と下腿に2つの骨を有するようになる**．これが**軛脚**（Zeugopode）で，上級の脊椎動物において段階的に緩徐にしか起こらず，その恩恵を受けるのは回内-回外でしかなく，その最大の効果を得るのは霊長類，最終的に人類である（図3-126）．

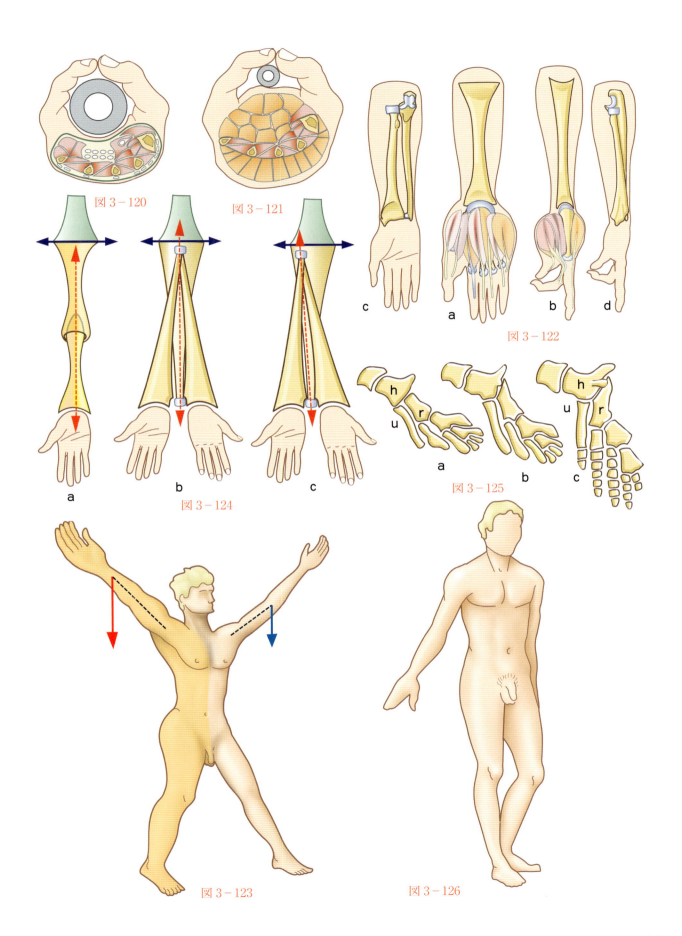

図 3−120
図 3−121
図 3−122
図 3−124
図 3−125
図 3−123
図 3−126

139

回内-回外の機械的障害

前腕両骨の骨折（図3-127，128，Merle d'Aubigné による）

骨片の転位は骨折線の位置によって異なり，それは筋群の作用によって規定されている．

  a）もし橈骨の骨折線が**近位**1/3にあると（図3-127），骨片は拮抗筋が作用して分離する．近位骨片へは回外筋，遠位骨片へは回内筋が作用する．転位(同様に互いの骨片の回旋ともよぶ)は，この場合，最大となる．近位骨片は最大回外位，遠位骨片は最大回内位となる．

  b）もし橈骨の骨折線が**中央部**にあると（図3-128），転位は少ない．実際，遠位骨片の回内は方形回内筋によるだけでなく，近位骨片の回外は円回内筋の作用によって緩和される．転位は全体で半分に減少する．

整復はこの角状転位を矯正するだけでなく，2つの骨，とりわけ橈骨の生理的弯曲を再建すべきである．

  ・弯曲は矢状面において前方に凹である．もし，これがなくなるか逆転すると回内が制限される．
  ・前額面での弯曲は，実際上，回内弯曲で，これがなければ，円回内筋の不全によってまた回内が制限される．

橈尺関節脱臼

これらは，2つの骨が互いに連携しているので，単独で起こるのはまれである．それゆえ，これらはともすると骨折に合併する．

遠位橈尺関節脱臼

これはしばしば，遠位橈骨関節のすぐ近位の橈骨骨幹部骨折を合併する（図3-129, 青の矢印)．これが**ガレアツィ（Galeazzi）骨折**である．その治療は脱臼関節により不安定性が持続するため困難を伴う．

近位橈尺関節脱臼

「対称的」な同族語は**モンテジア（Monteggia）骨折**で（図3-130），直達外力（棒や棍棒による打撃）による尺骨骨幹部の骨折（青の矢印）と橈骨頭の前方脱臼（赤の矢印）とを合併している．正常な肢位での上腕二頭筋Bの牽引により，不安定となるこの骨頭の整復と輪状靱帯の修復が不可欠である．

橈骨の相対的短縮の影響

遠位橈尺関節の機能は橈骨の相対的短縮によって障害されうる．

  ・**気づかれず経過した小児期の骨折**後の成長障害（図3-132).
  ・**マーデルング（Madelung）病**における橈骨の先天的変形（図3-131).
  ・最も多いタイプが橈骨遠位端の**コレーズ（Colles）骨折**である．外傷で最も多い骨折であり，高齢者に好発する．これは前額面と矢状面において同時に真の脱臼を生じる．
    - **前額面において**，橈骨骨端部の外側転位（図3-133）は，関節裂隙の遠位への「拡大」によって関節の不適合を惹起する．三角靱帯に対する牽引（図3-134）はしばしば尺骨茎状突起を剥離し，その基部で骨折を起こす．これが**Gérard-Marchant 骨折**である．引き続いて関節面の離開が起こり，多少とも伸張した骨間膜の断裂や橈骨手根関節の内側側副靱帯の断裂によってふたたび増悪しうる．
    - **矢状面において**，橈骨骨端部の後方転位（図示されていない）はすべて回内-回外に有害となる．

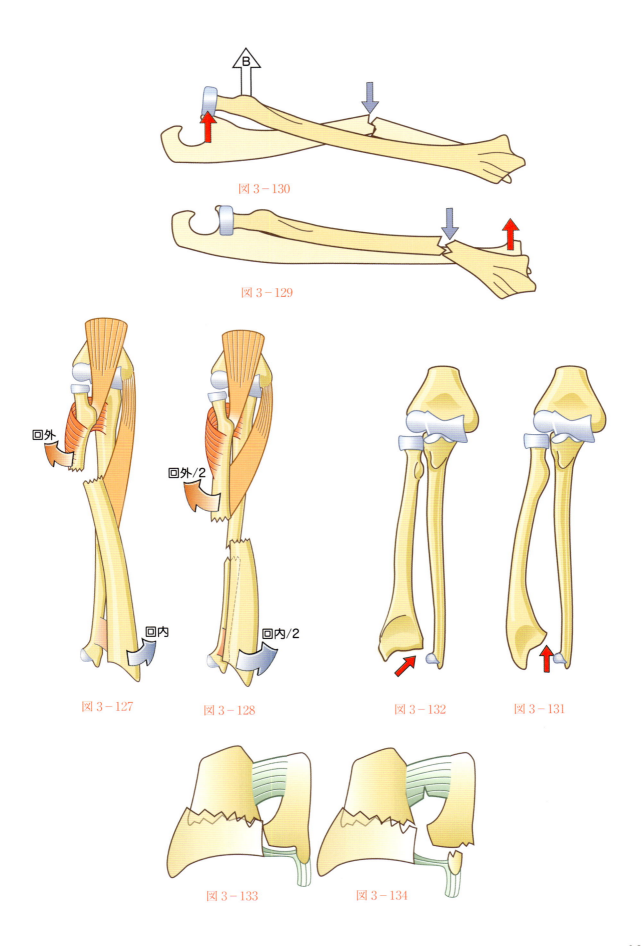

図 3-130

図 3-129

図 3-127　図 3-128　図 3-132　図 3-131

図 3-133　図 3-134

正常の状態では（図 3-135），橈骨と尺骨の関節面の軸は一致している．別々に示した2つの骨 a はこれらの一致した関節面を現している．これらが結合したとき b，関節面は互いに完全に適合している．

橈骨の遠位骨端骨片が後方に転位するとき（図 3-136a），橈骨関節面の軸は尺骨関節面のそれとともに下後方開きの角を形成する．関節面と軸のみ示されているシェーマ b のように関節面の適合は破綻する．遠位橈尺関節の恒久的脱臼はしばしば回内-回外に重大な障害をもたらし，これは2つの手術によって治療しうる．尺骨頭の純粋で単純な切除である Moore-Darrach 手術，あるいは，永久的な関節固定で正常の回内-回外を再建するために，尺骨骨幹部の直上の部分の切除を要する．これが Kapandji-Sauvé 手術の原理である（図 3-137）．

遠位橈尺関節の機能障害はまた，Essex-Lopresti 症候群の範疇において近位橈尺関節病変の結果でもありうる（図 3-138）．実際，橈骨の相対的短縮は，粉砕骨折後の**橈骨頭の切除** a，あるいは**腕橈関節裂隙の異常な摩耗** b，あるいは橈骨頚部の骨頭への陥入を伴う橈骨頭の圧迫骨折 c などから発生しうる．引き続き，遠位橈尺関節指数（英語圏の *ulnar variance*：尺骨バリアント）の陽性化によって測定される尺骨頭の遠位への異常突出を伴う遠位橈尺関節の近位への脱臼 d が生じる．骨間膜の前方層（バラ色）の線維のみが橈骨の上昇を妨げうる（図 3-139）．もしこれらが破綻しているか不十分である場合，遠位橈尺関節は脱臼し，治療が困難な Essex-Lopresti 症候群をきたす．

遠位橈尺関節の機能障害に関する本章は，研究の進歩により常に修正が必要だろう．引き出しうる結論としては，最も頻度の高い橈骨遠位端骨折は初期から完全に治療しておくべきだということである．

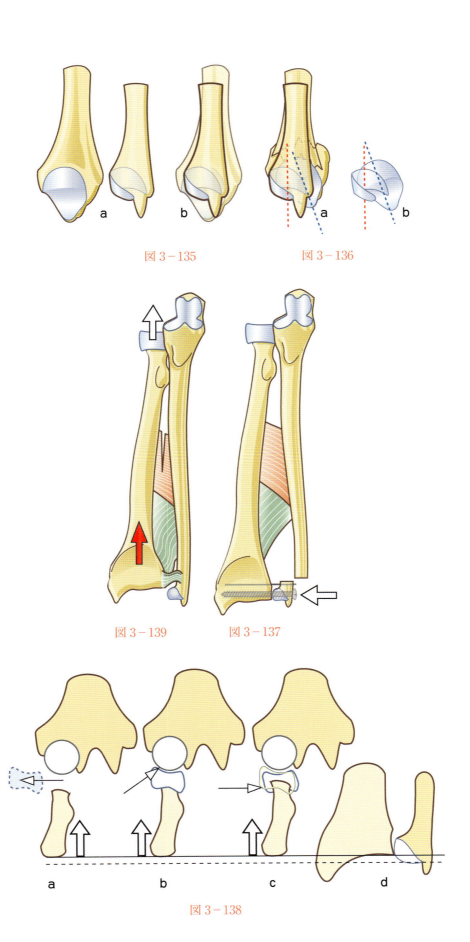

図 3-135

図 3-136

図 3-139

図 3-137

図 3-138

機能の代償と肢位

鍵穴に入れた鍵を回すときのように「**前腕を使って回外する**」（図3-140）.

実際，上肢は体幹に沿い，肘は屈曲しており，橈尺関節のレベルで前腕の長軸に対する回旋によるこの運動を実現するしか他の可能性はない．これを真の回外とよぶことができる．というのは，肩はこの運動に関与していないからである．このことは，回外の麻痺は代償が困難であることを示している．これはまた，回外にかかわる完全麻痺がまれにしか起こらないという事実によって担保されている．というのは，上腕二頭筋の神経支配（筋皮神経）が回外筋のそれ（橈骨神経）とは異なっているからである．

「**肩を使って回内する**」（図3-141）.

反対に，回内については，純粋な回内筋群の作用は，肩の外転によって容易に増幅または代償されうる．これは鍋の中身を返すときの運動である．肩の外転90°で，正常な手の回内90°が得られる.

機能肢位

回内-回外について，機能肢位は次の間にある.
- 中間位（図3-142）で，たとえばハンマーを握るときに使用される.
- そして，スプーンを持つとき（図3-143）や字を書くとき（図3-144）の半回内位で，回内30〜45°に相当する.

機能肢位は，拮抗筋群間の自然な平衡状態に相当しており，したがって筋のエネルギー消費が最も少なくなっている.

回内-回外の運動は**口に食物を運ぶのに不可欠**である．実際，ヒトがテーブルなどの水平面や地面の上にある食物を拾い上げるとき，それをつかもうと手を回内して近づき，肘を伸展させる．それを口に運ぶために，同時に肘を屈曲し，回外してこの食物を見せなければならない．したがって，肘の屈筋であると同時に回外筋でもある上腕二頭筋はこの**摂食運動**に最も適応した筋である.

他方において，**回外は肘の屈曲を節約している**と認められる．もし，回内位を保持しながら同一のものを口に運ばなければならないとすれば，この動作はより大きな肘の屈曲を必要とするであろう.

給仕のテスト

給仕またはカフェのギャルソンの動作によって，肩と同じように肘の機能を全体的に評価することができる．給仕が肩の上に盆を載せて来るとき（図3-145），その肘は屈曲し，手関節は完全伸展し回内している．コップを載せた盆をテーブルに置こうとするとき（図3-146），肘の伸展，手関節が真っ直ぐになるまでの屈曲，そして**とりわけ回外**の3つの運動が行われる．この運動で，回外が完全にできるかどうかがわかり，「**給仕のテスト**」はたとえ遠距離でも電話によって，回外が完全であるかを診断可能である．もし，あなたが水で一杯のコップを引っ繰り返さずに運ぶことができれば，スーパーのレジで小銭を拾い集める（あるいは教会の入り口で物乞いをする！）など，日常生活での数多くの動作にとって重要な運動である回外にまったく障害がないことは明らかである.

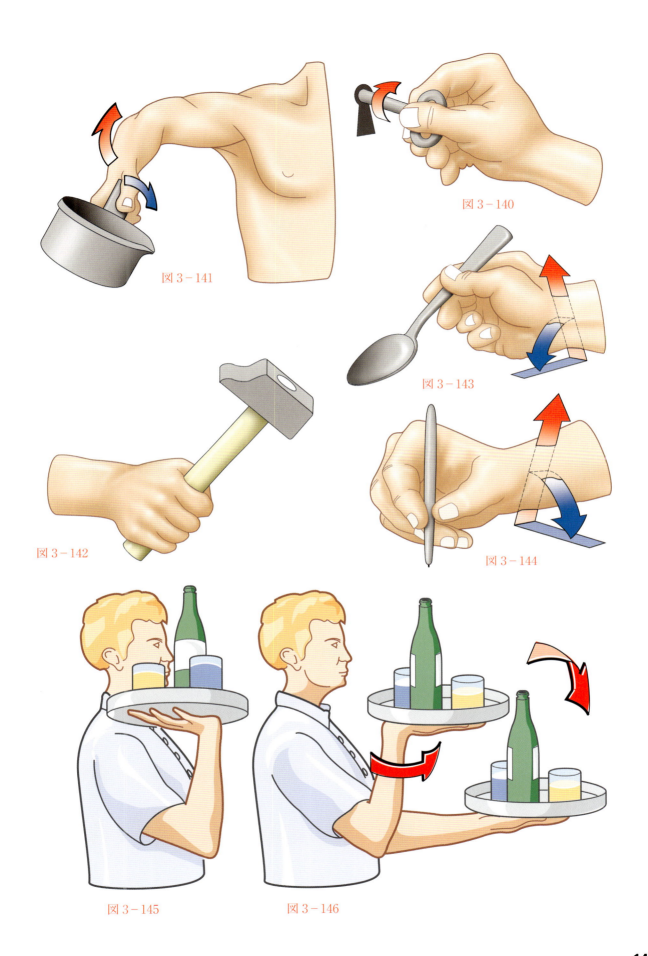

図 3-140

図 3-141

図 3-143

図 3-142

図 3-144

図 3-145　図 3-146

145

第4章

手関節

上肢の末梢の関節である手関節は，効果部分である手を把握のために最適な位置におくことを可能にする．

実際，手関節の関節複合体は2つの自由度をもっている．前腕の回内-回外は，その長軸の周りの回旋運動であり，手関節に3つ目の自由度を付与しており，これによって，物をつかんだり，支えたりするためどんな角度でも手を差し向けることができる．

手関節の中心は，8つの小骨の集合体である手根骨であり，過去30年間，解剖学者によって推し進められた研究の対象となったが，とりわけ手外科医は日常的に手関節に関与するようになった．

同様に概念も完全に更新され，この関節複合体の，きわめて複雑で，機械的にきわめて理解が難しい生理学を理解しやすくした．しかし，手関節の生理学の研究と理解の完成にはいまだほど遠い．

手関節の関節複合体は実際，2つの関節で構成されており，遠位橈尺関節と同じ機能的集合に含まれている．

- 橈骨手根関節は，前腕関節窩と手根骨顆と関節を形成している．
- 手根中央関節は，手根骨の2つの列同士の関節を形成している．

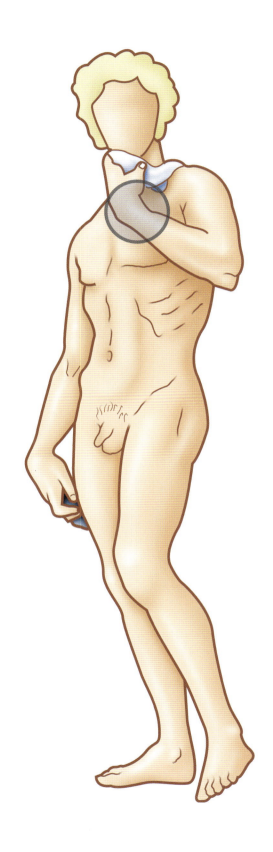

手関節の運動の定義

手関節の運動（図4-1）は，手の解剖学的肢位つまり手が完全回外位で前腕軸の延長線上に位置するまっすぐな肢位で2つの軸の周りで行われる．

- **横方向**の軸 AA′ は前額面 T に含まれている．この軸の周りで，**屈曲-伸展運動**が矢状面内で行われる．
  - **屈曲**（矢印 1）：手の前面-または掌側-が前腕の前面に接近する．
  - **伸展**（矢印 2）：手の後面-または背側-が前腕の後面に接近する．伸筋群の収縮状態であり背屈という用語は使用すべきでない．ましてや同意語反復である掌屈も同様である．

これら背屈・掌屈という2つの表現は，解剖学的および医学的用語から**追放されるべき**である．

- **前後方向**の軸 BB′ は矢状面 S に含まれている．この軸の周りで，**内転-外転運動**が前額面内で行われる

が，ある者は英語圏に従って，尺側または橈側の傾斜または偏位と誤ってよんでいる（*尺側偏位*と*橈側偏位*）．

- **内転**（または尺側偏位：矢印 3）：手は体軸に接近し，その内縁—または尺側縁（第5指がある）—は前腕の内縁と内側開きの鈍角を形成する．
- **外転**（または橈側偏位：矢印 4）：手は体軸から離れ，その外縁—または橈側縁（母指がある）—は前腕の外縁と外側開きの鈍角を形成する．

実際，手関節の自然な運動は斜めの軸に対して行われ，ほとんど複合している．

- **屈曲/内転**
- **伸展/外転**

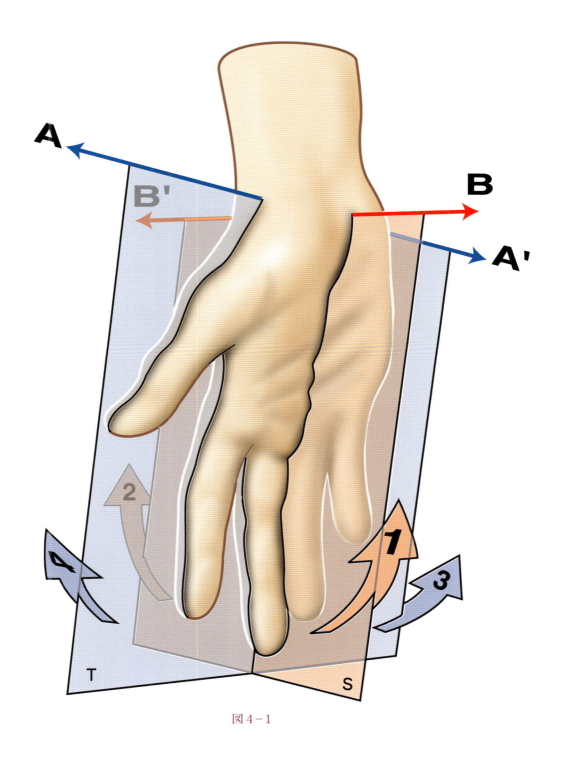

図 4−1

手関節の運動の可動域

外転-内転運動

運動の可動域は**基本肢位**（図4-2）から計測される．第3中手骨と第3指によって具現化される手の軸で，前腕の軸の延長線上にある．

外転運動（または英語圏では橈側偏位：図4-3）の可動域は15°を超えない．

内転運動（または英語圏では尺側偏位：図4-4）の可動域は，手関節中央と第3指の先端を結ぶ線（青の点線）で角度を測定すると45°である．

しかしながら，この可動域はどの軸を考慮するかで異なり，手の軸では30°になるし，中指では55°になる．これは，手の内転に指の内転が加わっているためである．

多くの事実が強調されるべきである．
- 内転または尺側偏位は橈側偏位に比して2～3倍大きい．
- 内転または尺側偏位は，回内位より回外位でより大きく（Sterling Bunnell），回内位では25～30°を超えない．

一般的に，内転-外転運動の可動域は，手根靱帯が緊張している肢位である手関節の強い屈曲または伸展位で最小となる．

屈曲-伸展運動

運動の可動域は**基本肢位**（図4-5）から計測される．手関節は真っ直ぐで，手の背面は前腕の後面の延長線上にある．

自動屈曲の可動域（図4-6）は85°で，つまり90°にはとても達しない．

自動伸展（不適切に背屈とよばれているが，これは*撞着語法である*）の可動域（図4-7）はやはり85°である．これもまた90°には達しない．

側方運動と同様に，運動の可動域は手根靱帯の弛緩の程度に依存する．屈曲-伸展は，手が内転も外転もしていないときに最大となる．

屈曲-伸展の他動運動

他動伸展の可動域（図4-8）は，回内位で90°より大きくなる（100°）．

他動屈曲の可動域（図4-9）は，また回外位よりも回内位で90°より大きくなる（95°）．

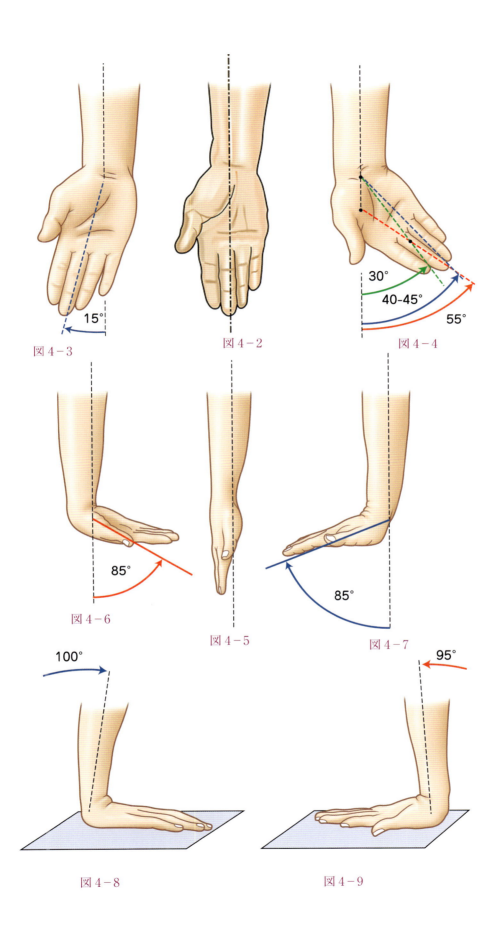

図 4-3
図 4-2
図 4-4
図 4-6
図 4-5
図 4-7
図 4-8
図 4-9

分回し運動

分回し運動は，屈曲-伸展運動と内転-外転運動の複合したものと定義される．したがって，運動は手関節の2つの軸に対して同時に行われる．

分回し運動がその最大の可動域を進むとき，手の軸は空間に，分回しの円錐体といわれる円錐面を描く（図4-10）．この円錐体は，手関節の中央に位置する頂点 O と，最大の分回し運動で中指の先端が描く軌跡を示す図の F，R，E，C 点によって規定される底辺からなっている．

この円錐体は規則的ではない．というのはその底辺は円形ではないからである．これは異なる要素の運動の大きさが，前腕軸の延長 OO′ に対して対称的でないことによる．可動域は矢状面 FOE において最大で，前額面 ROC において最小となり，円錐体は横方向に平坦化し，その底辺は長軸が FE の空間で変形した楕円（図4-11）に類似している．

この楕円は尺側偏位がより大きいために，それ自身尺側に向かって変形している（図4-12）．分回しの円錐体の軸 OA は OO′ とは一致せず，15°尺側に傾斜している．15°内転の手の肢位は，さらに傾斜を指令する筋群の均衡の肢位に相当している．これは機能肢位の要素である．

分回しの円錐体の底面（図4-11）以外に，次のことがわかる．

・前額面による円錐体の断面（図4-12）には，外転位 R と内転位 C と分回しの円錐体の軸 OA.
・矢状面による円錐体の断面（図4-13）には，屈曲位 F と伸展位 E.

手関節の運動可動域は，回外位より回内位で小さいが，これは分回しの円錐体が回内位で開きがより小さい結果である．

しかしながら，付随している回内-回外運動のおかげで，分回しの円錐体の平坦化はある程度代償され，手の軸は円錐体の内部のすべての位置を占めることができ，そこでの開き角は160〜170°である．

このほか，2つの軸と2つの自由度をもつ**自在継手型**のすべての関節のように，後述する大菱形中手関節同様に，2つの軸の周りで同時に継続する運動は，可動部分つまり手の長軸の周りの**自動回旋**または**連合回旋**（MacConaill）を起こし，手掌を前腕の前面の平面に対して斜め方向へ向ける．これは，伸展-内転位と屈曲-内転位でしか明らかでないが，母指と同じ機能的重要性はない．

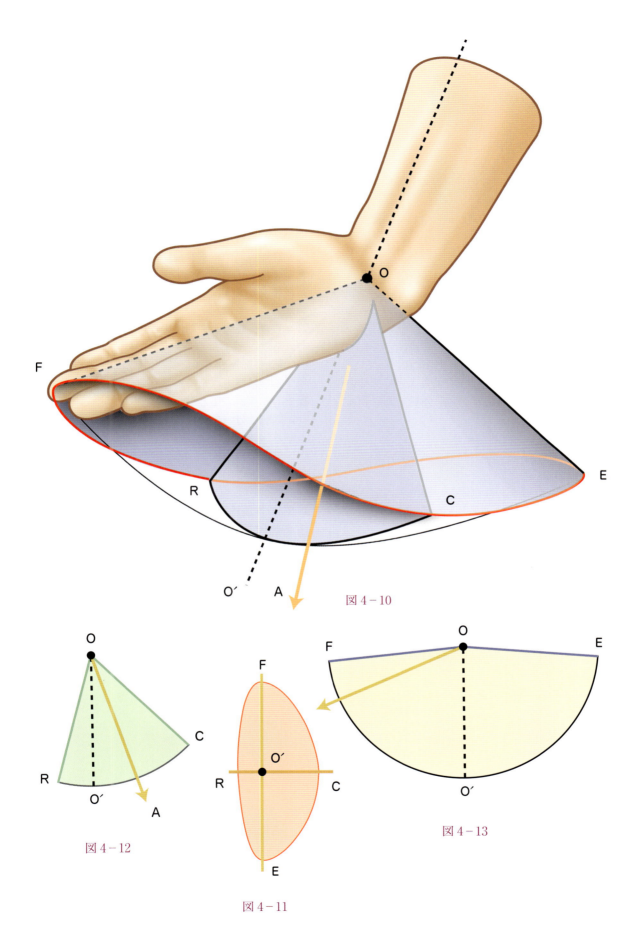

図 4-10

図 4-12

図 4-11

図 4-13

手関節の関節複合体

手関節の関節複合体（図 4-14）は，2 つの関節からなっている．
1）橈骨の遠位端と手根骨の近位列の間の**橈骨手根関節** 1.
2）手根骨の近位列と遠位列の間の**手根中央関節** 2.

橈骨手根関節

これは 1 つの**顆状関節**（図 4-15）である．手根骨顆の関節面は，大まかにブロックと考えられており，**2 つの弯曲凸面**を呈している．

前後または矢状方向の弯曲（矢印 1）では，その軸 AA′ は横である．この弯曲は**屈曲-伸展**運動に相当している．

横方向の弯曲（矢印 2）は半径が最も大きく，その軸 BB′ は前後である．この弯曲は**内転-外転**運動に相当している．

骨格上では，
1）屈曲-伸展の軸 AA′ は月状有頭関節裂隙のレベルを通過している．
2）内転-外転の軸 BB′ は有頭骨の頭部（図示されていない）のレベルを通過している．

橈骨手根靱帯は大まかに 2 つのシステムで組織されている．
1）**側方の靱帯**（図 4-16〜18）.
・**外側側副靱帯** 1 は，橈骨茎状突起から舟状骨へ付着している．
・**内側側副靱帯** 2 は，尺骨茎状突起から三角骨と豆状骨へ付着している．

これら 2 つの靱帯の遠位付着部はおおよそ屈曲-伸展の軸 AA′ の「出口」の点に位置している．

2）**掌側と背側の靱帯**（図 4-19〜21：外側図）は後に詳述する．
・**掌側靱帯** 3（というよりはむしろ**掌側靱帯組織**）は橈骨窩の前縁と有頭骨の頚部に付着している．
・**背側靱帯** 4（というよりはむしろ**背側靱帯複合体**）はそれ自身また背側の帯ひもを形成している．

掌側と背側の靱帯組織は，手根骨に，おおよそ内転-外転の軸 BB′ の*出口*の点で錨止されている．

後述するように 30 年前に考えられ，真実からはほど遠いが，大まかに，手根骨が 1 つのブロックであると考えるならば，**橈骨手根靱帯の作用**は次のような方法で分解される．

内転-外転運動においては（図 4-16〜18：前面図），作用するのは側方靱帯である．休息の肢位（図 4-16）から始まって，次のことがわかる．
・**内転では**（図 4-17），橈側が緊張し，尺側が弛緩する．
・**外転では**（図 4-18），逆の現象が起こり，回旋の中心付近に固定されている掌側靱帯はほとんど働かない．

屈曲-伸展運動においては（図 4-19〜21：側面図），作用するのは掌側および背側靱帯である．休息の肢位（図 4-19）から始まって，次のことがわかる．
・屈曲では，背側靱帯が緊張する（図 4-20）.
・伸展では，掌側靱帯が緊張する（図 4-21）.
・側方靱帯はほとんど働かない．

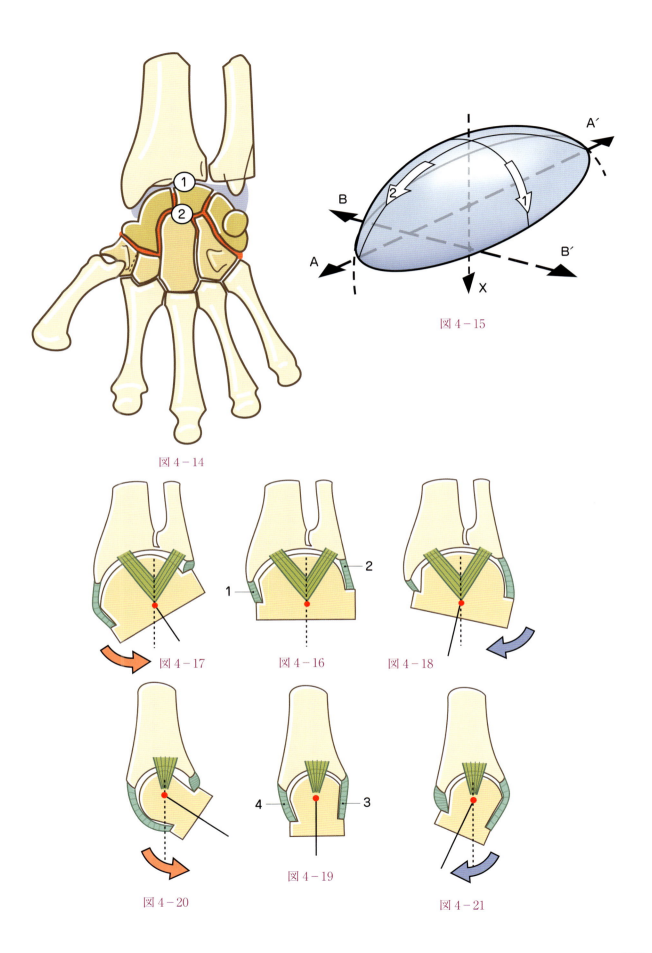

図 4 − 14

図 4 − 15

図 4 − 17　図 4 − 16　図 4 − 18

図 4 − 20　図 4 − 19　図 4 − 21

155

第 4 章　手関節

橈骨手根関節面（図 4-22，23，説明文は共通）：手根骨顆（condyle carpien）と前腕関節窩（glène antébrachiale*）.

開大された手根骨の**掌側図**（図 4-23）では，**手根骨顆**が近位列の 3 つの骨の上面列で形成されていることがわかる．それらは橈側から尺側へ，**舟状骨** 1，**月状骨** 2，**三角骨** 3 であり，**舟状月状骨靱帯** s. l. と**三角月状骨靱帯** p. l. によって互いに結合している.

豆状骨 4 が手根骨顆の構成に参加していないことに注目すべきで，ましてや遠位列の骨も参加していない．遠位列は，**大菱形骨** 5，**小菱形骨** 6，**有頭骨** 7，**有鉤骨** 8 であり，**大菱形小菱形骨靱帯** t. t.，**小菱形有頭骨靱帯** t. c.，**有鉤有頭骨靱帯** h. c. の 3 つの靱帯によって互いに結合している.

舟状骨，月状骨および三角骨の近位面は，これら 3 つの骨を互いに結合している靱帯とともに軟骨で被覆されており，**連続する関節面**を形成し，手根骨顆を構成している.

開放された関節の図（図 4-22，Testut による）から，その遠位部分に**舟状骨** 1，**月状骨** 2，**三角骨** 3 の関節面による手根骨顆が，また近位部分には次の部分で構成されている**前腕関節窩**の凹面が見える.

・橈側に**橈骨の遠位端**．その遠位面は凹んで軟骨に覆われており，鈍い稜 9 によって舟状骨 10 と月状骨 11 に対応する 2 つの小面に分離されている.

・**三角靱帯の遠位面** 12 は，凹んで軟骨に覆われている．その頂点は尺骨茎状突起 13 に付着している．尺骨頭 14 は掌側と背側に軽度突出している．その基部の付着はときに不完全で，小裂口 15 をなし，橈骨手根関節と遠位橈尺関節を交通させている.

背側部分でそのまま切離されずに描かれている関節包 16 は関節顆と関節窩とを結合している.

---

*訳注：原著で使用されている "glène antébrachiale" に対応する日本の用語はないので "前腕関節窩" と訳出した.

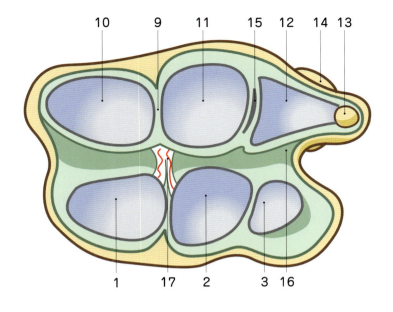

図 4-22

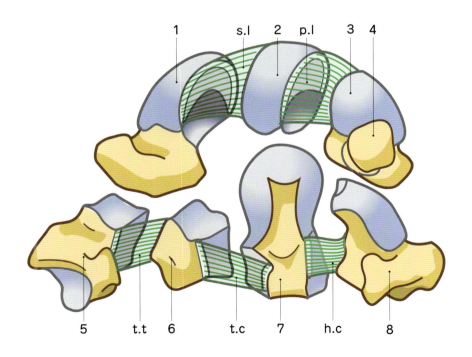

図 4-23

手根中央関節

手根中央関節（図4-24：Testutによる背側からの開放図）は手根骨の2つの列の間にあり，次の部分からなっている．

1）**近位関節面**，背側遠位からみた図．

これは橈側から尺側へ向かって次の部分から構成されている．

- **舟状骨**は軽度凸で，1つは大菱形骨 1，他方は尺側に小菱形骨 2 に対する2つの遠位関節小面（facette）をもっている．
- 有頭骨に対する強く凹んだ尺側関節小面 3．
- **月状骨**の遠位関節小面 4 は，遠位へ凹み，有頭骨の頭部と関節を形成している．
- **三角骨**の遠位関節小面 5 は，遠位尺側へ凹み，有鉤骨の近位面と関節を形成している．

豆状骨は三角骨の前面と関節を形成しているが，手根中央関節の構成に参加していない．これは，この図には示されていない．

2）**遠位関節面**，背側近位からみた図．

これは橈側から尺側へ向かって次の部分から構成されている．

- **大菱形骨** 6 と**小菱形骨** 7 の近位関節小面．
- 舟状骨と月状骨と関節を形成している**有頭骨**の頭部 8．
- **有鉤骨**の近位面 9 で，大部分は三角骨と関節を形成しており，小さな関節小面 10 が月状骨と接触している．

手根骨のそれぞれの列を1つのブロックと考えると，**手根中央関節裂隙**は2つの部分で形成されていることがわかる．

- **橈側部分**は平坦な関節小面からなり（舟状骨の基部に対して，大菱形骨と小菱形骨），**滑動関節**のタイプである．
- **尺側部分**は，有頭骨の頭部と有鉤骨のあらゆる方向に凸な関節面からなり，近位列の3つの骨の凹面と噛み合うようになる．これは**顆状関節**である．

有頭骨の頭部に回旋中心があり，これに対して月状骨は側方に傾斜し（図4-25），軸回旋を生じ（図4-26），そしてとりわけ前後方向に傾斜しうる（図4-27）．背側へ傾斜する a が VISI 変形，掌側へ傾斜する b が DISI 変形である（p.168 参照）．

遠位列が比較的強固なブロックを形成しているのに対して，近位列は橈骨関節窩と遠位列との間の「**挿入された部分**」と考えられ，靱帯機構によって一体化した運動と互いの骨の相対的転位を可能にしている．

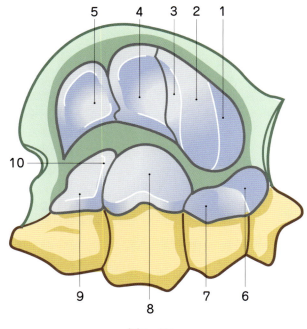

図 4 − 24

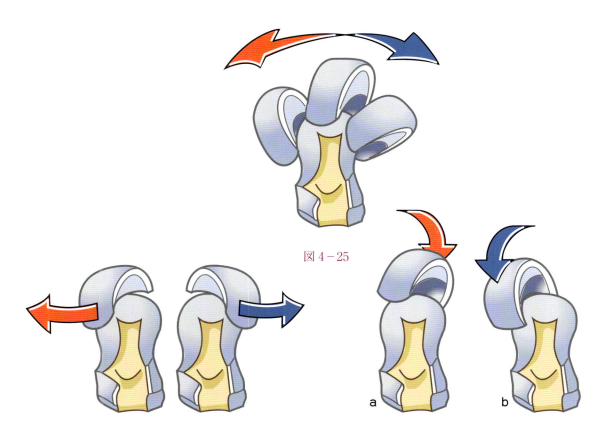

図 4 − 25

図 4 − 26

図 4 − 27

橈骨手根関節および手根中央関節の靱帯

橈骨手根関節および手根中央関節に関する研究は絶え間なく進歩している．N. Kuhlmann（1978）のそれは，手根骨の安定化，とりわけ手関節の運動から生じる拘束に対する靱帯の役割を最も説明できるように思われる．

掌側の靱帯

- 掌側面図（図 4-28）では，次のことがわかる．
  - 橈骨手根関節の 2 つの側副靱帯．
  - **内側側副靱帯**は，尺骨茎状突起から起こり，**三角靱帯** 1 の頂点でその付着部と交錯している．ここから，**茎状三角背側線維束** 2 と**茎状豆状掌側線維束** 3 に分離している．最近の知見では，この靱帯は手関節の生理学において 2 次的な役割しか果たさないと考えられている．
  - **外側側副靱帯**もまた 2 つの線維束から形成され，橈骨茎状突起から起こっている．**背側線維束** 4 は，茎状突起の頂点から舟状骨の橈側面に走行し，近位関節面の直下を固定しており，**掌側線維束** 5 は，きわめて厚く抵抗性があり，茎状突起の前縁から舟状骨結節に付着している．
- **橈骨手根関節の掌側の靱帯は，2 つの線維束から形成されている．**
  - 橈側では**掌側橈骨月状線維束** 6 があり，橈骨関節窩の掌側縁から月状骨の前角へ遠位尺側に斜走しており，尺側には掌側尺骨月状靱帯 7 があり，**月状骨の掌側ブレーキ**という名称が付いている．
  - 尺側では，N. Kuhlmann によって明らかにされた**掌側橈骨三角骨線維束** 8 がある．その近位付着部は，関節窩前縁の尺側半分と橈骨の尺骨切痕の前縁すべてを占め，後者は遠位橈尺関節の掌側靱帯 9 の橈骨付着部とともに織り込まれている．この靱帯は三角形をしており，強靱で抵抗性があり，豆状骨との関節小面の橈側で，三角骨の前面を固定するため遠位尺側へ向かっている．後述する「三角骨の包帯」（p.176，180）の掌側部分を構成している．

- 手根中央関節の靱帯
  - **橈骨有頭骨靱帯** 10 は，関節窩前縁の橈側から有頭骨頚部の掌側へ遠位尺側方向へ張っている．橈骨月状骨および橈骨三角骨線維束と同じ線維の平面内であることがわかる．**月状有頭骨靱帯** 12 は，月状骨の前角から有頭骨頚部の前面へ垂直方向へ張っており，橈骨月状骨靱帯を遠位方向へ延長している．
  - **三角骨有頭骨靱帯** 13 は，三角骨の前面から有頭骨頚部へ遠位橈側方向へ斜走しており，そこでは前述した 2 つの靱帯とともに真の靱帯性中継局を構成している．
  - 有頭骨の前面には Poirier 腔の V の頂点である靱帯の合流点 14 があり，そこには舟状有頭骨靱帯 11 も付着している．
  - **舟状大菱形骨靱帯** 15 は短いが幅広く抵抗性があり，舟状骨結節を大菱形骨の前面においてその斜めの稜の上で結合しており，その尺側には舟状小菱形骨靱帯 16 がある．
  - **三角有鈎靱帯** 17 は手根中央関節の真の内側側副靱帯である．
  - 最後に，**豆鈎靱帯** 18 と**豆中手靱帯** 19 がある．後者は手根中手関節に参加している．

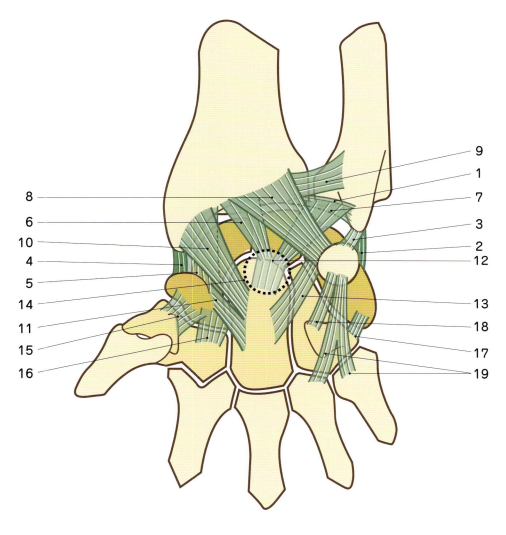

図 4-28

第4章　手関節

背側の靭帯

背側面図（図4-29）では，また次のことがわかる．
- 橈骨手根関節の**外側側副靭帯**の背側線維束 4.
- 橈骨手根関節の**内側側副靭帯**もまた背側線維束 2 があるが，付着部は三角靭帯 1 の頂点と交錯している．
- 橈骨手根関節の**背側靭帯**は遠位尺側へ斜走する2つの線維束から構成されている．
- **背側橈骨月状線維束** 20 または月状骨の背側ブレーキ．
- **背側橈骨三角骨線維束** 21 は，遠位橈尺関節の背側靭帯 22 が橈骨の尺骨切痕の後縁への付着とともに織り込まれていることも含め，その付着部は掌側のそれとほとんど対称的である．この背側線維束は，「三角骨の包帯」を完成させている．

- 手根骨の背側に横走している帯が2つある．
  - **第1列目の索状靭帯** 23 は，三角骨の背側 25 から舟状骨の背側 24 へ横方向へ張っており，月状骨後角に中継で付着し，外側側副靭帯と背側橈骨三角骨靭帯に延長している．
  - **第2列目の索状靭帯** 26 は，三角骨の背側から大菱形骨 28 と小菱形骨 27 の背側面へ橈側やや遠位方向へ斜走しており，有頭骨の背側を通過している．
- 最後に，**三角有鈎靭帯** 30 は後方部分が三角骨の背側面に付着しており，掌側面での有頭骨頚部と同様，靭帯の中継局の役割を手根骨の背側面において果たしている．
- そして，**舟状大菱形小菱形骨背側靭帯** 29 がある．

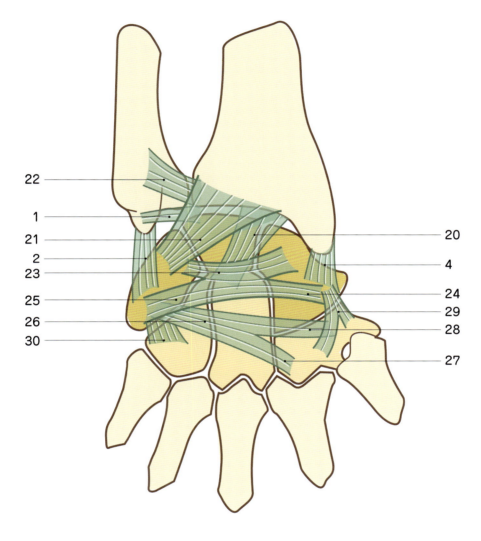

図 4-29

163

靱帯の安定化の役割

前額面での安定化

手関節の靱帯の第1の役割は，前額面と矢状面の2つの平面において手関節を安定化することである．

前額面において（図4-30：掌側図），靱帯の役割が，下内方へ向かう前腕関節窩の方向性のため必要となる．前腕関節窩は全体として，近位から遠位へ，尺側から橈側へ斜めの平面で，水平と25〜30°の角度をなしている．長軸方向の筋力下では，真っ直ぐな手根骨もまた，**近位尺側，つまり赤の矢印方向に滑る傾向**を有する．

一方，もし手根骨が**内転位**30°付近にあると（図4-31），筋による圧迫力（白の矢印）は，前述の規定された滑動面に対して直角に作用し，関節窩下の手根骨顆を安定化させ求心化させる．軽度内転のこの肢位は手関節の自然な肢位であり，機能肢位であり，したがって最大安定位と一致している．

逆に，たとえそれが軽度であっても，手根骨が**外転位**にあると（図4-32），筋による圧迫力は不安定性を増大させ，手根骨顆の近位尺側への転位傾向を惹起する（赤の矢印）．

橈骨手根関節の側副靱帯は，その長軸方向の走行から，この作用を阻止する作用はほとんどない．N. Kuhlmann が示したように，この役割は掌側および背側の2つの**橈骨三角骨靱帯**に帰属すべきであり（図4-33），近位橈側へ斜めの走行は手根骨顆の永続的な求心化を可能にし（白の矢印），その尺側への逃避（赤の矢印）に抵抗する．

尺骨遠位端を除去した後，橈骨遠位端を**後内側からみた図**（図4-34）では，橈骨の関節窩1と豆状骨3の側面にある三角骨2が見えており（他の手根骨もまた除去されている），三角骨が橈骨と掌側4および背側5の2つの橈骨三角骨靱帯によって結び付けられていることがわかる．これらは一体として N. Kuhlman によって記載された**靱帯の包帯**を形成しており，三角骨を永続的に近位尺側へ引き寄せている．この三角骨の包帯は，後述するように，外転時，手根骨の力学に重要な役割を果たしている．

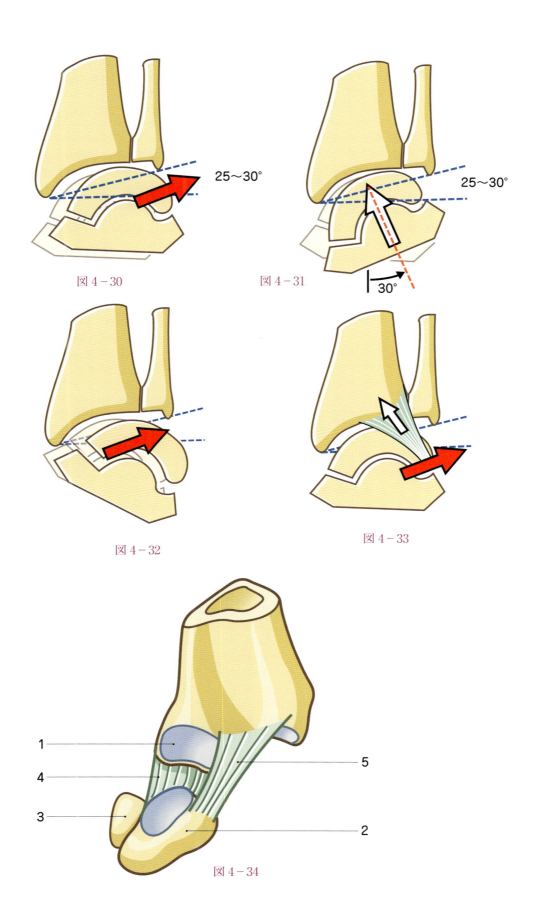

図 4 - 30

図 4 - 31

図 4 - 32

図 4 - 33

図 4 - 34

矢状面での安定化

矢状面においても，状態はほとんど同じである．

関節窩が遠位掌側を向いているために（図 4-35：側面図），手根骨顆は，水平と 15〜20°の角度をなしている関節窩の平面上をすべりながら，近位掌側，つまり赤の矢印方向に逸脱する傾向がある．

30〜40°の**手関節の屈曲**（図 4-36）は，筋力下（赤の矢印）では，関節窩の面に垂直な骨の圧力となり，これが手根骨顆を安定化させ求心化させる．

靱帯の役割（図 4-37）は，そこで相対的に弱まる．弛緩している掌側の靱帯は関与していない．一方，月状骨の背側ブレーキと第 1 列の横の索状靱帯は緊張しており，これが月状骨を関節窩に押し当てる（赤の矢印）．

中間位（図 4-38）では，掌側と背側の靱帯の緊張は均衡で，これが手根骨顆を橈骨関節窩下に安定化させている．

一方，**伸展**（図 4-39）では，手根骨顆が近位掌側に逸脱する（赤の矢印）傾向が増強する．そこで**靱帯の役割**（図 4-40）は不可欠となり，弛緩している背側の靱帯だけでなく，その緊張が伸展の度合いに比例する掌側の靱帯も不可欠である．深部では，これらは月状骨と有頭骨の頭部を近位背側へ押さえ込み（赤の矢印），これが同時に手根骨顆を求心化させ安定化させる．

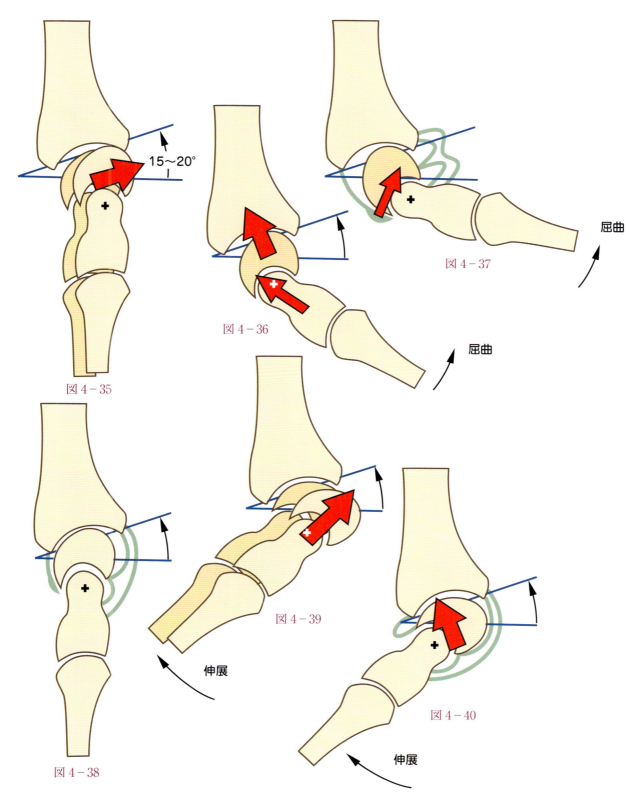

図 4-35　　図 4-36　　図 4-37　屈曲　屈曲

図 4-38　図 4-39　図 4-40　伸展　伸展

原注：＋印は月状有頭関節の回旋中心を示す．

手根骨の力学

月状骨の柱

　現在，手根骨塊は変化のない1つのブロックではないことが知られている．単一体であるという考えはもはや現実に合わない．実際，**幾何学的に変化する手根骨**を論ずるべきであり，そこでは**骨性圧力**と**靱帯の抵抗**下に手根骨の内部で**骨の相対的運動**が起こっており，それが形状を著しく変化させる．

　これらの基礎的運動は，N. Kuhlmann によって，主として月状骨と有頭骨の**中央柱**，大菱形骨と小菱形骨の対と舟状骨の**外側柱**について精力的に研究されている．

　中央柱の力学は月状骨の非対称の形状に依存しており，背側よりも掌側でより膨らみ，厚くなっている．症例によって，有頭骨の頭部は，フリジア帽（図4-41）やコサックの騎手帽（図4-42）やターバン（図4-43）をかぶっている．対称的な「第一帝政」の二角山形帽（図4-44）をかぶるのはまれで，その場合，非対称なのは有頭骨の頭部であり，掌側でより斜めに削られている．およそ半数の症例では，有頭骨と橈骨関節窩の間に，彎曲した楔のように挿入されているフリジア帽である．有頭骨頭/橈骨関節窩の有効距離は，手関節の屈曲−伸展の角度に従って変化する．

　中間位（図4-45）では，**有効距離**は月状骨の平均の厚さに相当している．

　伸展位（図4-46）では，この有効距離は月状骨の最小の厚さに相当するので減少する．

　一方，**屈曲位**（図4-47）では，これは増大する．というのは，挿入されるのが月状骨の楔の最も厚い部分だからである．

　しかしながら，**関節窩の傾斜**が有効距離のこの変化と組み合わさっており，これらの効果の一部を打ち消している．同じように，橈骨の長軸方向で，有頭骨の頭部の中心が関節窩の底部から最も遠いのは中間位である．

　伸展位（図4-46）では，有頭骨の頭部の中心の「挙上」が関節窩の後縁の「下降」によって一部打ち消されている．**屈曲位**（図4-47）では，その下降が関節窩の前縁の「挙上」によって一部打ち消されている．したがって，有頭骨の頭部の中心は，両者においてほとんど同じ高さ h であり，中間位（図4-45）よりやや高い．

　その他，**屈曲位**（図4-47）では，この中心は，伸展位（図4-46）に伴う後退 r のほぼ倍に等しい**掌側転位 a** をきたし，これが伸筋群に対して屈筋群の緊張の程度や作用モーメントを逆の方法で変化させている．

　古典的には，屈曲は，手根中央関節の**35°**より，橈骨手根関節の**50°**がより大きく，伸展では逆に，橈骨手根関節の**35°**より，手根中央関節の**50°**がより大きい．これは極端に大きな可動域では確かに正しいが，小さい可動範囲では，屈曲，伸展角度はそれぞれの関節でほぼ同じである．

　月状骨の非対称性は，きわめて鋭敏に手根骨の静力学において関節の連鎖によってその相対的位置を維持している．もし，掌側と背側の2つのブレーキによって月状骨の正常の釣り合いがとれている中間位（図4-48）から出発するとすれば，有頭骨は橈骨に対していかなる屈曲−伸展もせず，月状骨の掌側傾斜（図4-49）か背側傾斜（図4-50）をきたし，有頭骨の頭部の中心が，近位 e かつ，背側 c あるいは掌側 b に転位することがわかる．掌側（図4-49）または背側（図4-50）のブレーキ断裂または弛緩による月状骨の限局した不安定性は，手根骨全体に対する有頭骨の介在によっても影響される．

　月状骨の安定性は，舟状骨と三角骨との結合の完全度に依存している．もし，月状骨が舟状骨との結合を失えば，橈骨手根関節における伸展によって**掌側へ傾斜する**（図4-51）．これが米国人の言う**近位手根列背側回転型手根不安定症**（*dorsal intercalated segment instability*：DISI）である．もし，月状骨が三角骨との結合を失えば，橈骨手根関節における屈曲によって背側へ傾斜する（図4-52）．これが**近位手根列掌側回転型手根不安定症**（*volar intercalated segment instability*：VISI）であり，2つの用語は現在，手根骨の病理の説明においてきわめて重要になっている．

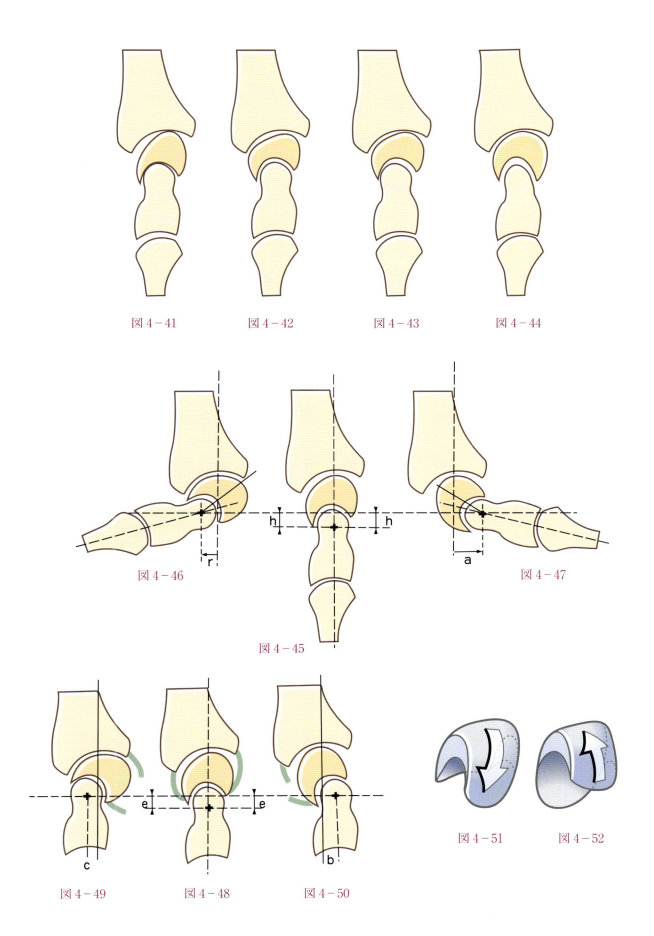

図 4-41　　図 4-42　　図 4-43　　図 4-44

図 4-46　　図 4-45　　図 4-47

図 4-49　　図 4-48　　図 4-50　　図 4-51　　図 4-52

169

舟状骨の柱

外側柱の力学は舟状骨の形状と方向に依存している．側面像（図4-53）では，舟状骨は腎臓型またはインゲン豆の輪郭をもち，丸い近位部分は凸の近位面に対応し橈骨関節窩と関節を形成している．遠位部分は舟状骨結節の膨らみを呈し，その遠位面は小菱形骨，大菱形骨と関節を形成しているが，ここでは後者のみ示されている．大菱形骨は，小菱形骨と有頭骨より明らかに掌側に位置している．というのは，手掌の平面に対して，**これとともに，母指柱の掌側転位が開始される**からである．同様に，舟状骨は，**橈骨と大菱形骨との間に斜めに陥入されている**が，傾斜の程度はその形状によって異なる．**横になった腎臓型の舟状骨**（図4-53）と同様，肘を付いたように曲がった舟状骨（図4-54）や**ほとんど真っ直ぐに「立っている」舟状骨**（図4-55）が知られている．「横になった」舟状骨が最も多く，シェーマに示しているのもこれである．

舟状骨の横たえた形状で2つの直径（図4-56），つまり短径，長径が認められるのがわかり，肢位によって，そのどちらか一方が橈骨関節窩や大菱形骨の上関節小面と接触している．これが，これら2つの骨の有効**スペース**の変化を決定している．

橈骨と大菱形骨の間の距離が最も大きいのは**中間位**または「真っ直ぐ」の肢位（図4-57）である．舟状骨と橈骨関節窩の接触はaとa′に相当する2つの点で行われ，大菱形骨の上関節小面の中心点gと舟状骨はbで接触している．橈骨舟状（明るい緑色）および舟状大菱形骨（暗い緑色）の掌側靱帯は緊張も弛緩もしていない．

伸展位（図4-58）では，舟状骨が真っ直ぐになる一方，大菱形骨が背側へ転位するため有効距離は減少する．関節窩と舟状骨の接触は相似するcc′で起こり，大菱形骨と舟状骨はdとgで接触している．関節窩上の接触点c′はより掌側にある一方，舟状骨の遠位面の接触点dは後退している．掌側靱帯の緊張はこの運動を制限している．

屈曲位（図4-59）では，橈骨－大菱形骨間距離は同様に減少するが，伸展位よりも大きく減少する．舟状骨は完全に横たわり，大菱形骨は掌側に転位する．

これには次の3つの注目すべき点がある（接触点はe，e′とf，gにある）．

1）**接触点**は橈骨関節窩と舟状骨上を移動する（図4-60）．

橈骨関節窩上では，伸展位の接触点c′は中間位での接触点a′より掌側にあり，この2点は屈曲位の接触点e′より掌側にある．

舟状骨上では，近位面のレベルで，屈曲位の接触点eは掌側にあり，伸展位の接触点cは背側にあり，中間位での接触点aは両者の間にある．遠位面のレベルでは，相似する接触点は屈曲位がf，伸展位がd，中間位がbであり，掌側にf，背側にd，両者の間にbがある．

病理に関して重要な点は，「横になった」舟状骨（図4-60）が最大の圧力を**橈骨関節窩の背側部分**（a′とe′点）に及ぼすことである．ここは，舟状－月状骨離開（後述する）における関節症の初発部位である．

2）**舟状骨の有効直径** ab，cd および ef はそれぞれ中間位，伸展位および屈曲位に対応しており，ほぼ平行で事実上等しい長さである（cd と ef は平行である．ab と ef の長さは等しく，cd はやや短い）．実際上，**舟状骨の屈曲傾斜は橈骨と大菱形骨の間の「有効距離」を減少させている．**

3）**橈骨に対する大菱形骨の移動**（図4-61）

中間位 R，屈曲位 F および伸展位 E において，大菱形骨は，実際上，橈骨関節窩の前後方弯曲の同心円のアーチ上を移動する一方，それが描く弧角とほぼ等しいだけ回旋する．別の言い方をすれば，その近位関節小面は，円の中心 C へ向いたままである．

すべてこれらの力学は，舟状骨と大菱形骨の同調する運動に関連している．舟状骨の単独運動を生じさせる事項に関しては後述する．

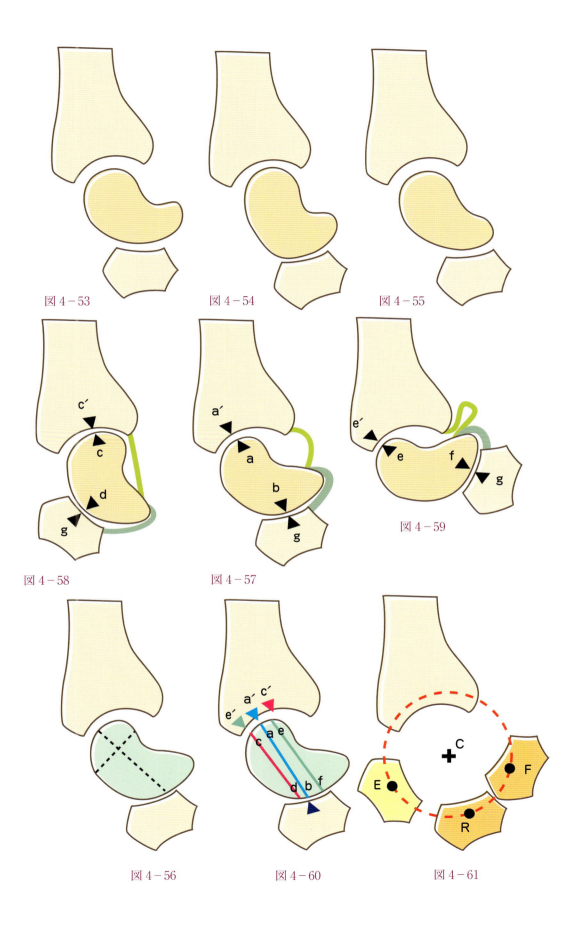

図4-53　　図4-54　　図4-55

図4-58　　図4-57　　図4-59

図4-56　　図4-60　　図4-61

第4章　手関節

舟状骨の力学

外側柱の真ん中に陥入している舟状骨は，一方では大菱形骨と小菱形骨との間で，他方では橈骨関節窩との間で圧力を受け，それが屈曲位で外側柱を傾斜させ，舟状骨を**橈骨の下に横たえさせている**.

安定化の第1の因子（図4-62）は，靱帯によるつなぎ止めであり，**舟状大菱形骨靱帯**による大菱形骨の固定はその大きな重要性が認められており，**舟状小菱形骨靱帯**によって小菱形骨が，**舟状有頭骨靱帯**によって*有頭骨*が固定されている.

安定化の第2の因子（図4-63）は，強靱な橈骨有頭骨靱帯によって構成されており，これは橈骨茎状突起の前縁から有頭骨掌側面の靱帯の収束中心に付着している.遠位尺側に斜走するこの走行において，この靱帯は，舟状骨の掌側面を，舟状骨上関節面とその結節の間にある陥没部で，ネクタイを絞めるようにロックしている.これに緊張が加わると，この靱帯は舟状骨の下極を背側に引きつける（矢印）.さらによいことは（図4-64：正面像），舟状骨が屈曲位で橈骨下に横たわる傾向となるとき（矢印），橈骨有頭骨靱帯がこの傾斜を制限することである.

第3番目の因子（図4-65）は，*橈側手根屈筋腱*によって構成されており，これは**線維溝**の中で，舟状骨の掌側面を滑走し，第2中手骨基部の掌側面に固定されている.側面像（図4-66）は，橈側手根屈筋腱が収縮するとき（緑の矢印），これが作用する背側への引き戻し効果（赤の矢印）を完璧に示している.

したがって，舟状骨の傾斜運動を側面像によって次のような方法で図式化できる.

舟状骨が屈曲位で横たわるとき（図4-67），橈側2つの中手骨の圧力によって（赤の矢印），その下極は大菱形骨と小菱形骨の上関節面を滑走する（尺側に屈曲した赤の矢印）.この運動は，舟状大菱形骨靱帯と舟状小菱形骨靱帯および橈骨有頭骨靱帯（透視）によって制御されている.同時に，その上極は橈骨関節窩を回転し，関節窩の後縁に衝突するようになる.さらに，*橈側手根屈筋腱*の収縮はこれを背側に引き戻す.

外側柱が牽引下にあるとき（図4-68），橈側2つの中手骨の作用によって（赤の矢印）舟状骨は立ち直り，伸張に対抗する*橈側手根屈筋腱*の収縮によって補助を受け，一方，その下極は大菱形骨と小菱形骨の背側を滑走し，上極は橈骨関節窩の凹面に戻る.

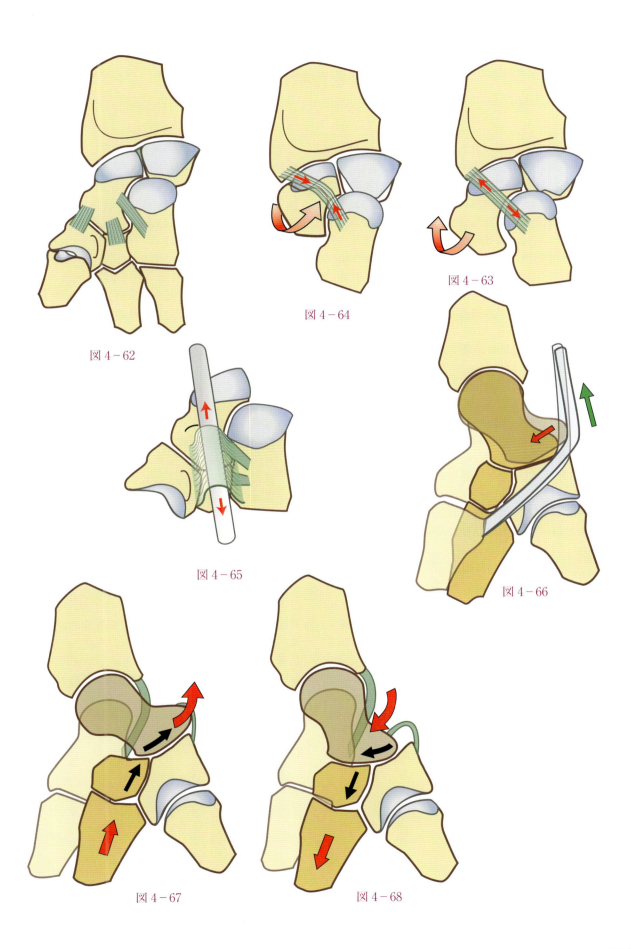

図 4-62

図 4-64

図 4-63

図 4-65

図 4-66

図 4-67

図 4-68

173

第 4 章　手関節

舟状骨と月状骨の連携

　手関節の屈曲伸展運動において，N. Kuhlmann は 4 つの可動域を区別している（図 4-69）．

1）20°までの**恒久的適応の可動域Ⅰ**：構成要素の転位の程度は小さく評価は困難である．靱帯は弛緩したままで，関節面への圧力も最小である．これは，最も日常的に運動が行われる可動域であり，手術や外傷後に絶対的に回復すべき可動域である．

2）40°までの**通常の運動の可動域Ⅱ**：靱帯の仕掛けが作動し始め，関節の圧力は大きくなる．この時点までは，橈骨手根関節と手根中央関節の可動域はほぼ同等である．

3）80°までの**瞬間的な生理学的拘束の可動域Ⅲ**：施錠肢位または MacConaill の *close-packed position* を走行の終末に実現するために，靱帯の緊張と関節の圧力は最大に達する．

4）80°以上の**病的拘束の可動域**：この時点からは，不幸にもしばしば気づかずに運動を継続してしまい，手根骨の不安定性をもたらす**靱帯の断裂や伸張**，あるいは後述する**骨折や脱臼**を必然的に惹起する．

　もし，関節のブロックや錠の概念に戻る必要があるならば，それは月状骨柱と舟状骨柱の**伸展位での錠の不一致**を明らかにするべきである．

　実際，**舟状骨柱の伸展位での錠**（図 4-71）は，舟状骨を大菱形骨と橈骨関節窩の間に真にはめ込む，橈骨舟状骨靱帯 1 と舟状大菱形骨靱帯 2 の最大の緊張によるもので，**月状骨柱の伸展位での錠**（図 4-70）よりも早く起こる．このブロックにおいて，実際，掌側橈骨月状骨靱帯 3 と舟状有頭骨靱帯 4 の緊張だけでなく，橈骨関節窩の後縁に対する有頭骨頸部の背側面の**骨性衝突**も関与している（黒の矢印）．したがって，伸展運動は，月状骨柱のレベルで続行される一方，舟状骨柱のレベルではすでに停止されている．

　屈曲位（図 4-72）から動き始めるとすれば（月状骨と舟状骨が一緒の側面像），第 1 段階で（図 4-73），伸展は舟状骨と月状骨を同時に引き連れ，次いで（図 4-74）舟状骨は停止する一方，月状骨は**舟状月状骨靱帯の弾力性**によって，掌側への傾斜をさらに 30°継続する．したがって月状骨の全可動域Sは，舟状骨のそれsよりも 30°大きい．

　この**舟状月状骨靱帯**（図 4-75：舟状骨内面のシェーマ）は，ここではバラ色で描かれ誇張して引き伸ばし透明にしてあるLが，舟状骨と月状骨の隣接する 2 つの面を結合している．これは掌側より背側でより強靱で厚くなっており，その近位面は軟骨で覆われて隣接する 2 つの骨の軟骨と連続している．この靱帯は比較的柔軟で，その軸Xに対して捻られたままになる（図 4-76）．舟状骨に対して月状骨は，したがって運動可能である．

・**掌側への傾斜**：これが，米国人の言う**近位手根列背側回転型手根不安定症** DISI（*dorsal intercalated segment instability*）である．というのは，月状骨が橈骨に対して伸展位となるので，そこから**背側不安定性**という言葉が生まれたのである．

・**背側への傾斜**：これが，米国人の言う**近位手根列掌側回転型手根不安定症** VISI（*volar intercalated segment instability*）である．というのは月状骨が橈骨に対して屈曲位となるからである．

　正常の状態（図 4-77：舟状-月状骨角）では，月状骨はおとなしく舟状骨に結合しており，30°相対的運動が可能であり（図 4-78），これは，舟状骨の接線（青の点線）と月状骨の両角を結ぶ線（赤の点線）がなす**舟状-月状骨角の変化**を手関節の最大屈曲と伸展でみることによって評価できる．**舟状月状骨靱帯の断裂**の症例（図 4-79）では，月状骨は掌側へ完全に傾いて DISI の肢位をとり，通常 60°付近である舟状-月状骨角の減少をきたし，ゼロになりうる（この図では，これら 2 つの線は平行となっている）．

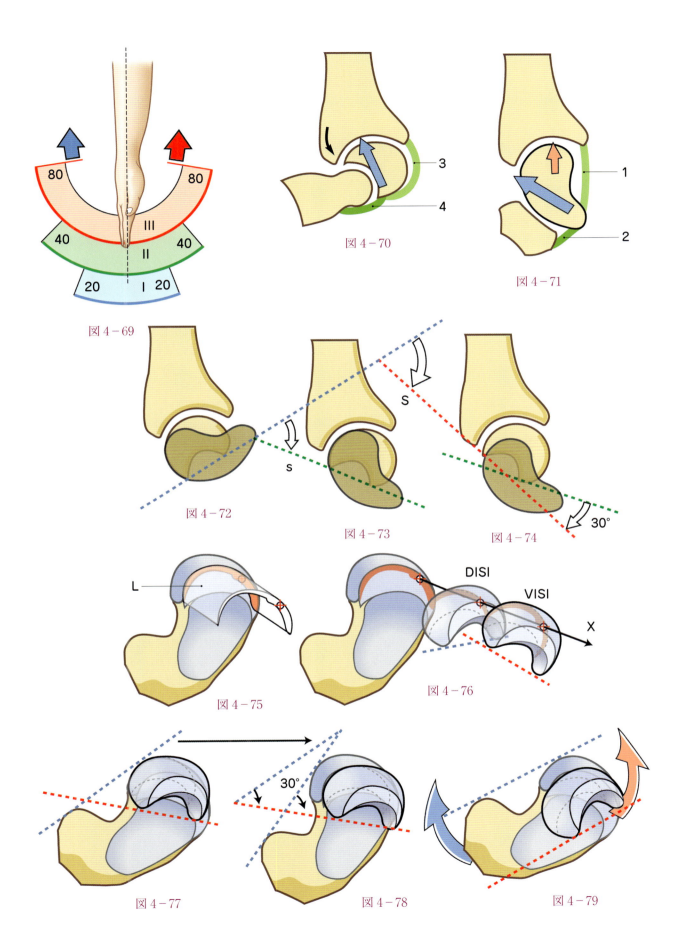

図 4 - 69
図 4 - 70
図 4 - 71
図 4 - 72
図 4 - 73
図 4 - 74
図 4 - 75
図 4 - 76
図 4 - 77
図 4 - 78
図 4 - 79

幾何学的変化を示す手根骨

手根骨は８つの骨の集合体であり，**そのうち７つが手根骨塊**とよばれる**幾何学的適合に参加**している．30数年前から，手根骨はもはや単一の一枚岩ではない．現在，その構造が，複雑な要素の運動に影響を与えていることが知られている．手根骨は**クルミが入った袋**のように考えられ（図4-80），手関節運動に拘束されながらも変形する．しかし，これらの動きは，真のクルミのように不確定ではない．これらは**秩序立って論理的**であり，**それぞれの骨の形状**は運動の作用によって規定され，**靱帯**はこれらの骨を結合し，その運動を方向づけている．

外転−内転

形状の変化が最も顕著であるのは，外転−内転の運動時である．正面X線像による周到な研究によってこれを証明できる．

外転時（図4-81），手根骨は有頭骨の頭部のレベルにある中心の周りを一体となって回転し，近位列は近位尺側へ移動し（矢印1），その結果，月状骨の半分が尺骨頭下に移動し，三角骨は下降して間隙を増大させる．この転位は，内側側副靱帯I，とりわけ三角骨の包帯Fの緊張によって阻止され，三角骨と月状骨をブロックする歯止めに変化させている．継続される外転で，遠位列のみの運動が続行される．

- **大菱形骨と小菱形骨**は上昇し（矢印2），これが大菱形骨と橈骨間の有効間隙を減少させる．大菱形骨2と橈骨3間で固定された舟状骨は，その高さを失い，橈骨手根関節内で屈曲fによって横たわる（p.179，図4-83）．一方，手根中央関節では伸展を生じるe．
- *有頭骨*は下降し（矢印4），これが**月状骨**に提供されている有効間隙を増大させ，掌側のブレーキによって引き止められている月状骨は，また橈骨手根関節内で屈曲fによって，その厚さを最も大きくしながら背側へ傾斜しうる（p.179，図4-84）．同時に，有

頭骨は手根中央関節で伸展位になる．舟状骨の高さの減少は，有頭骨と有鉤骨の近位列下の相対的滑走を可能にする（赤の矢印）．3つの靱帯によって保持されている三角骨は，有鉤骨の斜面上を有頭骨の頭部に向かって登っていく．手根骨群の相対的運動は打ち消され，したがって全体は，**外転位で錠をかけたブロック**（*close-packed position*）を形成している．

内転時（図4-82），手根骨は一体となって回転するが，今度は近位列は遠位橈側へ転位し，月状骨はすべて橈骨下に移動する．一方，大菱形骨と小菱形骨は下降して（矢印1），舟状骨に残されている有効間隙を増大させる．舟状大菱形骨靱帯によって遠位へ引っ張られている舟状骨は，橈骨手根関節内で伸展位eへ引き戻され（p.179，図4-86），これが高さを獲得させ，橈骨下に空いた間隙を埋めている．同時に，大菱形骨は手根中央関節において屈曲位fで舟状骨下を滑走する．舟状骨の下降（矢印2）が外側側副靱帯Eによって阻止されると，内転は遠位列で継続し，近位列に対して相対的な滑走を生じる（赤の矢印）．有頭骨の頭部は舟状骨の凹面にはまり込み，月状骨は有頭骨の頭部上を滑走し有鉤骨に接触するようになり，三角骨は有鉤骨の斜面を下降する．同時に，三角骨は挙上して（矢印3），尺骨頭（矢印4）に衝突するようになり，三角靱帯を介して制動装置を形成する．このように前腕からの力を手の2つの内部列へ伝達している．有頭骨は挙上して（矢印5），月状骨に提供されていた有効間隙を減少させ，月状骨は，その掌側ブレーキの緩みのおかげで，橈骨手根関節内において伸展位eで掌側へ傾斜することができ（p.179，図4-85），その厚さを最も薄くしながら，一方，有頭骨は手根中央関節で屈曲位fになる．ここでもまた，手根骨群のすべての相対的運動は打ち消され，全体は，**内転位で錠をかけたブロック**（*close-packed position*）を形成している．

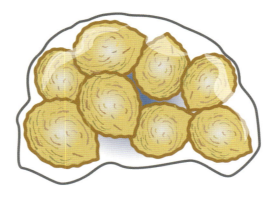

図 4-80

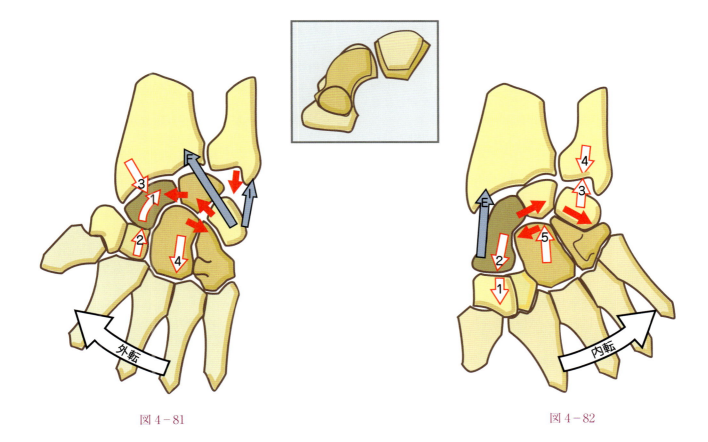

図 4-81　　　　　　　　　　　　　　　　　　　　　　　　図 4-82

近位列の力学

舟状骨と月状骨の外転位（濃い色）と内転位（明るい色）の断面像を比較してみれば（p.177 中央のシェーマ），それぞれの骨が逆の変化を受けていることがわかる．外転位では，舟状骨は低下し，X線上で環状（英語の *ring*）を呈し，月状骨は表面が拡大する．内転位では，逆になる．この形状変化は手関節の2つの関節の屈曲-伸展運動によっている．

- **外転位では**（図 4-83, 84），橈骨手根関節の屈曲は，手根中央関節の伸展によって代償される．
- **内転位では**（図 4-85, 86），逆に，橈骨手根関節の伸展が，手根中央関節の屈曲によって代償される．

論理的，相互的には，次のように言うことができる．

- 手関節の屈曲は，**橈骨手根関節の外転と手根中央関節の内転**を伴っている．
- 手関節の伸展は，**橈骨手根関節の内転と手根中央関節の外転**を伴っている．

したがって，Henke によって記載された機序が確認されるのがわかる．

*有鉤骨の上極*の形状と位置に関しては，統計学的な X線研究では，ほとんどの場合（71%），この骨は関節小面を呈して持続的に月状骨と接触し（図 4-87），圧力をうまく伝達している．一方，少数例では（29%），その上極はとがっており（図 4-88），内転時にしか*月状骨*と接触するようにならない．

米国人たちが提唱した用語である **DISI** と **VISI** という*難しい問題*を理解するために，私は「3人の相棒の比喩」を提案する．

このたとえ話では，手根骨近位列の3つの主要な骨である舟状骨 S，月状骨 L，三角骨 S は互いに腕を組み合っているため，けっして離れることがない3人の「仲間」として擬人化されている…（図 A〜D）これら「3人の相棒」はステファン（S），ローラン（L），トム（T）であり，原則として腕によって S と L，L と T がつながっており，たとえば，以下のように共通の挙動で運動する．

- 3人一緒に*胴体を前方へ傾斜*させて会釈する（図 A）．
- *上半身を後方へ傾斜*させて空を見上げる（図 B）．

これは，まさしく近位列の3つの骨が同一方向へ転位する場合である．

われらの相棒がひっくり返されることもある．これは，3人のうち2人を引き離しうる．たとえば，ローランからステファンを，あるいはトムからローランを…そのとき，彼らの動きはもはや連携していない．

1- S と L が**舟状月状靱帯断裂**（前頁を参照）の後に分離したとき，両骨間の連携はもはや確保されない．われらの3人の相棒（図 C）では，ローランとトムはなお前方へ傾けるが，ステファンは後方へ残る．解剖に戻れば，側面 X線像で，舟状骨が「水平に」なっているのがわかる．舟状骨が「倒れている」のに対して，月状骨は前方へ向かって傾斜している．つまり，**橈骨手根関節の伸展**と手根中央関節の屈曲を呈している．これが，英語圏で表現されている，ディージーと発音する…DISI（Dorsal Intercalated Segment Instability，近位手根列背側回転型手根不安定症）であり，背側傾斜は*伸展*，挿入された部分は*月状骨*を意味している．DISI という用語を一見して理解し難くしているのは，その不適切な命名である．3人の相棒の比喩のおかげで，この用語は理解できるようになった…

2- L と T が分離するとき（図の2番目の例）は，**月状三角靱帯断裂**による…このときは逆のことがおこる．月状骨と三角骨は分離状態になる．ローランは，もはやトムに腕をかさない…（図 D）．その結果，ステファンとローランは後方へ傾くが，トムは前方へ傾くことになる．手根骨では，これが**橈骨手根関節における舟状骨と月状骨の屈曲**，そして手根中央関節の伸展に相当している．一方，**月状骨との連結を喪失した三角骨は有鉤骨に向かって前方へ滑り，橈骨手根関節において伸展位を呈する．英語圏では，屈曲位の**月状骨**（橈骨手根関節における屈曲であることに注意）がヴィージーと発音する…頭字語 VISI（Vorsal Intercalated Segment Instability，近位手根列掌側回転型手根不安定症）であり，掌側傾斜は屈曲を意味し，挿入された部分は*月状骨*を意味している．

「3人の相棒の比喩」が，読者に DISI VISI の表現を理解させ，記憶に刻まれることを期待している．

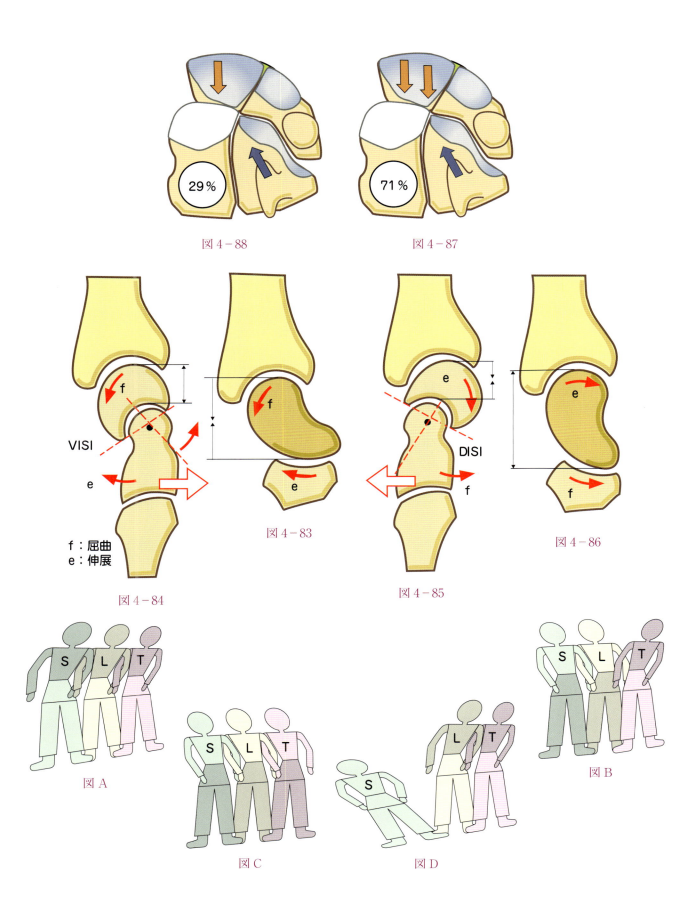

図4-88　図4-87

f：屈曲
e：伸展

図4-84　図4-83　図4-85　図4-86

図A　図C　図D　図B

179

挿入された部分

　手根骨の近位列は，事実上，単一のブロックと考えられていた遠位列よりも大きな可動性を有している．実際，近位列は，橈骨関節窩と遠位列の間に挿入されており，そこから英語圏の研究者が *intercalated segment*（挿入された部分）と名づけた．この列（図 4-89：正面像）には，いかなる筋も付着しておらず，したがって，均衡のとれた隣接する 2 つの部分が伝達する圧力のみがかかっており，単に骨間靫帯のみで維持されている．一体であると考えると，これが遠位列と橈骨関節窩の間に圧縮されるとき，これら 3 つの骨は橈骨手根関節において屈曲位に傾く．これは掌側骨間靫帯（黄色の両矢印）と背側骨間靫帯（青色の両矢印）に緊張を及ぼす（図 4-90：側面像）．他方，これらは橈側では舟状月状骨靫帯，尺側では三角月状骨靫帯によって互いに結合しており，これら 3 つの骨は正確に同一の傾斜運動を生じるわけではない．

・舟状骨は月状骨ほど屈曲位ではなく横たわり，有頭骨の頭部上で軽度の回内運動（青の矢印）を生じる（図 4-89）．
・三角骨は*有鉤骨*の上関節小面の上を螺旋運動で滑走し，同様に軽度の回外運動を生じる（図 4-93：青の矢印）．

　この運動において，*三角骨*はその掌側靫帯によって制御されている（図 4-91）．

・Poirier 腔の遠位 V の内側枝，有頭三角骨靫帯 1
・三角有頭骨靫帯 2
・有鉤三角骨靫帯 3

なお，主として**三角骨の包帯**（Kuhlmann）によって制御されている次のものが区別される．

・掌側線維束 4
・背側線維束 5（橈骨は除去されていると仮定）

　この包帯は*有鉤骨*に対して螺子止め運動を可能にしており（図 4-92：側面像，有頭骨は除去されていると仮定），同時に，屈曲と回外を伴っている（青の矢印）．

　この運動は，内転時によりいっそう明らかとなり（図 4-93），三角骨はその掌側靫帯，とくに Poirier 腔の V の内側枝（赤の矢印）によって回外位へ引き寄せられる．同時に（図 4-82，p.177 参照），尺骨頭と三角骨の距離は減少し―これは尺側の有効距離の減少であり―，同様に，尺側偏位時の*三角骨*と*有鉤骨*間に残された有効間隙も減少する．全体として，尺側の手根骨の高さは減少することがわかる．

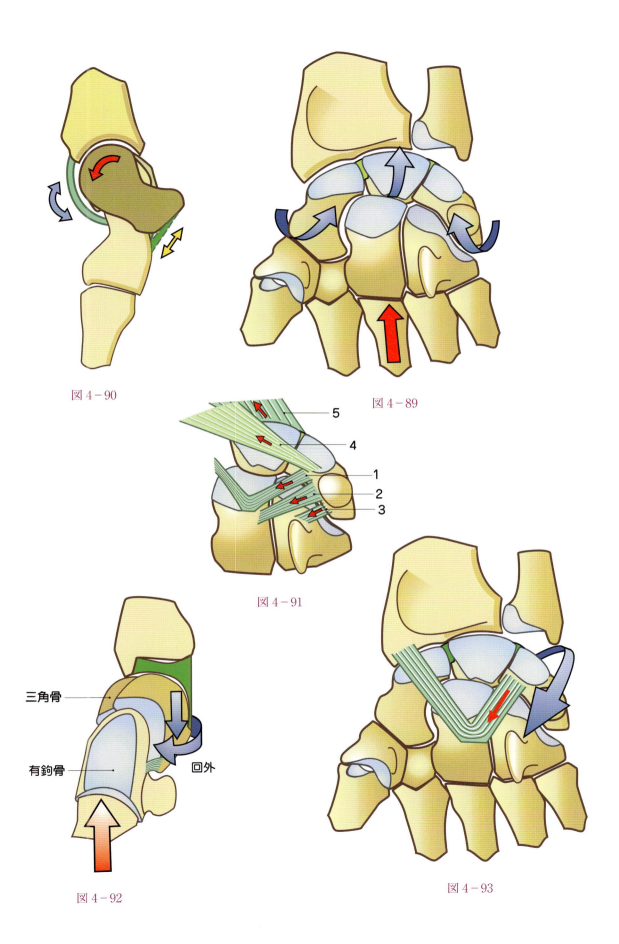

図 4-90

図 4-89

図 4-91

三角骨
有鈎骨
回外

図 4-92

図 4-93

第4章　手関節

内転–外転の力学

　外転運動のとき（図 4-94），正面 X 線像は，手根骨塊が前腕関節窩の下を，ほぼ月状骨と有頭骨の間にある回旋中心（星印）の周りを回転するのを示している．有頭骨は橈側へ傾斜し，月状骨（濃い色）は尺側へ移動し，橈尺関節の直下に位置するようになる．橈側では，舟状骨が屈曲位に傾き，その高さを喪失する．舟状骨は橈骨下に沈下し，その結節が**環状像**（英語の *ring*）を呈するのが見える．この回旋は，実際上，変化する軸の周りで行われる．軸は軽度転位する．というのは，全体として手根骨が軽度橈側へ移動するのをみることができるからで，それは舟状骨が橈骨茎状突起に衝突するまでで，尺骨茎状突起より遠位である．したがって，外転は内転よりも制限されている．尺側では，三角骨が尺骨頭から 15 mm 遠ざかる．第 3 中手骨の軸で測定された**可動域**は **15°** である．

　内転運動のとき（図 4-95），有頭骨は尺側へ傾斜し，月状骨（濃い色）は橈側へ向かい，橈骨関節窩の月状骨窩内に完全に入り込む．一方，三角骨は尺骨にほとんど接触するまで上昇する．同時に，舟状骨は伸展位に伸ばされ，高さが最大になるが，環状像は消失する．*有鈎骨* の尖った近位部は月状骨と接触するようになる．手根骨塊は橈骨下の中心に留まっている．第 3 中手骨の軸で測定されたこの可動域は **30〜45°** である．

　手根中央関節はこれらの運動に関与している（図 4-96, 97：正面像のシェーマ）．

・一面では，これは内転–外転運動の座である．全体で 15° の外転のうち 8° 分だけ関与し，全体で 45° の内転のうち 15° 分だけ関与しており，その結果，Sterling Bunnell による内転–外転全体の可動域は 23° になる．同じ著者によれば，橈骨手根関節と手根中央関節の可動域はほぼ等しい．

・他方面では，2 つの列は，手根骨の長軸の周りの捻転の複雑な運動に互いを駆り立てている．

　- 外転時（図 4-96），近位列が**回内–屈曲**位に回転する（矢印 PF）のに対して，遠位列は前者を均衡する**回外–伸展**の逆の転位（矢印 SE）を起こす．近位列の運動は舟状骨を軽度掌側へ進め，橈骨茎状突起への接触を逃れさせるか，あるいは少なくとも遅延させる．これが，外転可動域を少し増加させている．

　- 内転時（図 4-97），運動は逆になる．近位列は**回外–伸展**位（矢印 SE）に回転するのに対して，遠位列は近位列の転位を打ち消す**回内–屈曲**運動を起こす（矢印 PF）．

　可動域が小さいこれらの運動は，極端な肢位で撮影された X 線像のきわめて綿密な解析によってしか明らかにできない．

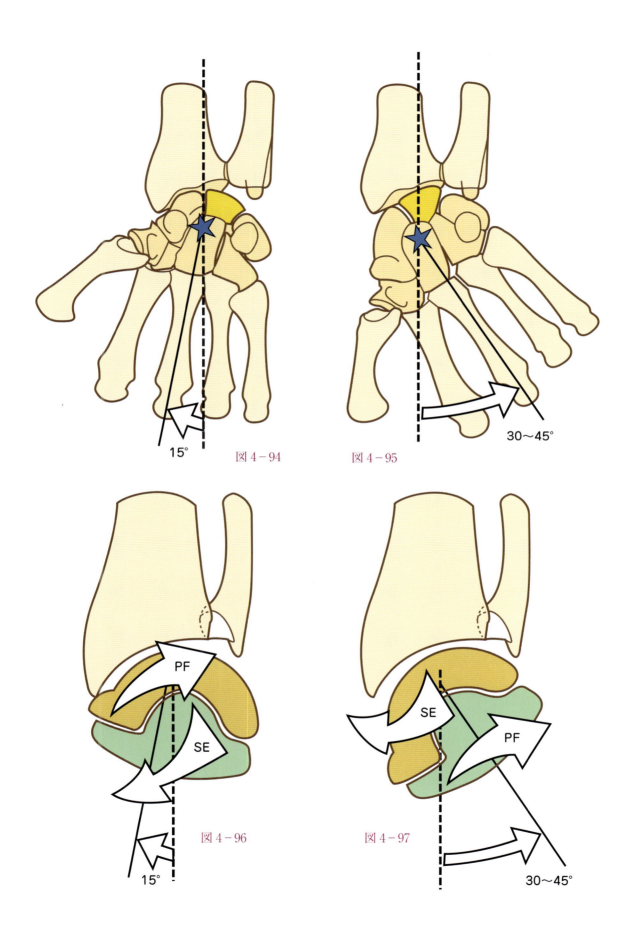

図 4−94　図 4−95

図 4−96　図 4−97

第4章　手関節

屈曲-伸展の力学

　既述のことすべてに照らしてみると，橈骨手根関節と手根中央関節の作用が，手関節の運動のすべてのタイプで**相互依存**していることは明らかのように思われる．

　屈曲-伸展の**基本肢位**において（図4-98：側面像のシェーマ）：橈骨 **1**，月状骨 **2**，有頭骨 **3** と第3中手骨 **4** は**完全に橈骨の長軸上に並んでいる**．橈骨関節窩縁は，掌側より背側で，より遠位へ下がっている．

　次の2つのシェーマでは，2つの関節間の**仕事の分配**を評価できる．

- **屈曲**時（図4-99），最も大きな可動域を展開するのは橈骨手根関節であり，それは50°になるのに対して手根中央関節は35°である．
- **伸展**時（図4-100），分配は，橈骨の後縁がより早期に例外なく手根骨に衝突するために逆転する．手根中央関節は50°に及ぶが，橈骨手根関節は35°にしかならない．

　したがって，それぞれの関節の総可動域は同一で85°であるが，最大可動域の方向は逆になる．このことを思い起こすためには，橈骨手根関節の伸展のとき後縁がより遠位に位置しているために，より早期に制限されることに留意すれば十分である．

Henke のメカニズム

　手関節の運動を説明するために，ドイツの解剖学者 Henke は，最近の研究によって確認される必要があると思われる理論を提唱している．生体力学的に，基本平面には，いかなる軸も実際には含まれておらず，いかなる軸も安定ではなく，すべての**軸は変化する**ことを思い起こすべきである．

　Henke は，**手関節の2つの斜めの軸**をこのように（図4-101）決定している．

- **近位軸 1**（赤）は，**橈骨手根関節**のもので，背側から掌側へ，橈側から尺側へ斜走している．
- **遠位軸 2**（青）は，**手根中央関節**のもので，背側から掌側へ，尺側から橈側へ斜走している．

　これは，屈曲-伸展運動は常に他の要素を合併していることを説明している．たとえば，回内または回外の長軸回旋の要素は，互いに相殺する要素である．

- **屈曲**（図4-102：前内側の透視図）では，近位列は回内位に回転し，これが**屈曲/外転/回内**の混合運動を生じ，一方，遠位列は回外位に回転し，これが**屈曲/内転/回外**の混合運動を生じる．屈曲の要素は加重されるのに対して，内転/外転と回内/回外の要素は相殺される．靭帯が短縮（r）したり，伸張（a）したりするのがわかる．
- **伸展**（図4-103：同じ透視図）では，近位列は回外位に回転し，これが**伸展/内転/回外**の混合運動を生じ，一方，遠位列は回内位に回転し，これが**伸展/外転/回内**の混合運動を生じる．ここでもまた，伸展の要素は加重されるのに対して，内転/外転と回内/回外の要素は相殺される．同様に，靭帯の短縮（r）や伸張（a）がわかる．

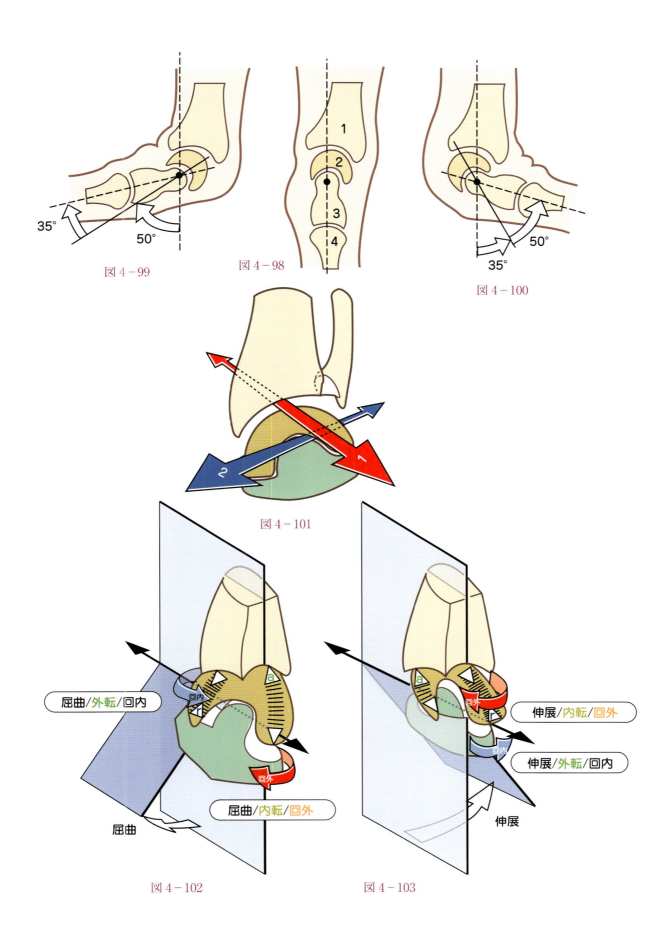

図4-99　図4-98　図4-100

図4-101

図4-102　図4-103

185

回内－回外の連携の伝達

自在継手と考えられる手関節

手関節を，屈曲-伸展と外転-内転の運動だけ起こる関節と考えるのは大きな誤りであり，回内-回外の動力筋群によって**前腕に生じた内外旋の手への伝達**の役割が無視されている．この誤りはよくみられる．というのは，屈曲-伸展と外転-内転の可動域しか測定されず，**回内-回外の可動域**と，とりわけ**抵抗に対する手の回旋力**はめったに測定されないからである．

2つの軸をもっている手関節は，したがって**機械的に自在継手**（英語圏の研究者では *universal joint*）**と考えられる**べきである．実際，ルネサンス時代のイタリアの数学者，Gerolamo Cardano（1501～1576）はこのタイプの関節の発明者であり，舟の横揺れや縦揺れが影響しないように，羅針盤をぶら下げる器具を工夫して初めて役立てたが，これは現在でも普通に使用されている．とくに自動車の構造において，互いに直線的につながっていない2つの軸の間の回旋の連携，たとえば，モーターと，舵輪，駆動輪が一緒である前輪との間の伝達に利用されている．

この関節は**2つの軸**を伴っており（図4-104），横木（囲み図）の中に具現化されている．第1の軸の回旋（赤の矢印）を，2つの軸で形成される角度がどんな角度であろうとも（実際は2つの軸間の角度が45°以上になると回旋の伝達が困難になり，90°では不可能にさえなる）第2の軸（青の矢印）へ伝達することができる．これは，まさに手関節の役割であり（図4-105），これは具現化された横木を含まないが，橈骨手根関節と手根中央関節の2つの連続する関節は，回旋力下で脱臼の危険にさらされている．

これは，**きわめてわずかしかはめ込まれていない顆タ**イプの橈骨手根関節の場合であって（図4-106），そこでは手根骨顆は容易に橈骨関節窩を逸脱できる（青と赤の矢印）．

どのようにして，回内-回外の動力（図4-105）が，このような状況で手に伝達され，抵抗（青の矢印）に対して手関節を回転させ，あるいは螺子を締めたり緩めたりすることができるのであろうか？

前腕の2つの骨と手根骨を結合したり，手根骨同士を結合している靱帯の役割が，即座に思い起こされる．

- **手根骨の掌側面では**（図4-107），全体の方向が近位橈側へ斜走している靱帯群は，手根骨を回外位に引き連れ，あるいは抵抗による手根骨の他動的回内に対抗するようになる．

- **手根骨の背側面では**（図4-108），逆に斜走する靱帯群の配列は，他動的回外に対抗し，手根骨を回内位に引き連れるようになる．

手根骨の骨間靱帯（図4-109）は，回内と回外位の脱臼に対抗する．これは，とくに近位列に関して真実であり（図4-110，111：近位からの図），そこではどのようにこれらの靱帯が，回内位（図4-110）と回外位（図4-111）の際に，遠位列に対する月状骨や舟状骨の転位に対抗しているかがわかる．

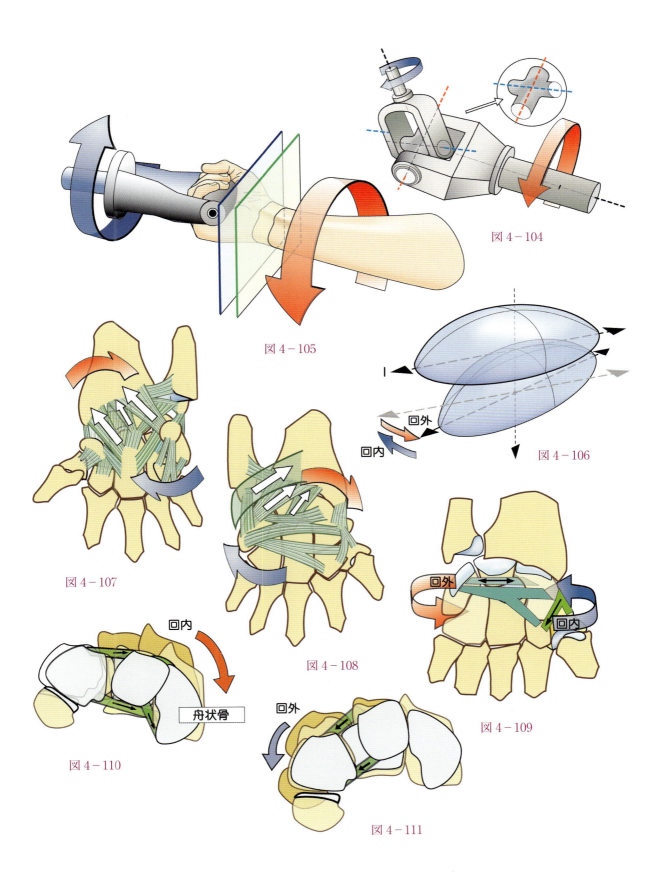

図 4-104

図 4-105

図 4-107

図 4-106

図 4-108

図 4-109

舟状骨

図 4-110

図 4-111

第4章　手関節

回内–回外強制下の手関節の5 mm間隔のCTスライスを，屈筋群の収縮の有無で検討した研究（A. Kapandji, 1991）で，手根骨塊を束ね，回内–回外の連携の伝達を確保するのには靱帯だけでは不十分であることが証明されている．橈尺骨の遠位端，手根骨の近位列，遠位列，および中手骨のレベルでの**一連のスライス**から，骨とその方向の変化の評価が可能である．

第1のシリーズでは，**手掌が他動的に固定されている**とき，被験者が回内–回外の力を作用させて評価する．前腕レベル（図4-112）で橈骨手根関節の「**派生した回旋**」は47° 30′であるのに対して，中手骨のレベル（図4-113）では4° 30′であった．屈筋群の収縮なしで，前腕と手の間に派生した回旋は，したがって47° 30′ − 4° 30′，つまり**43°**である．

第2のシリーズでは，屈筋群の作用によって**手で固定した横木を力強く握り**ながら，被験者が回内–回外の同様の力を作用させて評価する．手関節のレベル（図4-114）で派生した回旋は25°であるのに対して，中手骨のレベル（図4-115）では17°であった．前腕と手の間に**派生した回旋**は，25° − 17°，つまり**8°**にしかならない．

したがって，屈筋群の抵抗に対する収縮は，43°から8°に減少させた．つまり靱帯の作用だけで起こるものを**1/5に減少**させたことになる．

遠位橈尺関節のレベルでは，束縛のない回内–回外位での脱臼傾向（図4-116）は，力を増強させ抵抗を加えた回内–回外（図4-117）で増大する．

近位列のレベルでは，抵抗を加えた回内–回外（図4-118）は30°の回旋を生じる．これはまた，近位列の掌側凹面を7°変化させる（図4-119）．

CT撮像法の開発に伴って，より進歩した4Dによる研究は回内–回外強制下での手関節内部の変化をきっとより詳細に明らかにすることであろう．しかしながら，現在1つのことは確かである．**手関節全体の連動を確実にするのは，とくに屈筋群の筋収縮である**．実際，腱による**手関節の真の取り囲み**（図4-120：掌側図，図4-121：背側図）のおかげで，それなしでは回内–回外運動の連携の伝達が作用できない複雑な手関節に対して，筋群は**クラッチ効果**を生じている．

*尺側手根伸筋*の同時収縮（図4-122：右遠位橈尺関節を遠位側から見た図）は，輪状靱帯のひもを後退させて好ましい役割を果たし，これが近位列や遠位橈尺関節の連動を増強させる．

もう1つの興味ある結論は，**このメカニズムは生きた人間でしか研究できない**ことである．というのは，筋収縮が手関節の連動に不可欠だからである．

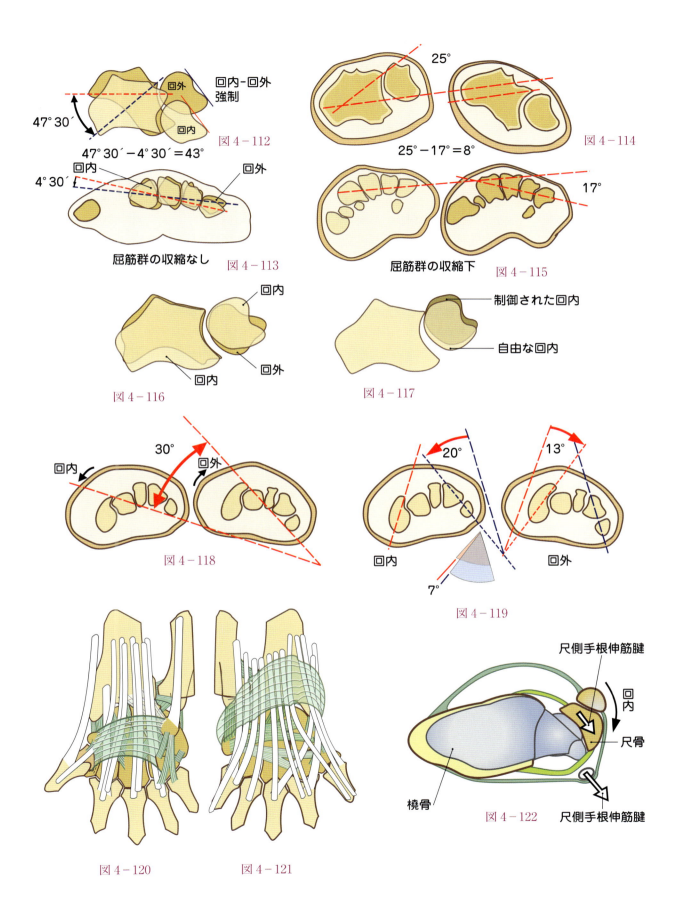

外傷性の病態に関する知識

このCTスライス（図4-123）は，*有頭骨*の頭部のレベルのもので，橈側で舟状骨に，尺側で*有鉤骨*の近位の延長部に取り囲まれており，その上に*三角骨*がもたれ掛かり，豆状骨とともに手関節の回内または回外に従って真の手根管の凹面を形成している．これは，手根管の両端が3mm近づき（47mmから44mmになる），舟状有頭骨間関節裂隙が2°，有鉤三角骨間関節裂隙が7°背側で開大するため，回内位よりも回外位でより顕著である．

この凹面は，**屈筋支帯（緑色）の緊張**と掌側骨間靱帯によって維持されている（図4-124）．手根管症候群の治療のために（図4-125），屈筋腱に**人体で最も強力なプー**リーを構成しているこの靱帯が切離されると，手根管の両端は3〜5mm離開し，掌側骨間靱帯（図4-126）が唯一，手根管の凹面の扁平化に対抗するようになる（黒の矢印）．したがって，単純な切離よりも屈筋支帯の拡大形成を行うべきである．

手関節は**最も外傷にさらされる**関節で，一般に外転，伸展位での転倒によるものが多い．**外転強制**は，2つの因子によって制限されている．三角骨と橈骨茎状突起に付着している靱帯の抵抗である．橈骨関節窩に対する舟状骨の位置に従って，骨折部位は，**橈骨遠位端**がブロックで骨折する（図4-127）か，橈骨茎状突起に対して**舟状骨**がその中央部で骨折する（図4-128）．その他の状況で骨折するのは**橈骨茎状突起**で，しばしば舟状月状骨靱帯（図示されていない）の断裂を伴っているが，系統的に探索しなければ気づかれないで看過されうる．伸展の成分が背側へ転位する橈骨遠位端のブロックの骨折に関与している（図4-129：矢状断面）．この外傷は橈骨から**背尺側の第3骨片**をしばしば生じ（図4-130：横断面），これはまた，遠位橈尺関節を障害する．他の状況では，伸展運動は*有頭骨*の掌側靱帯を破綻させ（図4-131），あるべきところに残った月状骨の背側へ脱臼するようになり，**手根骨の月状骨背側への脱臼**を生じる．しかしこの脱臼は（図4-132），月状骨の後角を圧迫し，背側靱帯を破綻させ（図4-133），掌側に月状骨を脱臼させうる．月状骨は，そこで自身が180°回転し，掌側で手根骨内の正中神経を障害するようになる．一方，*有頭骨*の頭部は橈骨関節窩の月状骨の場所を占めるようになる．これが，**手根骨の月状骨周囲脱臼**であり，X線診断は，正確な側面像とりわけ斜位像がなければきわめて困難である．

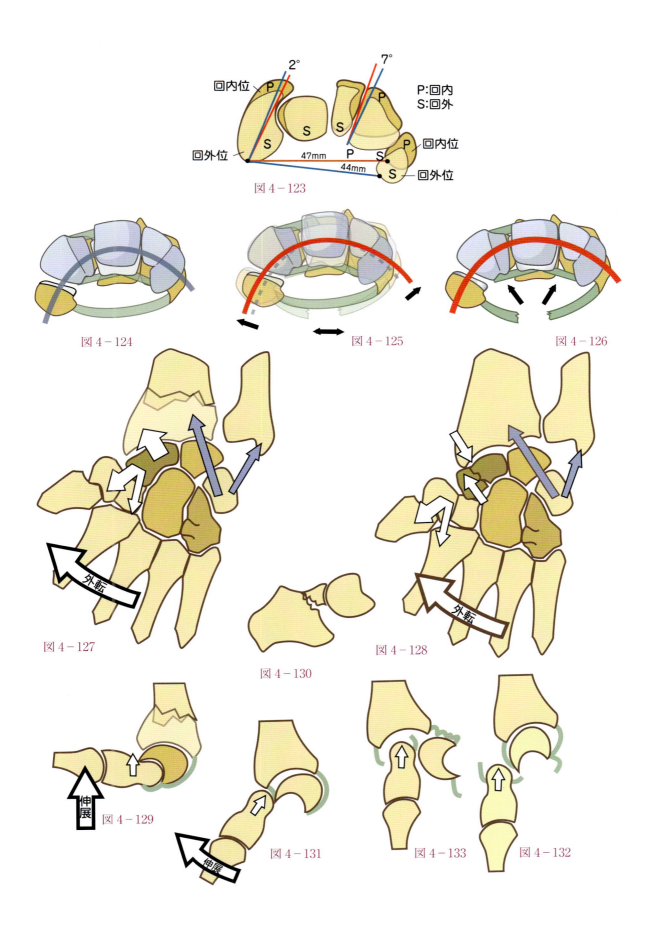

図 4-123

図 4-124

図 4-125

図 4-126

図 4-127

図 4-128

図 4-130

図 4-129

図 4-131

図 4-133

図 4-132

手関節の動力筋

手関節の動力筋の腱は，前述したように，手関節の真の囲みを構成している．これらは，指の外在筋群と手関節の動力筋群で，*尺側手根屈筋*のみが手根骨近位列の1つ，すなわち豆状骨に付着している．

手関節の掌側図（図4-134）では，次の腱が見られる．
- *橈側手根屈筋* 1 は，特別の管を走行し，手関節の屈筋支帯の下で手根管から離れた後，第2中手骨基部の掌側面に付着しており，副次的には大菱形骨や第3中手骨基部に付着している．
- *長掌筋* 2 は，それほど強力ではなく，その垂直方向の線維は，手関節の屈筋支帯の横方向の線維と織りあい，手掌の皮膚の深層へ付着する4つの前腱性の線維束を送っている．
- *尺側手根屈筋* 3 は，尺骨茎状突起の掌側を通過した後，豆状骨の上極に付着しており，副次的には屈筋支帯，有鉤骨，第4，第5中手骨などに付着している．

手関節の背側図（図4-135）では，次の腱を区別できる．
- *尺側手根伸筋* 4 は，きわめて強靱な線維鞘の中，尺骨茎状突起の背側を通過した後，第5中手骨基部の背側面に付着している．
- *短* 5，*長* 6，2つの**橈側手根伸筋**は，解剖学的たばこ窩の背側部分を走行した後，*長橈側手根伸筋* 6 は第3中手骨基部に，*短橈側手根伸筋* 5 は第2中手骨基部に付着している．

手関節の尺側から見た図（図4-136）では，以下の腱が見られる．
- *尺側手根屈筋* 3 は，豆状骨が構成するてこの腕によって，手根骨に対する効力が増大する．
- *尺側手根伸筋* 4．

これら2つの腱は，尺骨茎状突起を取り囲んでいる．

手関節の橈側から見た図（図4-137）では，以下の腱がみられる．
- *長橈側手根伸筋* 6 と *短橈側手根伸筋* 5．
- *長母指外転筋* 7 は，第1中手骨基部の橈側部に付着している．
- *短母指伸筋* 8 は，母指の基節骨基部の背側面に付着している．
- *長母指伸筋* 9 は，母指の末節骨の背側面に終止している．

橈側の筋（*橈側手根伸筋*）と母指の長い筋（長母指屈筋，短母指伸筋，長母指伸筋，長母指外転筋の4つ）が，橈骨茎状突起を取り囲んでいる．長母指伸筋腱は**解剖学的たばこ窩**の後縁を形成している．長母指外転筋と短母指伸筋腱が前縁を形成している．

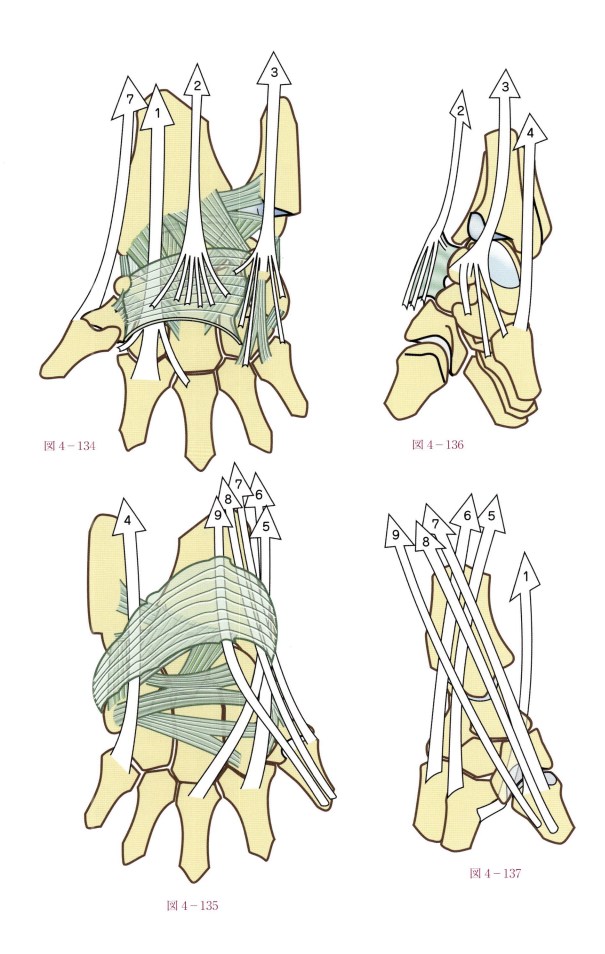

図 4-134

図 4-136

図 4-135

図 4-137

手関節の動力筋群の作用

　手関節の動力筋群は，手関節の2つの軸によって機能的に定義された**4つのグループ**に分類される（図4-138：横断面）．

- ・**屈曲−伸展の軸 AA′**（赤の矢印）
- ・**内転−外転の軸 BB′**（青の矢印）

　このシェーマは，手関節の近位部を示しており，したがって B は掌側，B′ は背側，A′ は橈側，A は尺側になっている．腱は手関節の動力筋群と指の動力筋群を示している．図中の番号は，手関節の背側からのシェーマ（図4-139）と同一である．

　第1のグループは，掌尺側1/4に含まれている：*尺側手根屈筋*（flexor carpi ulnaris：FCU）**1**は，軸 AA′ の掌側にあって手関節の屈筋であると同時に，その広がりによって手根骨に対する第5中手骨の屈筋であり，軸 BB′ の尺側にあることから手の内転筋でもある．バイオリンを弾く左手は屈曲−内転の1例である（図5-285, p.325）．

　第2のグループは，背尺側1/4に含まれている：*尺側手根伸筋*（extensor carpi ulnaris：ECU）**6**と**固有小指伸筋腱14**は，軸 AA′ の背側にあって手関節の伸筋であると同時に，軸 BB′ の尺側にあることから手の内転筋でもある．

　第3のグループは，掌橈側1/4に含まれている：*橈側手根屈筋*（flexor carpi radialis：FCR）**2**と*長掌筋*（palmaris longus：PL）**3**は，軸 AA′ の掌側にあって手関節の屈筋であり，軸 BB′ の橈側にあることから外転筋でもある．橈骨骨端の背側面上には，4本の**総指伸筋腱8**と**固有示指伸筋腱15**がみられる．

　第4のグループは，背橈側1/4に含まれている：*長橈側手根伸筋*（extensor carpi radialis longus：ECRL）**4**と*短橈側手根伸筋*（extensor carpi radialis brevis：ECRB）**5**は，軸 AA′ の背側にあって手関節の伸筋であり，軸 BB′ の橈側にあることから手の外転筋でもある．手関節外側縁の橈骨茎状突起上には，**長母指外筋腱9**と**固有母指伸筋腱10**がみられる．

　この理論に従うと，手関節のいかなる動力筋群も純粋な作用をもっていない．このことは，純粋な作用を得るためには，常に2つのグループを同時に働かせて1つの要素を打ち消す必要があることを意味している．これが拮抗−共同作用の1例である．

- ・屈曲：第1（FCU）と第3グループ（FCR＋PL）
- ・伸展：第2（ECU）と第4グループ（ECRL＋ECRB）
- ・内転：第1（FCU）と第2グループ（ECU）
- ・外転：第3（PL）と第4グループ（ECRL＋ECRB）

このように，4つの基本的平面内で運動が定義されるが，**手関節の自然な運動は斜めの平面内で行われる**．

- ・屈曲−内転
- ・伸展−外転

そのほか，**Duchenne de Boulogne**（1867）の電気刺激の研究は次の事項を示している．

- ・*長橈側手根伸筋*4のみが伸展−外転筋である．*短橈側手根伸筋*はもっぱら伸筋であり，生理的に重要である．
- ・*長掌筋*はもっぱら屈筋である．*橈側手根屈筋*は，またもっぱら屈筋である．さらに，これは手根骨に対して第2中手骨を屈曲し，手を回内位にもってくる．*橈側手根屈筋*単独の収縮は，したがって，外転筋としてではなく，橈側傾斜において収縮する．これは外転に必須の動力筋である*長橈側手根伸筋*の伸展要素に均衡するためである．
- ・浅指屈筋12，深指屈筋7，および関与はより少ないが長母指屈筋13など，指の動力筋群はある条件下で手関節を動かしうる．
- ・指の屈筋群は，指が完全屈曲する前に指の屈曲がブロックされなければ，手関節の屈筋にならない．

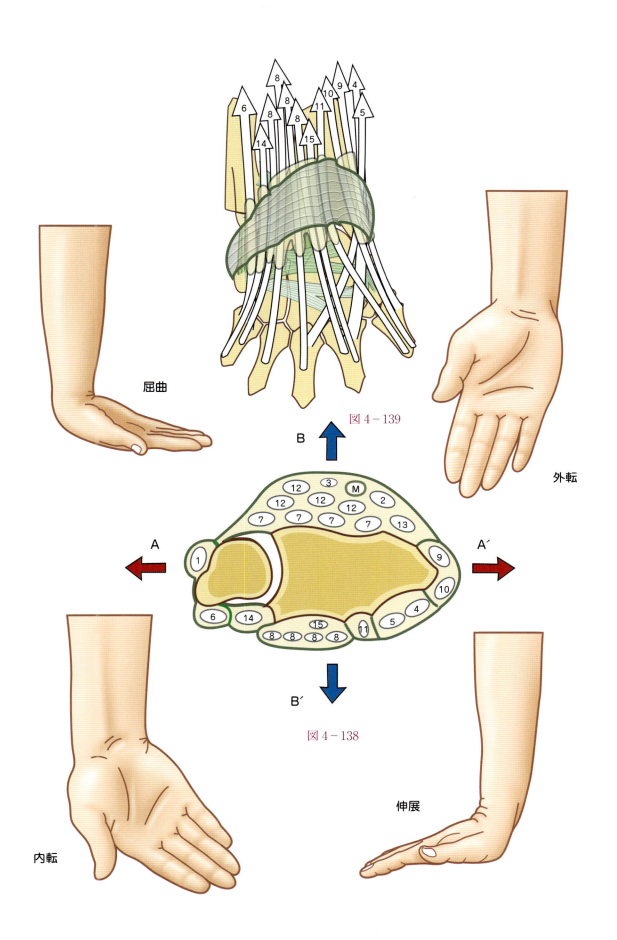

図 4-138
図 4-139

屈曲　外転　内転　伸展

第4章　手関節

　もし，手がたとえば瓶のような，かさのあるものをつかむとき，手関節の屈曲は指の屈曲によって補助されうる．

　同様に，拳が閉じているとき，指の伸筋群8は固有小指伸筋14と固有示指伸筋15によって手関節の伸展に参加する．

・**長母指外転筋**9と**短母指伸筋**10は，それらの作用が*尺側手根伸筋*によって相殺されなければ，手関節の外転筋となる．長母指外転筋の作用下での母指の単独外転は，尺側手根伸筋が同時に収縮するときにしか起こらない．したがって，*尺側手根伸筋*の共同作用は，母指の外転に不可欠である．この意味で，この筋は手関節の安定化因子ということができる．

・**長母指伸筋**11は，母指の伸展と背側伸展を起こすが，もし尺側手根屈筋が弛緩していれば，手関節の外転と伸展を生じうる．

・手関節の他の安定化因子である**長橈側手根伸筋**4は手の良肢位を維持するために不可欠である．その麻痺は持続する尺側偏位をきたす．

手関節の筋群の共同作用と安定化装置（図4-140）：手関節の伸筋群は指の屈筋群と共同する．

・a：手関節を伸展（背屈は不適当な用語）させるとき，指は自動的に屈曲する．この肢位で指を伸展するには随意的な力が必要である．

・さらに，屈筋群がその最大効力をもつのは，手関節伸展位である．というのは，屈筋腱が手関節の中間位と比較して短いからであり，さらにずっと，手関節屈曲位よりも短いからである．手関節屈曲位で握力計によって測定した指の屈曲力は伸展位の1/4である．

・手関節の屈筋群は指の伸筋群と共同する．

・b：手関節を屈曲させると指の基節は自動的に伸展する．そこで指を手のひらの中へ曲げるには随意的な力が必要であり，この屈曲は力が弱い．一方，指の屈筋群に緊張を加えると，手関節の屈曲が制限される．手関節の屈曲を10°獲得するには，指の弛緩だけで十分である．

　この繊細な筋の平衡は容易に破綻されうる．整復されていないコレーズ（Colles）骨折の変形は，前腕関節窩の方向を変化させるだけでなく，また手関節の伸筋群の相対的延長を起こし，指の屈曲力を低下させる．

　手関節の機能肢位（図4-141）は，指の筋群，とくに屈筋群の最大効力に関係している．この機能肢位は，次のように定義される．

・40〜45°の手関節軽度伸展（背屈）．

・15°の軽度尺屈（内転）

　手の把握機能に最適であるのは，この肢位である．

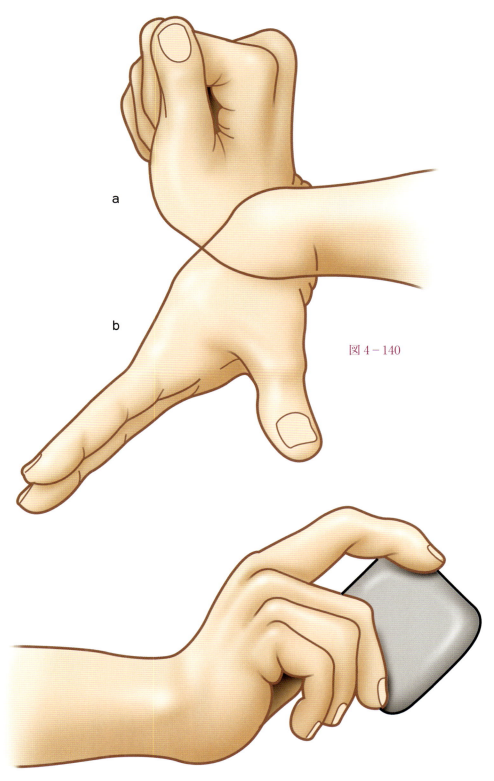

図 4 − 140

図 4 − 141

第5章

手

ヒトの手は，最良の道具であり，その本質的機能，つまり**把握**のおかげで，無数の作用を行うことができる.

伊勢エビのはさみから猿の手まで，この把握能力はみられるが，ヒトほどの完成度に到達しているものはない．これは，**母指のまったく固有な性質**によっており，母指は他のすべての指と対立ができる．**母指の対立**は，しばしば記述されているのとは違って，ヒトだけに限られたものではない．高等なサルでは対立が可能であるが，その可動域は決してヒトの母指には達しない．一方，ある種の四手を持つサルは，その名が示すとおり，4つの手に4つの母指をもっている．

生理学的観点から，手は上肢の効果末端であり，**論理的支持**を構成し，与えられた作用のため最適な位置におくことを可能にしている．しかしながら，手は単に実行の器官であるだけでなく，またきわめて鋭敏で正確な**感覚受容体**であり，そのデータは作用自身にとって不可欠

である．最後に，手が大脳皮質に厚さと距離の認識を与えることによって，視覚を訓練し，情報を制御し解釈することを可能にしている．**手がなければ，われわれの世界の視野は平坦で，凹凸のないものになるであろう.**

手は気分や感情を表現することもできる．この意味では，*顔の表情*のように，**国際的**したがって**普遍的**な利点をもつ**言語**である身振りによって実現される…

母指の対立性以上に考慮すべきものは，**手-脳の連携**である．脳は手を指揮するが，反対に手はヒトの脳を変化させる．したがって，手は脳と**解離しえない機能的連携**を形成しており，そこでは，互いの関係が緊密であるおかげでそれぞれ他方に反応する．ヒトは，最悪あるいは最良の意思で**自然を変化させ**，また地球上のすべての生きた種に対して無理強いする恐ろしい力をもっており，手の責任は重大である．

原注：この章の理解は，手の機械的模型の作製によって大いに容易になるであろう（巻末参照）

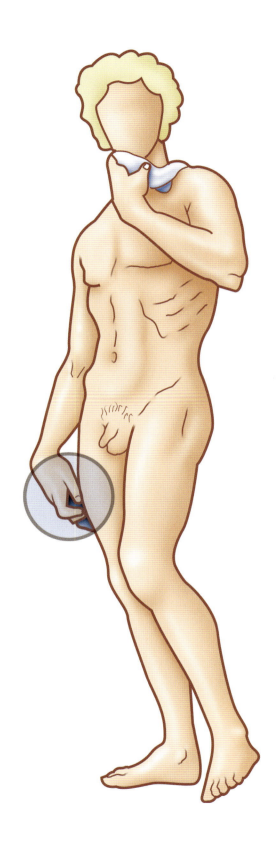

手の把握機能

この**把握**機能のためには，ヒトの手が，それ自身あるいは物の周りで，広く開いたり閉じたりできるような構造でなければならない.

手を大きく広げたとき（図5-1），掌側図では，**手掌** 1 がみられ，手関節 9 に続き，5つの指と関節でつながっている．この前面は掌側面ともよばれる.

手掌は中央が凹んでおり，多少とも，かさのある物をしまうことを可能にしている．手の凹みは**2つの隆起または突出部**によって側方を境界されている．橈側は，最もかさのある**母指球** 4で，母指の基部にある．尺側には，その名の示すとおり，より突出の小さい**小指球** 7 があって手の尺側縁 27 を形成しており，その遠位端には5つの指で最も小さい**小指**がついていて，4番目の指間ひだ 13 によって環指と区別されている．手掌には皺が走り，皺は個人によってさまざまで，これが語源学的に手のなかの占いである手相術という偽科学のもとになっている．俗には，皺の名称は2つの表記がある.

- **遠位手掌皮線** 2 または「知能線」は，最も遠位で手掌の内縁から始まる.
- **近位手掌皮線** 3 または「感情線」は，前者の近位に位置し，手掌の外縁から始まる.
- **母指球皮線** 5 または「生命線」は，最も近位にあり，内部に母指球を境界している．その対角線状の斜線は，**手掌の溝底**を浮き立たせている.
- それほど明確ではない，縦の小さな皮線が存在しており，内部に小指球を境界し，手掌を横方向に引き締めると明らかにできる．これが，**小指球皮線**または「運命線」で，4つのうちで最も不規則である．小指球の尺側縁で，短掌筋の収縮は小窩 8 を出現させる.

これらの皮線の記述は根拠のないことではない．手掌の重要な指標であり，深部の構造とつながっている線維索によって陥没が維持されており，そのおかげで，手掌は手のすべての肢位で凹面を保持している.

外科的側面では，これらの皺は深部構造の指標に役立つが，決してこれらと直交する皮膚切開をおくべきでない．さもなければ，索状瘢痕を形成し手の機能を制限することになる.

5つの指は，2つのグループに分類される．**長い4つの指と短い母指**である．長い4つの指は長さが異なる．最も長いものは，中央にあり，これが**中指**である．次いで，最も橈側の長い指である**示指**，次いで中指の尺側にある**環指**，そして最後に最も短く，最も尺側にある**小指**である．長い指はすべて**3つの掌側皮線**をもっており，3つの指節の直下を示している.

- **遠位指節皮線** 17 は，一般に1本で，関節裂隙の直上の皮膚に位置し，指腹 18 の近位を境界している．末節骨の背面は爪で覆われており，爪囲縁 37 で境界され，爪の基部と背側遠位指節皮線 36 との間にある爪母 38 がその起源である.
- **近位指節皮線** 14 は，常に2本あり，関節裂隙のレベルに位置し，中節骨 16 の近位を境界している.
- **手掌指節皮線** 12 は，1本あるいは2本あり，手掌と指の境界に位置し，関節裂隙より遠位で，基節骨 15 の近位を境界している.

これらの皮線は，手掌の皮線と同様，皮膚のつなぎ止めの機能をもっている.

短く，1本で近位にある**母指**は，手掌の**橈側縁の近位部**についている．**2つの指骨**しかないが，**中手骨** 32（図5-3）は他のものより可動性に富んでおり，第1中手骨は実際，指骨と同等の機能をもっている．2つの掌側皮線がある．**母指指節皮線** 23 は1本で，関節裂隙のやや近位にあり，末節骨近位と母指の指腹 22 とを境界している．**母指手掌指節皮線**は常に2本 20, 21 あり，その関節裂隙に対して近位にある．**母指球の踵部** 6 は，舟状骨結節に相当している.

手掌の近位部では，手関節との結合部が多数の横走する皮線によって示されており，**掌側手首皮線** 9 は橈骨手根関節裂隙に対し遠位に位置している．手関節では，内側**脈拍の溝** 11 を境界している***橈側手根屈筋腱*** 10 の突出が明らかである.

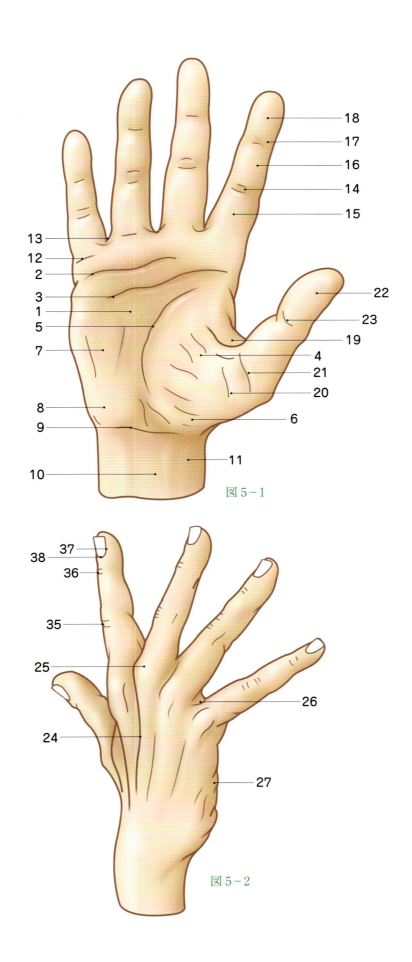

図 5-1

図 5-2

第5章　手

手が物をつかむ準備をするとき（図5-3：橈側図），長い指は伸筋群の作用の下で伸展する．指の伸展は，示指から小指にかけて減少する．一方，母指は伸展し，その深い**指間ひだ**19のおかげで外転位に広がる．**中手指節関節**（metacarpophalangeal joint：MP関節．以後，MP関節）33は，軽度突出しているが，**大菱形中手関節**31は通常，突出していない．その上方には，**解剖学的たばこ窩**28があり，*長母指伸筋腱*30によって境界されている．手関節の外側縁には，**橈骨茎状突起**29があり，背側の尺側には，回外位で消失する**尺骨頭の突出**34がある．

尺側図（図5-2）では，つかむ準備をしている手は捻転を呈しており，これは中手骨が前進するための捻れで，尺側の中手骨ほど明らかである．これは，とくに第5指で明確である．指の基部では，**指間ひだ**26が掌側に突出している．**中手骨頭**25は伸筋腱24と同じくらい突出している．**背側近位指節皮線**35と**背側遠位指節皮線**36は常に明らかである．後者と爪の近位端との間の皮下に爪母38がある．

5つの指は，手の使用において同一の重要性をもっているわけではなく，3つの役割に分かれている（図5-4）．**母指**Iは，明らかに，他の指と**対立可能**である理由から卓越した役割を果たす．母指を失うことは手の機能をほとんど無に帰する．そのため母指に危険を起こしうるすべてのものが回避されるべきである．指輪を母指につけていて，もしも指輪が事故ではまり込んだら，破滅的な「はずし」に直面することになる．**つまみの区域**IIは，**中指と示指**からなり，とりわけ示指は，精密なピンチである**2指つまみ**（母指/示指），あるいは人類の半数以上の人々が食物を捕らえる**3指つまみ**（母指/示指/中指）に不可欠である．したがって，手の橈側半分はつまみのための手である．**把握の区域**IIIは，手の尺側縁の環指と小指で，**手のひら全体を使った把握**や**握りこぶし**を力強くするのに不可欠である．道具の柄を握る**力強い把握**は，これなしでは困難である．

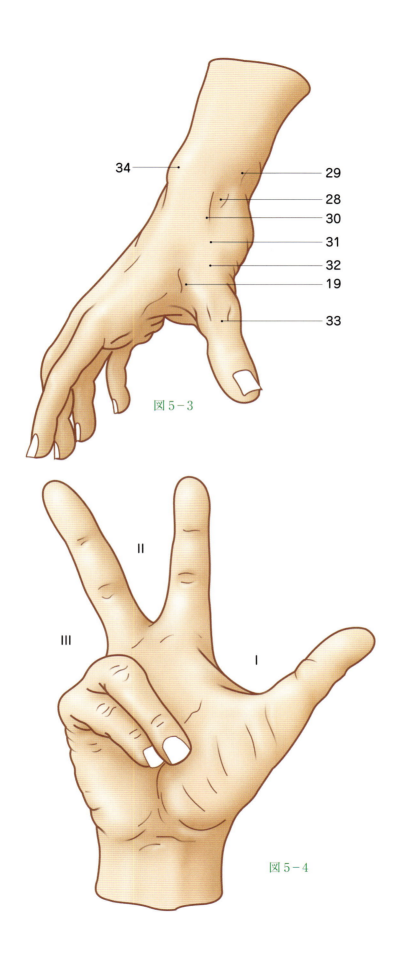

図 5-3

図 5-4

手の構造

手は，物をつかむために，その形状を変化させることができる．たとえばガラス板のような**平面上**で（図5-5），**手は広がって平坦化**し，母指球1，小指球2，中手骨頭3と指骨4の掌側面によって接触する（図5-6）．手掌は遠位橈側部分だけ離れたままになる．

かさのある物をつかまなければならないとき，**手はくぼみ**，3方向のアーチを形成することがわかる．

1）**横方向では**（図5-7），手根骨塊の凹面に一致する**手根骨アーチ XOY** があり，中手骨頭が並ぶ**中手骨アーチ**によって遠位に延びている．手根骨の溝（XOY）の長軸には，月状骨，有頭骨および第3中手骨が通る．

2）**長軸方向では，手根骨-中手骨-指骨アーチがあり**，手根骨塊から放射状の配列を呈し，それぞれの指に対して，相当する中手骨，指骨によって構成されている．これらアーチの凹面は，手掌の前方を向いており，**要石**は **MP 関節**のレベルにある．このポイントでの筋の不均衡はアーチの破綻をきたす．最も重要な長軸方向のアーチは次のとおりである．

- **中指のアーチ OD3**（図5-7）は中軸のアーチであり，手根骨の溝の軸を延長するので重要で，また，とりわけ，
- **示指のアーチ OD2**（図5-8）は母指と最も頻繁に対立を行うので重要である．

3）**斜め方向では**（図5-7〜9），他の4つの指と**母指との対立のアーチ**がある．

- これら斜めのアーチの**最も重要なアーチ**は，母指と示指とを結び付け，対立させる D1-D2（図5-8）である．

- 対立のアーチの**最も末端**は，母指と小指によって行われる D1-D5（図5-7〜9）である．

全体として，手がくぼむとき（図5-8），その土手は3つのポイントで縁どられている．

1）母指 D1 は，単独で橈側の土手を形成する．
2）示指 D2 と小指 D5 は，尺側の土手を境界している．
3）これら2つの土手の間に**4つの対立アーチ**が広がる．

この**手掌の溝**の大まかな方向は**斜め**であり―手の中に含まれている大きな青の矢印で描かれている（図5-8，9）―，対立のアーチと交叉している．これは，豆状骨を触知できる小指球の踵部 X（図5-7）から第2中手骨頭 Z（図5-7）へ延ばした線によって得られる．この方向は，手掌の中の母指球皮線（「生命線」）の中央部分によって描写される．これはまた，たとえば道具の柄など，円筒形のものを手のひら全体で握る方向である．

逆に，指が最大に開くとき（図5-10），手は平坦化し，母指と小指の指腹の距離は**一当り**（empan）とよばれ，ピアニストにとって少なくとも1オクターブ到達すべき距離である．最後に，これらすべての肢位において，**正常で健常な手が調和のとれた構造**（図5-11）を呈していることを識別することが可能である．そこでは，構築の線を追跡することができ―ここでは，渦巻き線が，相応する関節を結びつけ，焦点（星印）に集まる―，画家やデッサン画家にはとても有用であるが，外科医にとっても有用な指標であり，正常と，「明らかに」破綻している病的状態を区別できる．**正常と機能とは，美容の側面でも関係している．**

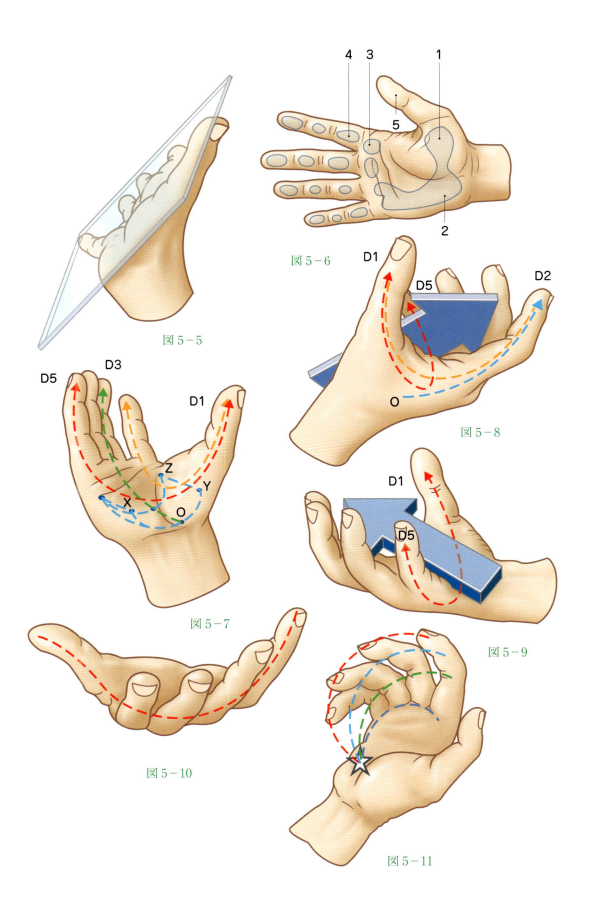

図 5−5
図 5−6
図 5−7
図 5−8
図 5−9
図 5−10
図 5−11

第5章　手

指の**随意的開大**のとき（図5-12），5つの指のそれぞれの軸は母指球の基部に向かって1つの点に集まり，これは，容易に触知できる舟状骨結節にほぼ相当している．前額面での指の運動，つまり**内転-外転運動**は，通常，体の対称面に対する手のレベルではなく，**第3中手骨と中指**によって構成される手の軸に対して行われる．そこで，指の開大運動（図5-12）と接近運動（図5-15）とよばれている．これらの運動の間，中指は実質上，不動のままである．しかしながら，中指は随意的に橈側（対称面に対して真の外転）や尺側（真の内転）へ運動させることが可能である．

互いの指の**随意的接近**のとき（図5-15），指の軸は平行ではないが，手の先端よりはるか遠くに位置する点に収束する．これは，指が円筒形ではなく，直径が根元から指腹に向かって減少している事実によっている．

指に**自然の位置**をとらせるとき（図5-14）—その位置から接近させることも，開大させることも可能である—，互いに少し離れているが，これらの軸は，すべて1つの点には収束しない．ここに示した例では，尺側の3本は平行で，橈側の3本は分散し，ここでも中指が手の軸を形成し，移行帯として役立っている．

遠位指節間関節（distal interphalangeal joint：DIP関節．以後，DIP関節）を伸展したまま**拳を閉じる**とき（図5-13），4つの尺側の指のそれぞれの2つの指骨の軸と母指の軸とは—母指の指骨は除外—，**脈拍の溝の基部**にある点に収束する．今度は，前腕の軸と一致するのは，示指の軸である一方，尺側の3指は，示指から遠ざかるほど軸がより斜めになることに注目すべきである．この配列の原因と有効性については後述する．

206

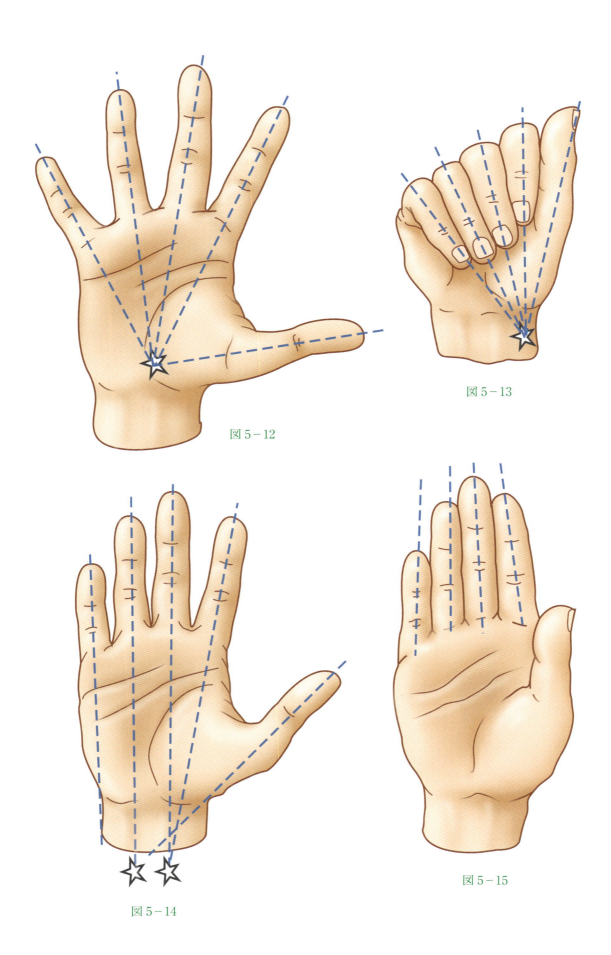

図 5-12

図 5-13

図 5-14

図 5-15

手根骨塊

手根骨塊は，**前方凹の溝**を形成し，一方の土手から他方へ張っている**屈筋支帯によって手根管**を形成している．

この溝の構成は，手関節背屈位での手の骨格標本を見るとよくわかる（図5-16）．X線で同じ像が得られる．同様に，肉眼的にも正確に**手根管**の軸内に見られ，それぞれの土手に次のものが認められる．

- 橈側では：舟状骨結節 1 と大菱形骨の稜 2．
- 尺側では：豆状骨 3 と有鉤骨の鉤状突起 4（これら数字は他の図と共通）．

横方向において，この事実は 2 つの**水平断面**によって確認される．

- 1番目（図5-17）は，**近位列**を通る A のレベル（図5-19）の断面像で，橈側から尺側へ，舟状骨 1，月状骨の 2 つの角で取り囲まれた有頭骨の頭部 5，三角骨 7，豆状骨 3 が区別される．
- 2番目（図5-18）は，**遠位列**を通る B のレベル（図5-19）の断面像で，橈側から尺側へ，大菱形骨 2，小菱形骨 6，有頭骨 5，有鉤骨 4 がわかる．

遠位の断面像（図5-18）では，屈筋支帯が点線（薄緑色）で描かれている．

手のひらをくぼませる運動のとき，手根骨溝の凹面は，わずかに増大するが，これは手根骨のそれぞれの間にある滑動関節内での小さなすべり運動によっている．これらの運動の力源は母指球筋（矢印 X）と小指球筋（矢印 Y）であり，そこでは近位付着部が屈筋支帯を緊張させ（図5-18），2 つの土手を近づけている（赤色点線の輪郭）．

縦方向において，手根骨塊（図5-19）は，**3 つの柱**から構成されていると考えられる（図5-20）．

- **外側柱 a**：最も重要である．というのは，これが **Destot の母指柱**であるからである．これは，舟状骨，大菱形骨，第1中手骨によって構成されている．舟状骨から示指の柱（小菱形骨と第2中手骨）が接続している．
- **中央柱 b**：月状骨，有頭骨と第3中手骨によって構成され，既述のように手の軸を形成している．
- **内側柱 c**：これは，尺側の 2 指で終わる．これは，三角骨と，第 4，5 中手骨と関節を形成している有鉤骨によって構成されている．豆状骨は三角骨の掌側にあり，力の伝達には関与していない．

豆状骨はてこの腕を構成している尺側手根屈筋の付着部である．

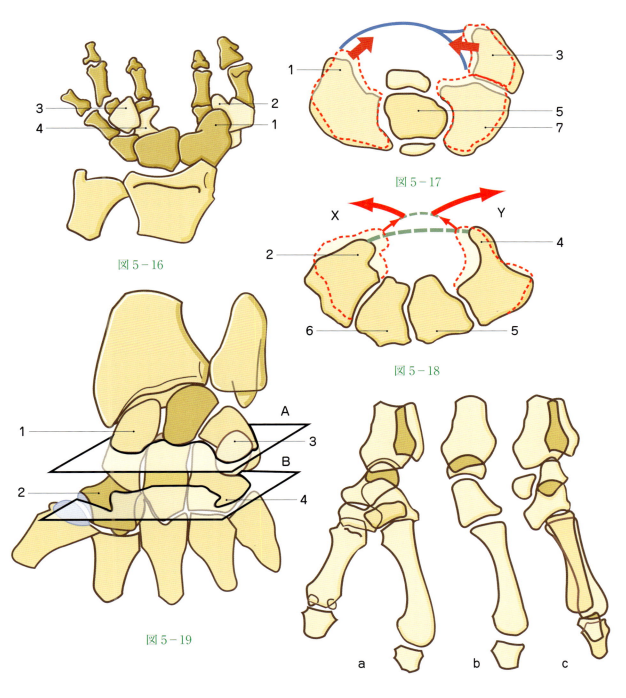

図 5-16

図 5-17

図 5-18

図 5-19

図 5-20

手のひらのくぼみ

　手のひらのくぼみは，本質的に手根骨に対する尺側4指の運動（第1中手骨はとりあえず除外）の結果である．これらの運動は，手根中手関節で行われ，すべての滑動関節のようにわずかな可動域の屈曲−伸展からなっている．しかし，この可動域は第2から第5中手骨にかけて増大する．

- ・**手が平坦**であるとき（図5-22：先端から見た手），尺側の4つの中手骨頭は直線AB上に並んでいる．
- ・しかし，もし**手がくぼむ**ときには，尺側の3つの中手骨頭は屈曲位のA′へ前進し（図5-21：側方から見た手），第5指に近いほど大きく前進する．したがって中手骨頭は，中手骨の横方向のアーチに応じて，曲線A′B（図5-22）上に並ぶ．

2つ注意を要する．

- ・第2中手骨頭Bは，実際上，前進しない．小菱形−第2中手骨関節の屈曲−伸展運動は，いわばないに等しい．
- ・一方，第5中手骨頭Aは，最も強い運動によって（図5-22），掌側だけでなく，軽度橈側の位置A′へ移動する．

　これが，われわれを**第5中手骨と有鈎骨の関節**の研究に導いた．

　つまり，表面がごく軽度円筒状の滑動関節（図5-24）で，軸XX′は二重の傾斜を呈しており，これが，中手骨頭の外側方への移動を説明している．

- ・手根骨塊の遠位面をながめるとき（図5-23），有鈎骨の内面の軸XX′は，前額面（赤の点線）に対して明らかに斜めである．これは，橈側から尺側へ，背側から掌側への斜めである．
- ・したがって，この軸に対するすべての屈曲運動は，理論的に第5中手骨頭を掌側および橈側へ導く．
- ・この関節の軸XX′は，第5中手骨骨幹部の軸OAと厳密には直交していないが，直角よりもわずかに小さい角XOAを形成している（図5-24）．この配列はまた，以下に示す幾何学的理由によって，第5中手骨頭を橈側へ導くのに協力している．
- ・このシェーマ（図5-25）は，**円錐回旋**の現象を説明している．直線OZ上の部分OAが，軸YY′の周りを垂直に回転するとき，これは平面Pの中に円弧を描き，OA″へ到達する．
- ・もし，この同じ部分OAが，斜めの軸XX′の周りを回転するとすれば，これは**もはや平面内ではなく**，平面Pに接する頂点Oの**円錐部分**を移動する．同じ回旋角度の後，点Aは円錐の底部A′に位置し，この点A′もはや平面P内にはなく，掌側にある（図上）．この関節のシェーマでの幾何学的証明を頭で重ね合わせると（図5-24），なぜ，中手骨頭Aが矢状面から離れ，わずかに橈側へ導かれるかがわかる．

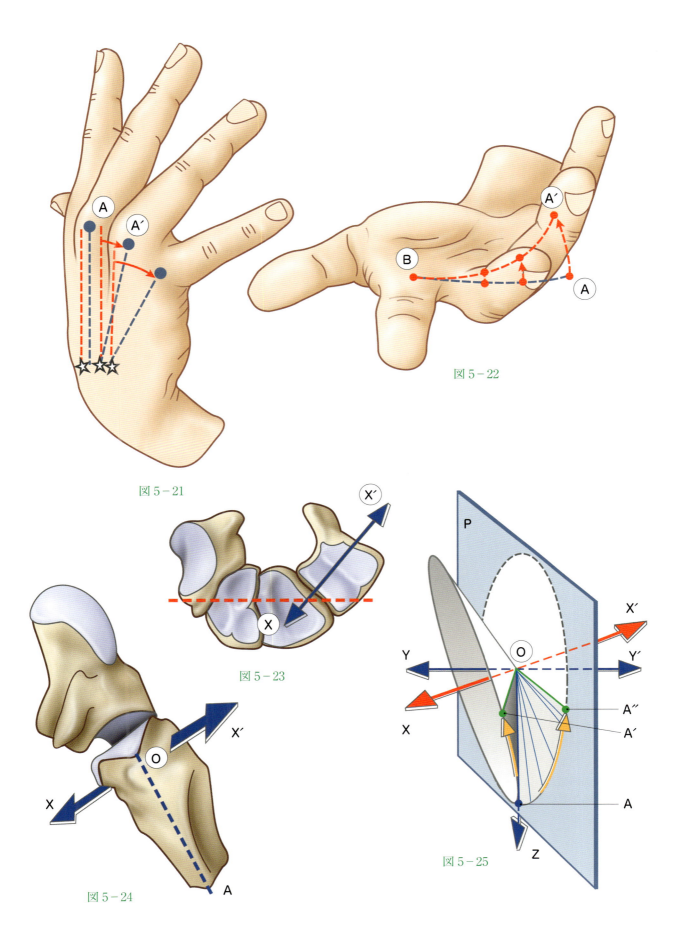

図 5-21

図 5-22

図 5-23

図 5-24

図 5-25

211

中手指節（MP）関節

MP関節は，**顆タイプ**の関節である（図5-26：背側面から開いたMP関節）．これらは，*2つの自由度*をもっている．

1．矢状面内で，横軸YY′（赤の矢印）の周りの**屈曲-伸展**．

2．前額面内で，軸XX′（青の矢印）の周りの**側方傾斜**．

これらは，*2つの関節面*をもっている．

1）**中手骨頭A**は，*2方向に凸*で，背側より掌側が広く，大きな関節面を形成している．

2）**基節骨の基部B**は，表面がくぼんでおり，*2方向に凹*で，中手骨頭より著しく小さい．基部は，**掌側板2**によって掌側へ延長されており，*補足の表面*と考えられる．掌側板は，基節骨基部の前縁に付着した*線維性の舌状片*であるが，小切痕3を伴い1つの**蝶番**を形成している．

実際，**伸展位**での矢状断面では（図5-27），**掌側板2**の軟骨性の深部面は中手骨頭に接触している．一方，**屈曲位**では（図5-28），線維軟骨は*骨頭を離れ*，その蝶番3の周りを回転しながら，*中手骨の前面を滑走する*．もし，線維軟骨が基節骨基部で癒着した骨性舌状片によって置換されたならば屈曲は，この制動機構よりもずっと早く制限されるであろうことは明白である．したがって，線維軟骨は，2つの矛盾する要請を両立させている．広い接触表面と運動を制限する制動機構がないこと．しかしながら，運動の自由にとって，もう1つの条件が必要である．それは関節包と滑膜の十分な弛緩である．この仕掛けは，関節包の**背側4および掌側5の終嚢**のおかげで可能になっている．*前方終嚢の深部は掌側板の滑走に不可欠である*．基節骨基部の背側部分に，伸筋腱の深部舌状片6が付着しているのがわかる．

関節の両側面では，側副靱帯が緊張している．これには**2つのタイプ**がある．

1）**中手関節窩線維束**（p.216）は，掌側板の運動を制御している．

2）**側副靱帯**は，図5-26の断面1に見られる．2つの側副靱帯は関節面の接触を維持し，運動を制限している．

これらの中手骨付着部Aは，骨頭の弯曲中心ではなく（図5-29），やや*背側*に位置しているので，その結果，伸展位で弛緩し，屈曲位で緊張することになる．長さ（赤の両矢印）はこの緊張の程度に比例している．

このことが，MP関節が*屈曲*しているときの側方運動を困難もしくは*不可能*にしている．

一方，**伸展位**では（図5-31，32，p.215），**側方運動**がそれぞれの方向に20〜30°**可能**である．側副靱帯の一方が緊張する間，他方は弛緩している（図5-32）．

屈曲可動域（図5-29）は約90°である．しかし，示指がちょうど90°に達したとしても，これは*第5指にかけて増大する*ことに注目すべきである（図5-43，p.221）．さらに，1指単独の屈曲（ここでは中指）は，*指間掌側靱帯の緊張*によって制限される（図5-44，p.221）．

自動伸展可動域は，*個人によって異なっている*．これは30〜40°に到達しうる（図5-45，p.221）．**他動伸展**は，靱帯弛緩性が大きいヒトではほぼ90°に到達しうる（図5-46，p.221）．

中手骨と3つの指骨によって構成されている一連の指の4つの部分の屈曲を考えるとき，米国外科医の*Littler*が示したように，*対数曲線に従った*螺旋（図5-30）になっていることがわかる．この螺旋は，*等角*ともよばれ，「**黄金の直角**」ともよばれる一連のはめ込みとして構成されている．というのは，これらの長さと幅の比率は「**黄金の数字**」とよばれる1.618だからである．この数字φ（ファイと発音）は，プラトン以来知られており，ほとんど秘伝の効能をもっている―「神秘の比率」とよばれ―「*Fibbonacci*（イタリアの数学者1180〜1250）**の級数**」の結果で，そこでは，1-2-3-5-8-13など，それぞれの項は前2者の合計である．25番目の項から，2つの連続する項の比率は固定され一定：1.618となる（あなたのコンピュータで試してみなさい！）．

これは，4つの骨性要素の関係が，この比率であることを述べている…．実際上，これは，指骨のすばらしい巻き付けの状態である！

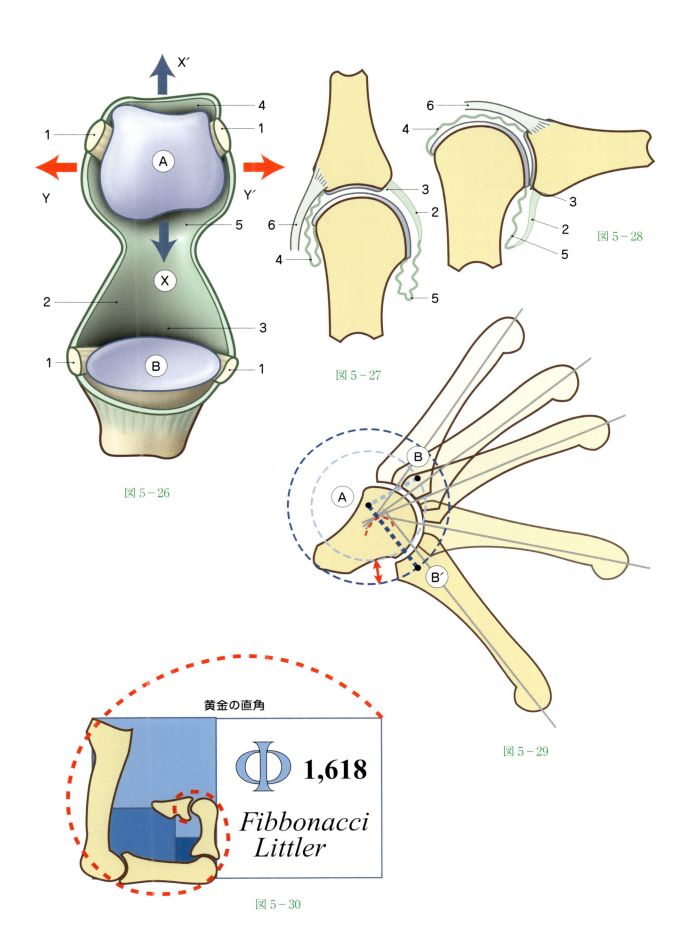

図 5-26

図 5-27

図 5-28

図 5-29

黄金の直角

Φ 1,618

Fibbonacci
Littler

図 5-30

第5章　手

MP 関節の伸展（図 5-31：前額断面）では，側副靱帯は弛緩して均衡している．一方が緊張し，他方は弛緩することによって側方運動を可能にしている（図 5-32）．骨間筋がこの運動の力源である．逆に，屈曲では，側副靱帯の緊張が関節の安定化を確保している．

この配列からわかる重要な結果，それは MP 関節は決して伸展位で固定されるべきではなく，さもなければ，ほとんど回復不可能な拘縮をきたすことになるということである．側副靱帯の緩みは拘縮を減少させるが，屈曲位では拘縮は起こらない．というのは，側副靱帯はすでに最大緊張しているからである．

中手骨頭の形状と靱帯の長さや方向などは，一方では指の斜め屈曲（後述する）において，他方では R. Tubiana によれば，関節リウマチの過程で生じる尺側偏位のメカニズムにおいて，本質的な役割を演じている．

第 2 中手骨頭（図 5-33：右側の遠位からの図）は，掌側尺側が大きく突出し，橈側が平坦で，明らかな非対称になっている．内側側副靱帯は，付着部がより背側にある外側側副靱帯よりも，厚く長い．

第 3 中手骨頭（図 5-34）は，第 2 中手骨頭と同じく非対称になっているが，それほど明確ではない．その靱帯は，第 2 中手骨頭と同じ特徴がある．

第 4 中手骨頭（図 5-35）は，掌側の突出が均等で，より対称的になっており，側副靱帯は，同じ厚さと斜めの走行を呈しているが，橈側がわずかに長くなっている．

第 5 中手骨頭（図 5-36）は，示指，中指と逆の非対称になっている．側副靱帯は，第 4 中手骨頭のものと同じである．

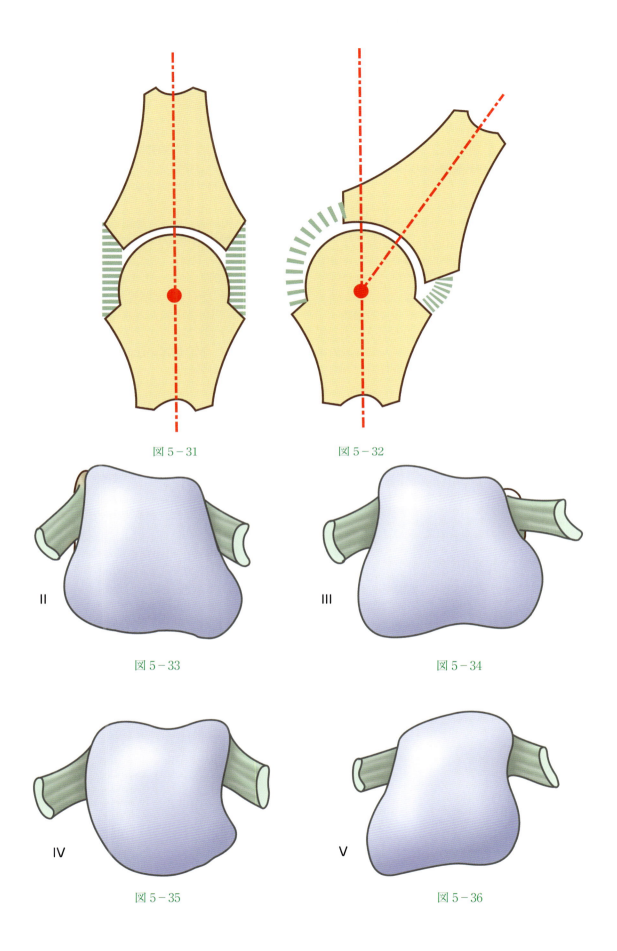

図 5-31

図 5-32

II

図 5-33

III

図 5-34

IV

図 5-35

V

図 5-36

215

中手指節（MP）関節の靭帯装置

MP 関節の側副靭帯は，伸筋腱と屈筋腱を吊るし，中央に保持している**複雑な靭帯装置**の中に組み入れられている．

関節の背側近位および橈側面からの透視図（図 5-37）では，腱が中手骨 M と基節骨 P_1 との間の MP 関節の背側と掌側を取り囲んでいるのがわかる．

・**総指伸筋** 1 は，関節包の背側で基節骨基部に付着する**深部拡張部 a** を分離している．次いで，腱は**中央索 b** と骨間筋腱帽（図示されていないが，図 5-86〜88，p.241 にみられる）に付着する**2 つの側索 c** に分かれている．**深部拡張部**の分岐の少し手前で，伸筋腱の外側縁が，ここでは透かして重ねてある**矢状索 d** を分離しているのがわかり，これは関節の橈側面と交叉し，**深横中手靭帯** 4 に付着している．したがって，伸筋腱は屈曲時，不安定な位置である中手骨頭の背側凸面上の軸の中に保持されている．

・指の屈筋腱である**深指屈筋** 2 と**浅指屈筋** 3 は，**中手骨プーリー** 5 の中に引き入れられており，これは，近位で関節窩線維軟骨 6 から始まり，基節骨 P_1 の掌側面へ延びている 5′．このレベルでは，浅指屈筋は，深指屈筋 2 の腱によって穿孔される前に，2 つの線維束 3′ に分かれる．これは，p.231 のシェーマでより明らかとなる．

関節包靭帯装置もまた区別される．**関節包** 7 は，次の組織で強化されている．それは，中手骨頭の**側方結節** 8 に付着している**側副靭帯**で，曲線中心の線の背側に偏心しており（前述），次の 3 つの部分からなっている．

1）基節骨基部に向かって掌側遠位に斜走する**中手指節線維束** 9.

2）掌側へ向かい，掌側板 6 の辺縁に付着し，それを中手骨頭に押し付け，安定性を確保している**中手関節窩線維束** 10.

3）より丸くなった**指節関節窩線維束** 11 は，伸展時，掌側板の「呼び戻し」を行う．

深横中手靭帯 4 は，隣の掌側板の隣接辺縁に付着し，したがって，これらの線維は手の全体にわたって横へ広がり，MP 関節のレベルで骨線維性トンネルを境界し，その中に骨間筋腱（図示されていない）を通している．深横中手靭帯の掌側には虫様筋腱（図 5-42，p.219，図 5-88，p.241 参照）が滑走している．

中手骨プーリー 5 は，掌側板の外側縁に付着しており，したがって，中手関節窩線維束や掌側板を介して，文字どおり中手骨頭を吊るしている．

この配列は，**MP 関節の屈曲**の際，きわめて重要な役割を果たしている．

・**正常な状態**では（図 5-38），線維が遠位へまくりあがる（赤の矢印）プーリーは，すべての「剥がれようとする成分」を**関節窩線維束**の仲介によって中手骨頭へ伝える．屈筋腱は骨に対して押し付けられたままで，基節骨基部は安定している．

・**病的な状態**（図 5-39），つまり，リウマチの過程で側副靭帯の線維側が緩み，次いで断裂したとき（黒の矢印）などには，屈筋腱の牽引による「剥がれる成分」（白の矢印）は，中手骨頭ではなく基節骨基部に加わるため，基節骨基部は近位へ脱臼し，したがって中手骨頭を過度に突出させる．

・**このような状態の矯正**（図 5-40）は，ある程度まで，中手骨プーリーの近位部切除によって実現可能であるが，その代償として屈筋腱の効力の相対的喪失をきたす．

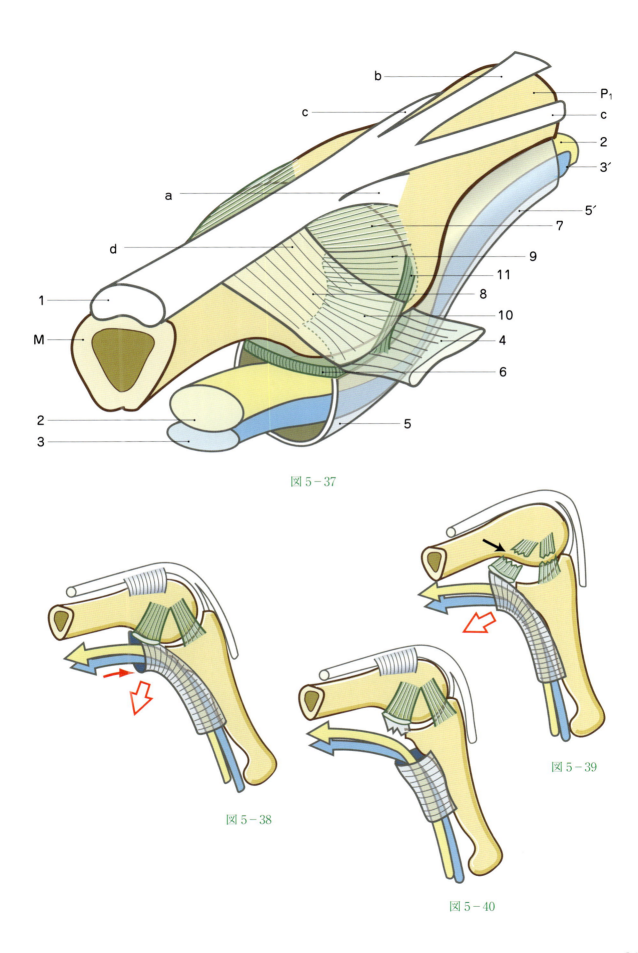

図 5 – 37

図 5 – 38

図 5 – 39

図 5 – 40

217

第5章　手

手関節の背面に収束する総指伸筋腱（図5-41）は，中手骨と基節骨で形成される**牽引角**により，実際，尺側へ（白の矢印）強く引きつけられる．その角度は**示指** 14°，**中指** 13° で，**環指** 4°，**小指** 8° より大きい．橈側にある**伸筋腱の矢状索**のみが，中手骨頭の背側凸面上でこの伸筋腱の尺側脱臼要素に対抗する．

関節リウマチの過程（図5-42：中手骨頭のレベルでの断面像）では，変性病変は，**側副靱帯** 10 を破壊するだけでなく，さらに橈側の**矢状索** d を弛緩または断裂させる（黒の矢印）．前者は，**掌側板** 6 または関節窩線維軟骨を「はずし」，そこには深指屈筋 2 と浅指屈筋 3 を包含している**中手骨プーリー** 5 がつながっている．後者は，**伸筋腱** 1 の尺側移動と**中手骨間の谷**への「脱臼」をきたす．この中手骨間のスペースには，正常では**中手骨間靱帯** 4 に対して背側にある**骨間筋腱** 12 しか包含しておらず，**虫様筋腱** 13 は掌側に位置している．

218

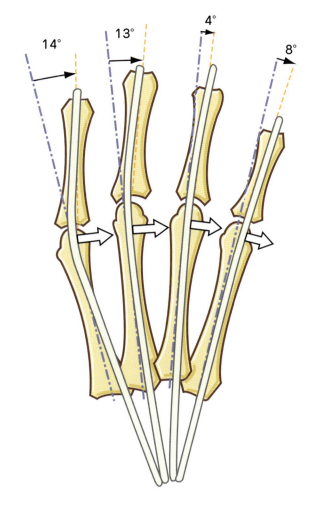

図 5-41

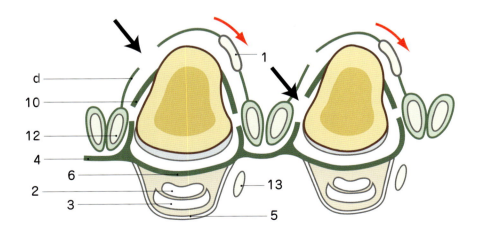

図 5-42

中手指節（MP）関節の運動可動域

MP 関節の屈曲可動域は，90°付近である（図 5-43）．しかし，示指がちょうど 90°であったとしても，可動域は，第 5 指にいくに従って増加していくことに注目すべきである．さらに，ここでは中指で示している指の単独屈曲は，指間掌側靱帯の緊張によって制限される（図 5-44）．

自動伸展可動域は個人よって差がある．可動域は 30〜40°に達しうる（図 5-45）．**他動伸展**は靱帯の弛緩性が大きいヒトではほぼ 90°に達しうる（図 5-46）．母指を除くすべての指では，**示指**が側方 **30°**という最も大きな可動域をもっており（図 5-47），単独で動かすことが容易であるので，これに関して外転 A と内転 B ということができる．示指がその名を負っているのは，この可動域の特権によっている．**示指は指標**を意味している．

外転 A-内転 B と伸展 C-屈曲 D 運動のさまざまな角度を組み合わせて（図 5-48），示指は**分回し運動**を行うことができる．これらの運動は，基底 ABCD と MP 関節の頂点によって規定される**分回しの円錐**の内部に限られる．この円錐は屈曲-伸展運動が最も大きいために横に平坦になっている．その軸（白の矢印）は，**均衡の肢位**，つまり機能肢位を表している．

顆タイプの関節は，通常，3 番目の自由度（長軸回旋）をもたない．これは，自動長軸回旋をもっていない母指以外の 4 つの指の MP 関節の場合である．

しかしながら，示指は靱帯の弛緩性のおかげで，ある程度の**他動軸回旋**が可能である．その大きさは約 **60°**である（Roud）．

示指では，外側軸回旋つまり回外はほとんどゼロである一方，内側軸回旋つまり回内が **45°**と明らかに大きいことに注目すべきである．

たとえ，これらが個々に自動長軸回旋をもたないとしても，MP 関節には，中手骨顆の非対称性と側副靱帯の緊張と長さの不均衡によって，回外方向の**自動長軸回旋**が起こる．メカニズムが母指の指節間関節（interphalangeal joint：IP 関節．以後，IP 関節）と同じこの運動は，尺側の指になるほど顕著となる．したがって，小指で最大となり，そこでは，母指と対称的な運動で対立が完成する（図 5-48）．

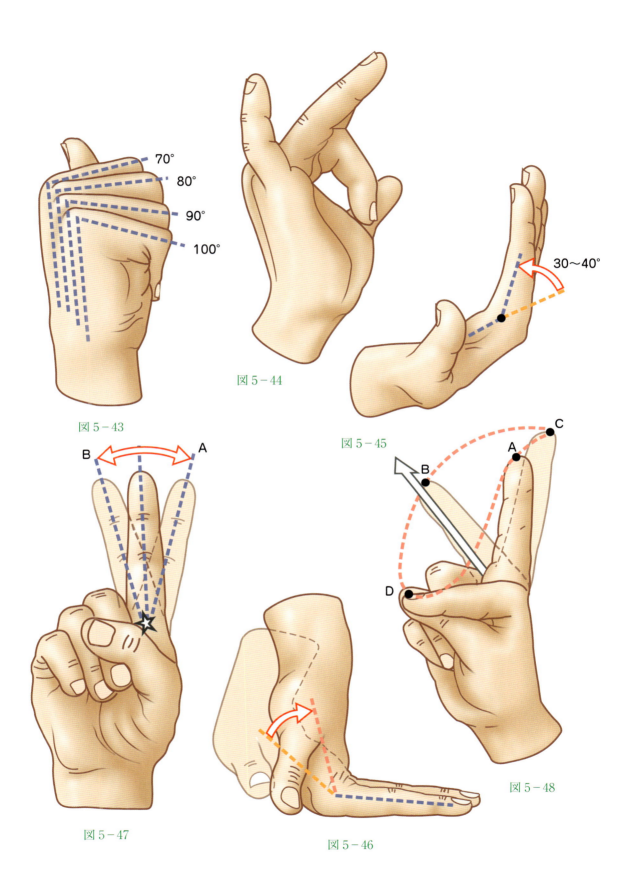

図 5-43

図 5-44

図 5-45

図 5-47

図 5-46

図 5-48

指節間（IP）関節

IP 関節は，顆タイプの関節であり，ただ 1 つの自由度をもっている．

- 指節骨の骨頭 A は，滑車の形状をしており（図 5-50），横方向のただ 1 つの軸 XX' をもち（図 5-49），その周りを矢状面内で屈曲-伸展運動が行われる．
- A に対応する遠位の指節骨の基部 B には，滑車の出っ張りに対応する 2 つの関節窩のくぼみがある．
- 2 つの関節窩を分離する低い隆起が，滑車の溝に入り込むようになる．

MP 関節と同様，機械的理由で，掌側板 2（番号は図 5-53 に対応）が存在している．屈曲で（図 5-51），掌側板は近位の指節骨の前面を滑走する．

側面像では（図 5-52），側副靱帯 1 以外に，伸筋腱の拡張部 6，指節骨関節窩靱帯 7 などが区別できる．側副靱帯は MP 関節より屈曲位で緊張する．実際（図 5-50），指節骨の滑車 A は掌側で著明に拡大しており，それが靱帯の緊張を高め，遠位の指節骨の基部により大きな土台を供している．したがって屈曲位では，側方運動はほとんどゼロである．

これらはまた，完全伸展位で緊張し，絶対的側方安定肢位を提供する．一方，中等度屈曲位では弛緩するので，これは決して固定肢位であるべきではない．というのは，短縮をきたしやすく，後で拘縮を起こすからである．

屈曲拘縮のもう 1 つの因子は，「伸展のブレーキ」の退縮によって構成されている．これらの形成は，近位指節間関節（proximal interphalangeal joint：PIP 関節．以後，PIP 関節）のレベルで（図 5-53：PIP 関節の掌側・橈側近位からみた図），英語圏の研究者によって *check rein ligaments*（手綱靱帯）という名称で記載されている．これらは，深指屈筋腱 11 と浅指屈筋腱 12 の両側で，掌側板 2 の前面において緊張している縦の線維束 8 からなっており，中節骨のプーリー 10 と基節骨のプーリー（図示されていない）の間に，PIP 関節のプーリーである対角線状線維 9 の外側縁を形成している．これら伸展のブレーキは，PIP 関節の過伸展を予防しており，その退縮は屈曲拘縮の主な原因となる．そのときには，外科的に切除されるべきである．

まとめると，IP 関節，とりわけ PIP 関節は伸展に近い肢位で固定されるべきである．

PIP 関節の屈曲可動域（図 5-54）は，90° を超える．したがって，P_1 と P_2 は鋭角を形成する（このシェーマでは，指節骨を正確に側面から見ていないので，鈍角に見えている）．MP 関節と同様，この屈曲可動域は，第 2 指から第 5 指にかけて増大し，第 5 指のレベルで 135° に達する．

DIP 関節の屈曲可動域（図 5-55）は，90° より少し小さい．P_2 と P_3 間の角度は鈍角にとどまる．前者と同様，この可動域は，第 2 指から第 5 指にかけて増大し，第 5 指のレベルで 90° に達する．

IP 関節の自動伸展可動域（図 5-56）は，

- 近位関節 P ではゼロで，
- 遠位関節 D ではゼロかきわめて小さく 5° である．

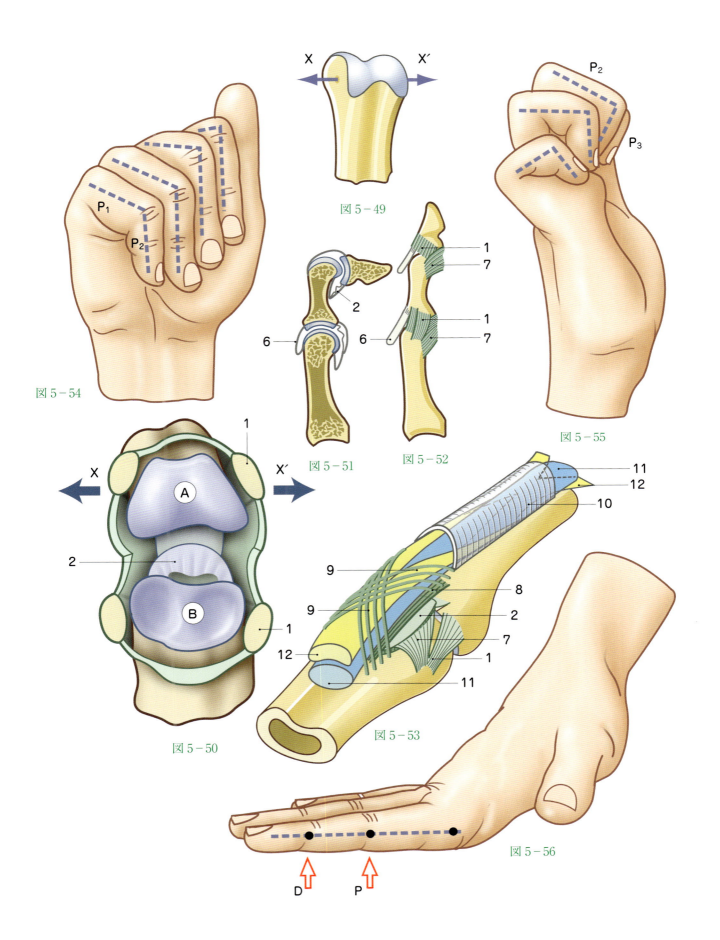

図 5-49
図 5-50
図 5-51
図 5-52
図 5-53
図 5-54
図 5-55
図 5-56

223

第5章　手

他動伸展は，PIP 関節のレベルではゼロである（図5-57）が，DIP 関節では**30°**を優に超える．

IP 関節は，ただ1つの自由度しかもっていないので，このレベルで自動側方運動は存在しない．DIP 関節には，**側方の他動運動がいくらか存在する**（図5-58）が，一方，PIP 関節は側方にはきわめて安定で，このことがこのレベルに側副靱帯の断裂によって惹起される障害を説明している．

重要なのは，母指以外の4指のそれぞれに対して**屈曲が行われる平面**である（図5-59）．

・示指は，母指球の基部に向かって，**矢状面 P 内を**真っ直ぐ屈曲する．
・ところで，われわれは，指の屈曲において，それらの軸は脈拍の溝の基部にある1点に向かって収束することをみた（図5-13, p.207）．したがって，これを実現するためには，3つの指が示指のように矢状面内ではなく，**尺側の指ほどより斜めの方向で**屈曲する必要がある．

小指，環指に対して，この斜めの方向は，星印に向かう点線で示されている．この斜めの屈曲のおかげで，最も尺側の指が，**示指と同様，母指と対立可能**である．

どのようにして，このタイプの屈曲は可能なのであろうか？　ボール紙の帯のシェーマがこれを実証できる（図5-60）．

・狭いボール紙の帯 a は，指の関節の連結を表している．中手骨 M と3つの指節骨（P_1, P_2, P_3）である．
・もし，IP 関節の屈曲の軸を象徴している折り目が，帯の軸と**垂直 XX″**であったならば，指節骨は矢状面内を真っ直ぐ屈曲する．これは，隣接する近位の指節骨と正確に重なるようになる d．
・一方，もし，折り目が，**きわめてわずかに尺側に傾斜 XX′**していると，屈曲はもはや矢状面で行われず，屈曲した指節骨 b は，隣接する指節骨の外へ逸脱するようになる．
・屈曲の軸の傾斜は，きわめて小さくても十分である．というのは，3つの XX′，YY′，ZZ′ によって増幅されるからであり，小指が完全屈曲するとき c，その傾斜で母指に到達することが可能である．
・この実証は，減少した角度で，環指と中指についても有効である．

実際，MP 関節と IP 関節の屈曲軸は，固定されて不変というわけではない．完全伸展位では垂直であるが，屈曲につれて徐々に傾斜する．つまり軸は**変化する**．

指の関節の屈曲軸の変化は，**中手骨**（既述）と指節骨**の関節面の非対称性**と，母指の MP 関節と IP 関節について後述するように，**側副靱帯の緊張の違い**によって生じている．

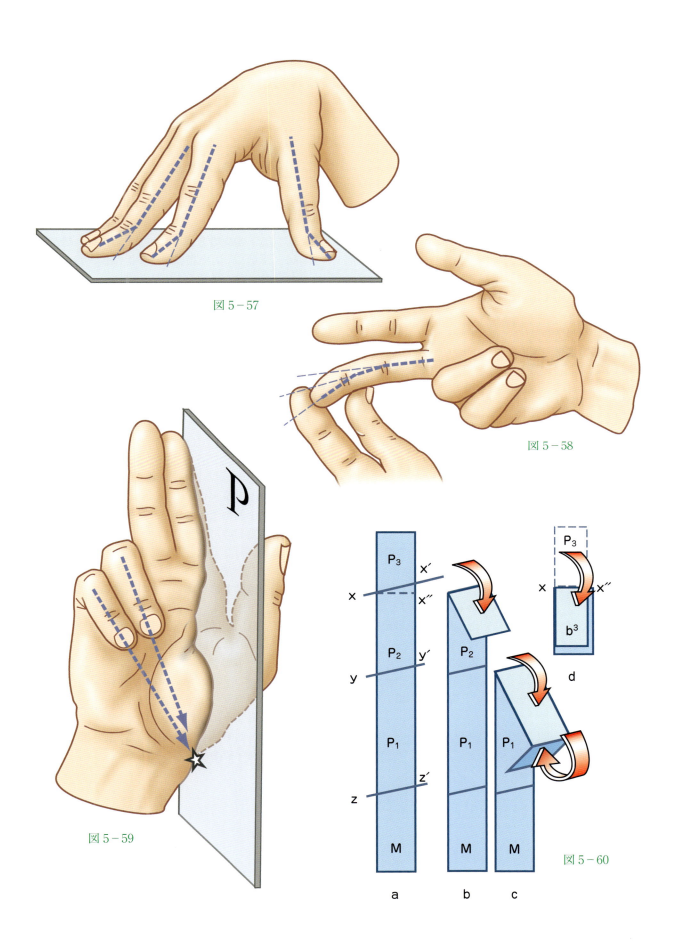

図 5-57

図 5-58

図 5-59

図 5-60

225

第5章　手

屈筋腱のトンネルと腱鞘

その長い行程の凹部分を走行するため，腱は指骨に対して**線維性トンネル**によって維持される必要がある．さもなければ，張力下，腱は**弓づる形成**を起こし，指骨に対して相対的に長くなるため効力を失う．

最初の骨線維性トンネルは手根管で（図5-62，p.229，Rouvièreによる），前腕から手に走行するすべての屈筋腱が通過している（赤の矢印）．手根管の2つの土手の間を線維性の索状靱帯，**屈筋支帯** LAAC（ligament annulaire antérieur du carpe）が張っている（図5-61：透見された手）．このようにして，人体で**最も重要な骨線維性プーリー**が形成されている．

手根管の断面像（図5-63，p.229）では，*浅指屈筋2*と*深指屈筋3*の2層の腱と*長母指屈筋4*が配置されているのがわかる．*橈側手根屈筋* FCR 5の腱は，第2中手骨に付着するために，手根管の特別な区画を通っている（図5-62）．尺側では，手根管に含まれないが，*尺側手根屈筋* FCU（図5-62）が，豆状骨に付着している．**正中神経6**（図5-63）もまた手根管内を通っており，そこでは，ある条件下で絞扼されうるが，屈筋支帯の掌側の特別の管，**ギヨン（Guyon）管**を動脈とともに通っている**尺骨神経7**は影響されない．

指のそれぞれのレベルで，指屈筋は，**3つの線維性プーリー**によって保持されている（図5-61，64）．中手骨頭のやや近位にあるA_1**プーリー**，基節骨の前面にあるA_3**プーリー**，中節骨の前面にあるA_5**プーリー**である．

横走線維のプーリーの間に斜走し交叉した線維性プーリーによって，線維性鞘の連続性が確保されており，これは，関節の前を「X字状に」通過し，指節骨の屈曲運動に適応できるようにより薄くなっている．それらは，MP関節の掌側のA_2**プーリー**，PIP関節の掌側のA_4**プーリー**．

このようにして，指節骨のやや凹の前面とともに，プーリーは真の**骨線維性トンネル**を形成している．

滑膜鞘（図5-61）は，自転車のブレーキワイヤの鞘に少し類似した方法で，トンネル内部での腱の滑動を可能にしている．**中央の3指**のレベルには，指の鞘が存在している．示指にG_2，中指にG_3，環指にG_4．**指の腱鞘**が，最も図式化された構造をもっているのは，これら3指である（図5-65，p.229：単純化したシェーマ）．腱t（単純化のため1本のみ描かれている）は，2つの小葉から形成された**滑膜性スリーブ**（ここでは一部切除されている）で取り囲まれている．腹側の小葉aは，腱に接触しており，壁側の小葉bは，骨線維性トンネルの深部面に張り付いている．これら2つの小葉の間に潜在的な閉鎖空間cがあり，これは異常時に膨大する．というのは，空気は含んでおらず，きわめて少量の滑液が，互いの小葉の滑動を円滑にしているからである．スリーブの両端で，2つの小葉が，互いに2つの腱周囲終嚢dを形成しながら連続している．断面Aは，単純なこの配列を表している．腱がトンネルの中を移動するとき，**腹側の小葉は，壁側の小葉の上を滑る**が，これは，キャタピラ車が地面の上を動くのに少し似ている．地面にくっついている下方部分に対して上方部分のみが動く．もし，鞘の感染後に2つの小葉が互いに癒着するようになると，トンネルの中を**腱はもはや滑動できなくなる**．腱は，錆びたブレーキワイヤのように「捕まえられる」．これは，**腱の癒着**とよばれ，**腱は，すべての機能的価値を失う**．

鞘の中央部分において（断面B），そこかしこ，2つの小葉は，腱への血管によって「押し戻される」．これらは，このようにして**腱間膜**（*vincula tendinorum*）eを形成し，一種の縦の仕切りで，腱を滑液空隙cの内部に保持しているように思われる．これは，とくに**終嚢**に関してきわめて簡略化した記述である．より詳細な記述が必要なら解剖学概論を参照してもらいたい．

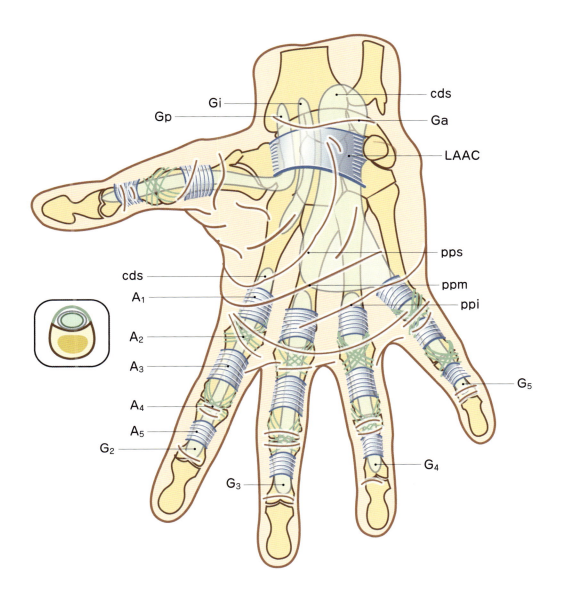

図 5-61

第5章　手

　手のひらのレベルでは，腱は3つの**手根腱鞘**（図5-61，p.227）の中を橈側から尺側へ滑動する．

　・**橈掌側腱鞘**Gp は，*長母指屈筋*を取り囲み，母指の鞘と連続し，広く交通している．

　・**中央腱鞘**Gi は，示指の*深指屈筋*に付いているが，指の鞘とは交通していない．

　・**尺掌側腱鞘**Ga では，近位終囊 cds が手関節の前面まで遡っている．これは，腱を完全には取り囲んでおらず，2層の腱の間に3つの終囊を形成している（図5-63）．

　　- 掌側では，**前腱終囊**8．

　　- 背側では，**後腱終囊**10．

　　- そして，浅指屈筋と深指屈筋の間に，**腱間終囊**9．

　尺掌側腱鞘は，第5指の鞘まで延びて（図5-61）交通している．

　局所解剖学的には，次の事項に注意が必要である（図5-61）．

　・手根の鞘の近位終囊は，屈筋支帯の上を広く前腕に向かってあふれている．

　・中央3指の指の腱鞘は，ほぼ手掌中央まで及んでいる．第3指と第4指の近位終囊は，**遠位手掌皮線**ppi まで及んでいる．第2指の近位終囊 cds は**近位手掌皮線**ppm まで及んでいる．一方，**母指球皮線**pps の近位部分は中指の延長線に一致している．

　・指屈曲（図5-64）の掌側皮線（赤の矢印）は，近位皮線を除いて，その関節に対して近位にある．このレベルで，皮膚は鞘と直接接触しており，**感染刺創の際，同時に感染しうる**．

　背側の皮線（青の矢印）もまた，その関節に対して近位にあることを注目すべきである．

228

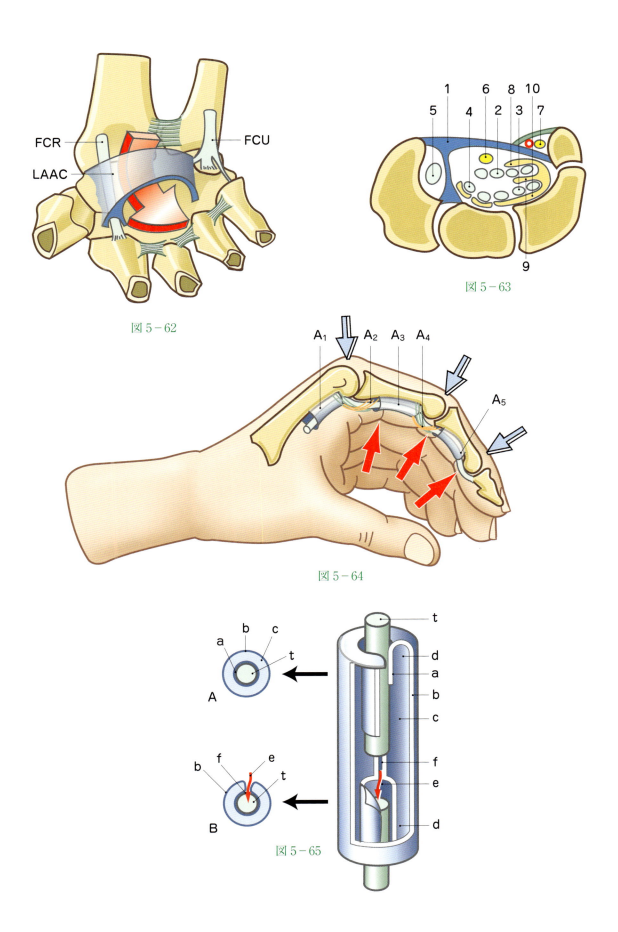

図 5-62

図 5-63

図 5-64

図 5-65

229

指の長い屈筋腱

　きわめて強力で，したがってかさのある指の屈筋群は前腕の掌側の区画にある．これらは**外在筋群**である．長い腱を介して手や指に作用し，その終止はきわめて特徴的である（図5-66）．

　最も表層の腱である**浅指屈筋腱**（シェーマでは青色）は，中節骨に終止しており，これは**深指屈筋腱**（黄色）の終止に対して近位である．したがって，**必然的に2つの腱は空隙で交叉する必要があり**，また不都合な側方要素を導入するのは困難であり，**対称的な方法が必要**となる．唯一の解決法は，**一方の腱が他方をすり抜ける**ことである．

　しかし，2つのうちどちらが他方を貫通すべきであろうか？　まったく理論的に，その付着部が遠位であるので，深指屈筋腱が浅指屈筋腱を貫通するしかない．貫通するのが深指屈筋腱で，貫通されるのが浅指屈筋腱であることは，容易に考えつく．

　解剖の古典的シェーマは，それぞれのレベルで，M（中手骨），P_1，P_2そしてP_3を示しており，**交叉の方法**は，

- 浅指屈筋腱（青）が，MP関節のレベルで2つの舌状に分かれ（図5-67），PIP関節のレベルで結合し，P_2の側面に付着する前に，深指屈筋腱の縁をすり抜ける．これは，断面像（図5-68）や透視図（図5-69）で見られる．後者では，深指屈筋腱が浅指屈筋腱を貫通しているのがみられる．

　「切り開いた」図（図5-70：側面像）では，この他，腱間膜が見られ，これは滑膜の隔壁で血管をもたらし，Lundborgらによれば腱の栄養を確保している．

　腱間膜は**腱ひも**ともよばれ，次の2つのシステムから構成されている．

1）**浅指屈筋腱のシステム**は次の2つに関与している．
- 1つは**近位**で，ゾーンAに，固有の縦方向の微小血管1と滑膜鞘の近位終嚢の血管2によるものがあり，
- もう1つは**遠位**で，ゾーンBに対して，中節骨に側副靱帯が付着するレベルで，**短いひも**の血管3がある．

2つのゾーンの間に，索状靱帯に相当する**無血行部位4**が存在している．

2）**深指屈筋腱の，システム**は次の3つに関与している．
- **近位**では，ゾーンAに，2つの血管のタイプ5，6があり，浅指屈筋腱の場合と同様である．
- **中間部**では，ゾーンBに，浅指屈筋腱の**短いひも**の血管に依存している**長いひも**の血管7がある．
- そして**遠位**には，ゾーンCに，末節骨に付着する**短いひも**の血管8がある．

深指屈筋腱には**無血行区域が3つ**存在している．

- ゾーンAとBの間の部分9，
- ゾーンBとCの間のもう1つの部分10，
- 最後に，手外科医が**no man's land（ノーマンズランド）**と名づけているレベルで，PIP関節に向かい合う部分で，1mmの厚さ，つまり腱の直径の1/4くらいの周辺ゾーン11．

　これら腱の血行の知識は，腱の良好な栄養に必要な血行を危うくしたり，破壊したりするのを防ぐため，**手外科医にとって不可欠**である．その他，無血行区域は，腱縫合の緩みをきたす危険がより高い．

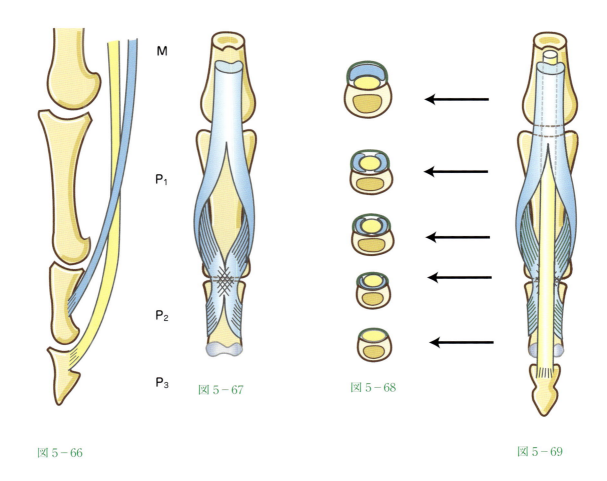

図 5-66　　図 5-67　　図 5-68　　図 5-69

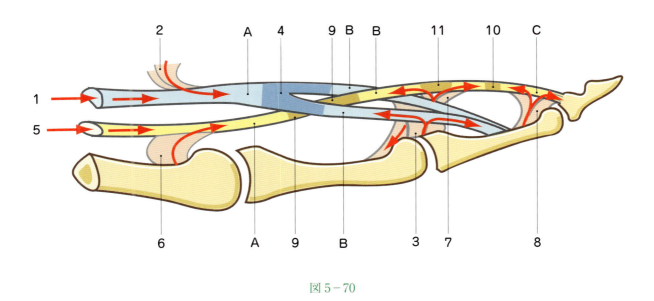

図 5-70

第5章　手

腱が交叉しないより単純な配列を思いつくことができるであろう．たとえば，P_2に終止する腱が深指屈筋腱で，P_3に終止する腱が浅指屈筋腱などである．また次の疑問に突き当たるであろう．この明らかに複雑な交叉の機械的必要性は何であろうか？　終極目的論に陥ることなく，ほとんどその終止まで表層にとどまりながら，中節骨の屈筋腱は，骨格に接触していたときよりも大きな牽引の角度，または「**伝動の角度**」を中節骨とともに形成していることに注目することができる（図5-71）．この事実から，**浅指屈筋腱FDSの伝動の角度aの増大はその効果を増強し**（図5-74），貫通されるのは，浅指屈筋腱であって深指屈筋腱ではないということを論理的に説明できる．

これら2つの筋の作用は，その付着点から演繹される．

・*浅指屈筋*FDS（図5-71）は，既述のように，末節骨には作用せず，中節骨に付着し，中節骨を屈曲する．中節骨が完全に屈曲していなければならないが，これは，基節骨をもわずかに屈曲する．その効力は，基節骨が**総指伸筋の収縮によって伸展位を保持**（拮抗–共同関係の例）しているとき最大となる．伝動の角度，つまりその効力は，P_2が屈曲するにつれて規則的に増大する．

・*深指屈筋*FDP（図5-72）は，末節骨基部に付着しており，何よりもまず末節骨の屈筋である．しかし，このP_3の屈曲は，きわめてすばやくP_2の屈曲を伴う．というのは，この屈曲に対抗できる選択的なこの指節骨の伸筋が存在しないからである．深指屈筋の力を検査するためには，したがってP_2を伸展位に保持する必要がある．P_1とP_2が90°屈曲位に他動的に保持されているとき，深指屈筋はP_3を屈曲することができない．というのは，弛緩しすぎて効力を失っているからである．その効力が最大であるのは，総指伸筋の収縮によって基節骨が伸展位を維持しているときである（拮抗–共同関係の例）．これらの限界にもかかわらず，FDPには重要な役割がみられる．

橈側手根伸筋ECRや総指伸筋EDCは，屈筋の共同筋である（図5-73）．

これらすべての腱の作用は，プーリーA_1-A_3-A_5（図5-75）なしでは機能しない．それらは中手骨と指節骨によって形成される**骨格のアーチと腱の接触を維持**している．

プーリーの役割を理解するのは容易である（図5-76）．正常の肢位aに対して，もしA_1プーリーが切除されれば，FDPの腱は人工的に延ばされるbのがわかる．それは，A_3プーリーの破壊によっても同じcで，A_5プーリーの破壊でも同様である d．

骨格アーチの弦dになると，腱は相対的延長のため，すべての効力を失う．幸運にも，腱を維持する皮膚がまだ残っている！　実際的な結論は，**プーリーを最大限維持することが必要で，とりわけ損傷されたときは再建すべきである．**

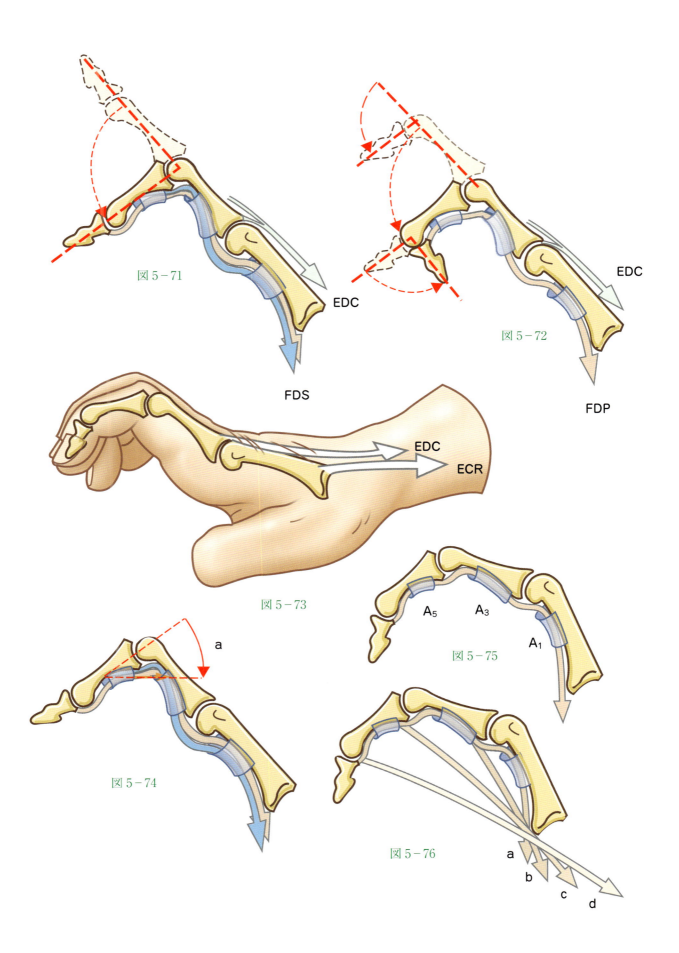

指の伸筋腱

　指の伸筋群もまた，大部分が**外在筋**である．これらも，またトンネルを走行するが，その行程が全体として凸であるので，より少数である．腱の行程が，**伸展時，凹になるのは1点だけ**で，手関節にしか存在しない．骨線維性トンネルは，ここでは，前腕の2つの骨の遠位端と**伸筋支帯**によって形成されている（図5-77）．このトンネルは，伸筋支帯の深部面から骨へ延びている線維性隔壁によって，**6つのトンネルに分けられている**．尺側から橈側へ（シェーマでは左から右），次の腱を含むトンネルがみられる．

1）*尺側手根伸筋* Ⅵ.
2）*固有小指伸筋* Ⅴ，そこでの腱は，より末梢で第5指に向かう総指伸筋の腱と合流する．
3）*総指伸筋* Ⅳ，4つの腱は，深部で*固有示指伸筋* Ⅳ′を伴い，これは少し末梢で*示指*に向かう総指伸筋の腱と合流する．
4）*長母指伸筋* Ⅲ.
5）*長橈側手根伸筋* Ⅱと*短橈側手根伸筋* Ⅱ′.
6）*短母指伸筋* Ⅰと*長母指外転筋* Ⅰ′.

　これら骨線維性トンネルの中で，腱は伸筋支帯の近位へあふれ，十分末梢の手背まで延びている**滑膜鞘**によって覆われている（図5-78）．滑膜鞘の終止点から伸筋腱は，その滑動を容易にするきわめて疎な脂肪織のなかを走行している．

　きわめてしばしば，長い指の伸筋腱の間には，*腱間結合*が存在している．最も多くは環指の伸筋腱から中指と小指の伸筋腱へ斜下方に向かっているが，部位と方向（斜めまたは横方向）は数多く変異があり，ときには**代償や伸展を容易にする役割**を果たすこともある．これらは，ピアニストにとっては大いに不都合な指の独立性を阻害し得る：著名な作曲家の Robert Schumann は自身で邪魔な腱間結合を切断していた…

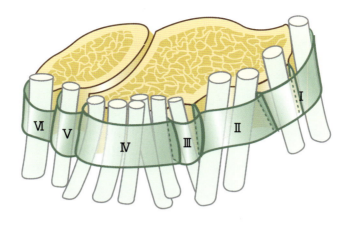

図 5-77

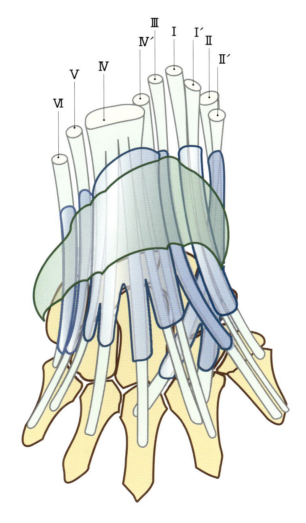

図 5-78

235

第5章　手

生理学的観点から，**指の総指伸筋**は本質的に中手骨に対して**基節骨を伸展させる筋**である．

この作用は，手関節の肢位がどうであろうと，鮮明で力を伴って現れる．しかしながら，これは手関節の屈曲によって促進される（図 5-79）．これは，深部終末 1 によって基節骨に伝達される（図 5-80，81：指の骨の連鎖）．深部終末は，長さが 10～12 mm で腱の深部面から起こり，中手指節関節包とは明らかに区別され，この関節包と P_1 の基部に付着している．背面像（図 5-80）では，腱を部分的に切除 4 して，この深部終末 1 を見せている．

一方，中央索 2 を介する**中節骨への伸展作用**と，2 つの側索 3 を介する**末節骨への伸展作用**とは，腱の緊張度合いに依存しており，したがって，**手関節の肢位**（図 5-79）や **MP 関節の屈曲度**にも依存している．

・中節骨と末節骨の伸展は，手関節が屈曲位のときにしか顕著でない A．
・中節骨と末節骨の伸展は，手関節が真っ直ぐのとき，部分的で不完全である B．
・中節骨と末節骨の伸展は，手関節が伸展位のときはなくなる C．

総指伸筋の中節骨と末節骨への作用は，屈筋の緊張度合いに依存している．もし屈筋群が，手関節あるいは MP 関節の伸展によって緊張していれば，総指伸筋は単独で中節骨と末節骨を伸展することはできない．もし逆に，屈筋群が，手関節あるいは MP 関節の屈曲によって（あるいは事故による切断によって）弛緩していれば，総指伸筋は容易に中節骨と末節骨を伸展することができる．

示指と小指の固有伸筋腱は，混在している総指伸筋腱と同じ作用をもつ．これらは，それぞれ示指と小指の単独伸展を可能にしている（「角をつくる」動作，ナポリの「*jettatore*」の動作*）．

Duchenne de Boulogne によれば，伸筋が，副次的に，**示指のレベルで側方運動**を呈する（図 5-82）．総指伸筋 A は外転を，固有伸筋 B は内転を惹起する．この作用は中節骨と末節骨の屈曲および基節骨の伸展によって，対応する骨間筋が効かないようにされたときにみられる．

---

*訳注：イタリアのナポリ地方に特有の動作で，示指と小指のみを伸展させた拳をつくる．この動作には人を非難する悪い意味がある．

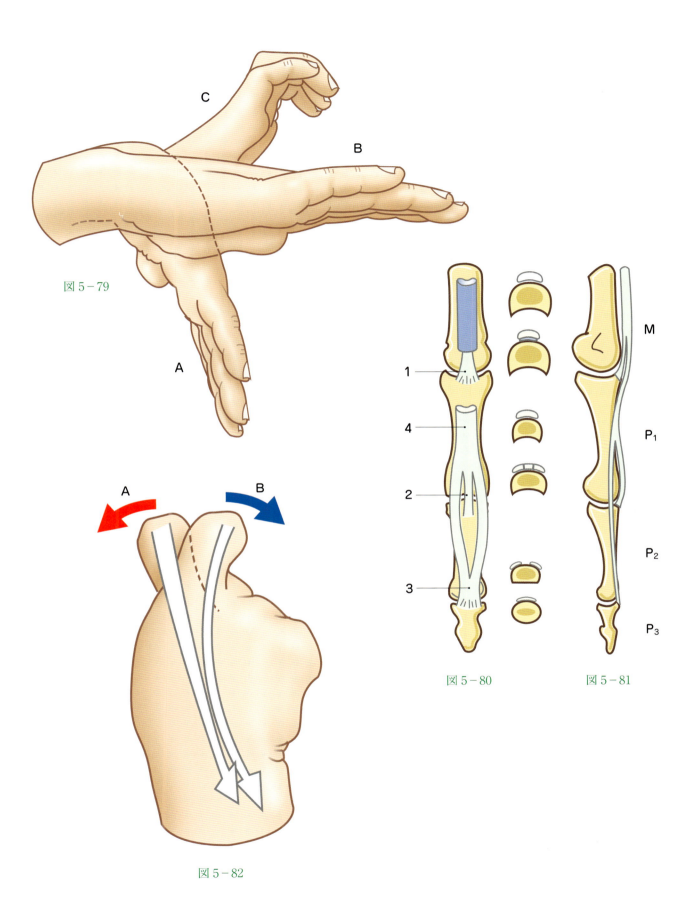

図 5-79

図 5-80

図 5-81

図 5-82

骨間筋と虫様筋

　骨間筋の付着部が図 5-83～85 にまとめられている．これら付着部をみることで筋の作用が明らかになる．

　骨間筋は **MP 関節に対して 2 つのタイプの作用**をもっている．**側方運動**と**屈曲-伸展**である．

　側方運動は，基節骨基部の側方結節へ腱終末の一部が付着しているためである 1．ときとして，とくに第 1 背側骨間筋のレベルで，明らかな筋実質が存在している（Winslow）．

　側方運動の方向は筋実質の方向によって制御されている．

・筋実質の方向が，手の軸（中指）を向いているとき，指の開大（青の矢印）を起こさせるのは，緑色の***背側骨間筋***である（図 5-83）．もし，第 2 と第 3 背側骨間筋が同時に収縮すれば，中指に対する側方運動が打ち消されることは明らかである．**小指**では，開大は背側骨間筋と同等である***小指外転筋*** 5 によって起こる（図 5-84）．

　母指では，***短母指外転筋*** 6 によって P_1 に対して起こる弱い開大は，第 1 中手骨に作用する***長母指外転筋***によって補強される．

・腱が，手の軸から遠ざかるとき，筋が指の接近（バラ色の矢印）を起こさせるのは，バラ色の***掌側骨間筋***である（図 5-84）．

　背側骨間筋は掌側骨間筋よりも**かさがあって強力**であり，このことは指の接近において掌側骨間筋の効力がより脆弱であることを説明できる．

　中手骨に対する骨間筋の付着部は断面像に詳述されている（図 5-85）．

・隣接する 2 つの中手骨に対して，***背側骨間筋***（緑色）は，中指に向かう．

・3 番目の，最も長い（付着がない）ただ 1 つの中手骨に対して，***掌側骨間筋***（バラ色）は，中指から遠ざかる．

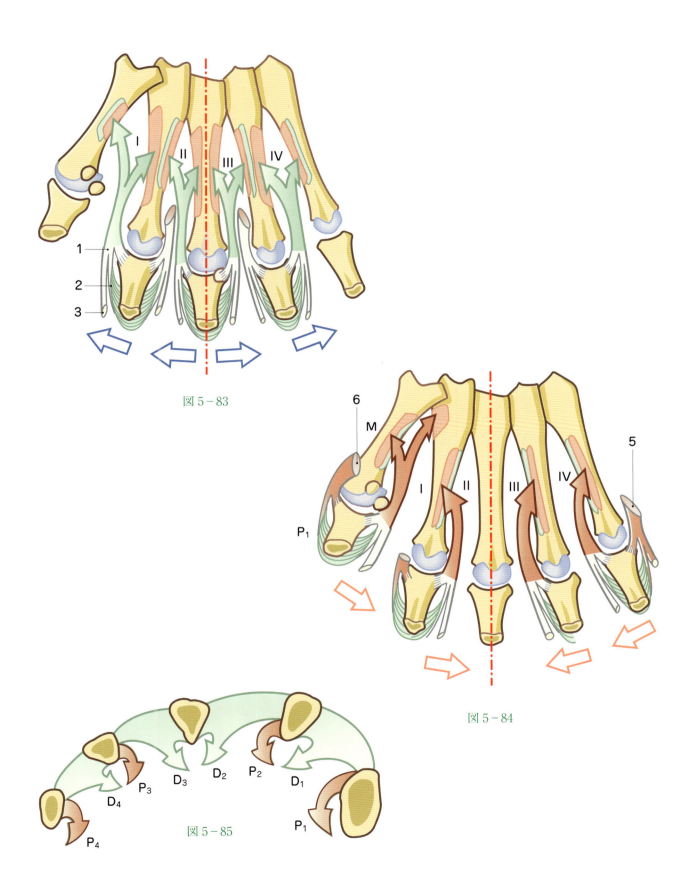

図 5-83

図 5-84

図 5-85

第5章　手

深横中手靭帯に付属している線維腱膜形成によって覆われている骨間筋の腱は，MP関節の屈曲時，掌側へ脱臼できない．というのは，それらの掌側にある横走靭帯によって維持されているからである．この支えを欠いている第1背側骨間筋の場合は，この限りではない．それを維持している線維束がリウマチの過程で緩んだとき，この腱は掌側に滑り，**その示指に対する外転作用を失い，屈筋となる**．

指の**背側腱膜の構造**を前もって述べなければ，これらの屈曲−伸展に対する作用は理解されない（図5-86〜88）．

・骨間筋は**線維層板**（lame fibreuse）を形成しており，これは P_1 の背面を通過し，反対側のものと連続している．これが**骨間筋腱帽**（dossière des interosseux）2である．重なった指節骨を除去した深部面からの像（図5-87）では，背側腱膜が P_1 の側方結節への付着1を出した後，この腱帽を出現させている．この腱は比較的厚い部分2とより薄い部分2′とからなり，斜走線維は総指伸筋の**側索**7へ向かっている．厚い部分2は，その直下から総指伸筋の**深部索**4が離れている小さな滑液包を介して，P_1 とMP関節の背面を滑る．

・骨間筋の腱の**3つ目の指背腱膜**は，**細い線維束**3を形成し，2つに分かれ伸筋腱の側方線維束に向かっている．

　−いくらかの正中索に向かう斜走線維10は，**三角層板**を形成しており，その機能はきわめて重要である．というのは，PIP関節が伸展位にあるとき，これが伸筋腱の線維束を背側へ「引き寄せる」からである．

　−線維の最も大きな部分は，PIP関節のレベルで，その経路の少し前方において側索と結合し，2つめの**側方線維束**12を形成している．これは反対側の線維束と一緒に P_3 の基部背面に付着している．

側方線維束12は，正確なPIP関節の背面上ではなく，少し脇を通っており，そこでは，いくらかの横走線維，つまり**関節包腱膜**11によって関節包に固定されていることに注目すべきである（図5-88）．

4つの**虫様筋**（図5-89）に関しては，橈側から尺側へ数えられ，前2者は深指屈筋腱の橈側に付着しており，後2者は隣接している2つの深指屈筋腱の辺縁に付着している．これらは，腱に起始をもっている人体で唯一の筋である．これらの腱13は，遠位尺側へ向かっている．最初は，深横中手靭帯14によって骨間筋の腱から分離されており（図5-88），これが虫様筋をより掌側の位置にしている．虫様筋は次いで，腱帽よりも末梢で3つ目の腱膜と融合している（図5-87，88）．

240

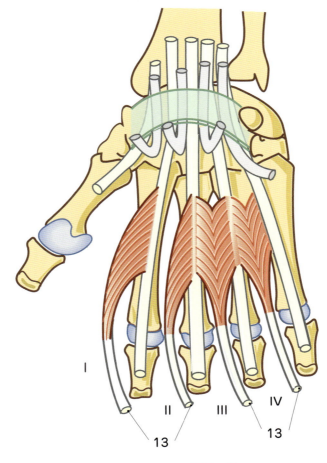

図 5-89

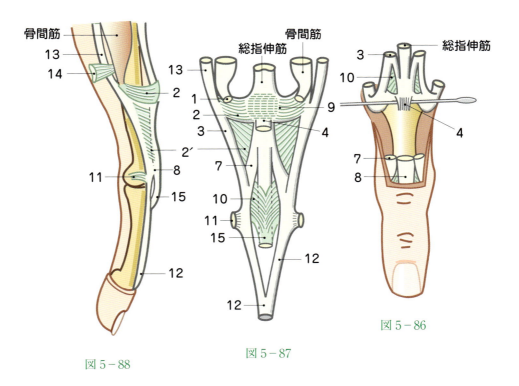

骨間筋 — 13
14
2
2´
11
8
15
12

図 5-88

骨間筋　総指伸筋　骨間筋
13
1
2
3
7
10
11
15
12
12
9
4

図 5-87

総指伸筋
3
10
4
7
8

図 5-86

241

指の伸展

指の伸展は，*総指伸筋*（EDC），*骨間筋*（Ix），*虫様筋*（Lx），そしてさらにある程度まで*浅指屈筋*（FDS）の複合作用であり，すべてこれらの筋は，中手指節関節（MP）や手関節の肢位によって，さまざまな拮抗-共同関係のなかで関与している．そこへ**支靱帯**の純粋に他動的作用が加わり，中節骨と末節骨の伸展を調整する．

総指伸筋（EDC）

EDC は，基節骨の真の伸筋でしかなく，屈筋群が手関節や MP 関節の屈曲かまたは切断で弛緩していなければ P_2 と P_3 に作用しないことは既述した（p.236）．解剖学標本で EDC を牽引すると，P_1 の完全伸展と P_2，P_3 の不完全伸展が起こる．EDC の異なる付着部の緊張度合いは，指節骨の屈曲度に厳密に依存している．

- P_3 単独の他動屈曲（図 5-90）は，中央索と深部腱膜を 3 mm 緩める．したがって，EDC はもはや P_1，P_2 には直接**作用せず，P_3 に直接作用する．**
- P_2 の他動屈曲（図 5-91）は 2 つの結果をもたらす．
- 1 つ目は，関節包腱膜 11（図 5-88）による引き付けで索状靱帯が掌側へ滑るため b，側索 a を 3 mm 緩める．P_2 の伸展時，三角層板 10（図 5-87）の弾力性のおかげで，背側の位置へ戻る．
- 2 つ目は，深部腱膜 c を 7〜8 mm 緩め，EDC から P_1 に対するその直接作用を剥奪する．しかしながら，EDC はもし，P_2 が FDS によって屈曲位に固定されていれば，P_2 を介して P_1 を間接的に伸展できる．FDS は同様に，MP の伸展において EDC の補助的役割を果たしている（図 5-92）．e″ と f″ は打ち消し合い，e′ と f′ は合併し，P_1 に対して長軸成分 A と伸展成分 B とに分解され，これはまた FDS の作用の一部を含んでいる（R. Tubiana と P. Valentin）．

骨間筋（Ix）

これらは，P_1 の屈筋であり，かつ P_2 と P_3 の伸筋であるが，その指節骨に対する作用は，MP 関節の屈曲度と EDC の緊張度合いに依存している．

- もし，EDC の収縮によって **MP 関節が伸展位の状態**になれば（図 5-93），骨間筋腱帽は，MP 関節の上を第 1 中手骨の背側に向かって引き付けられる a（Sterling Bunnell）．

- 側方拡張部も同様に緊張し b，P_2 と P_3 の伸展を惹起しうる．
- もし，**MP 関節が** EDC の弛緩 a と虫様筋の収縮（Lx）によって**屈曲位**になれば（図 5-94），骨間筋腱帽は，P_1 の背側に向かって滑走し b，その行程は 7 mm である（Sterling Bunnell）．骨間筋腱帽に対して作用する Ix の収縮 c は，MP 関節を強力に屈曲する．しかし，この事実から，骨間筋腱帽によって固定されている側方拡張部は弛緩し d，MP 関節が屈曲すればするほど，P_2 と P_3 に対する伸展作用を失う．これが，その代わりに EDC が効果的になる瞬間である．
- したがって，Sterling Bunnell が示したように，EDC と Ix の P_2，P_3 に対する伸展作用において**共同的平衡**が存在している．
- **MP 関節 90° 屈曲位**では，EDC の P_2，P_3 に対する作用は最大で（Lx の作用も最大である），これらは，側索を緩め（図 5-96），Ix は無効になる．
- **MP 関節が中間位**では，EDC の作用は，Ix の作用を補足する．
- **MP 関節が伸展位**では，EDC の P_2，P_3 に対する作用はなくなり，一方，Ix の作用は最大となる．というのは，これらが側索を緊張させるからである（図 5-93，95）．

虫様筋（Lx）

これらは，P_1 の屈筋であり，P_2 と P_3 の伸筋である．Ix とは逆に，MP 関節の屈曲がどうであっても，その作用を引き起こす．これは，指の運動にとってきわめて重要な筋群である．2 つの解剖学的位置で効果を発揮する．

- 深横中手靱帯の前方で，より掌側の位置では，P_1 と **35° の接近角度**をなしている（図 5-95）．MP 関節が過伸展位であっても，MP 関節を屈曲できる．したがって，これは P_1 の屈曲の始動装置（*flexor-starters*）であり，Ix は，骨間筋腱帽に対して 2 次的にしか働かない．
- その遠位付着部（図 5-96）は，骨間筋腱帽の遠位の側方拡張部に対して作用する．これによって拘束されていないので，MP 関節の屈曲角度がどうであろうと，P_2 **および P_3 の伸展システムを緊張しうる．**

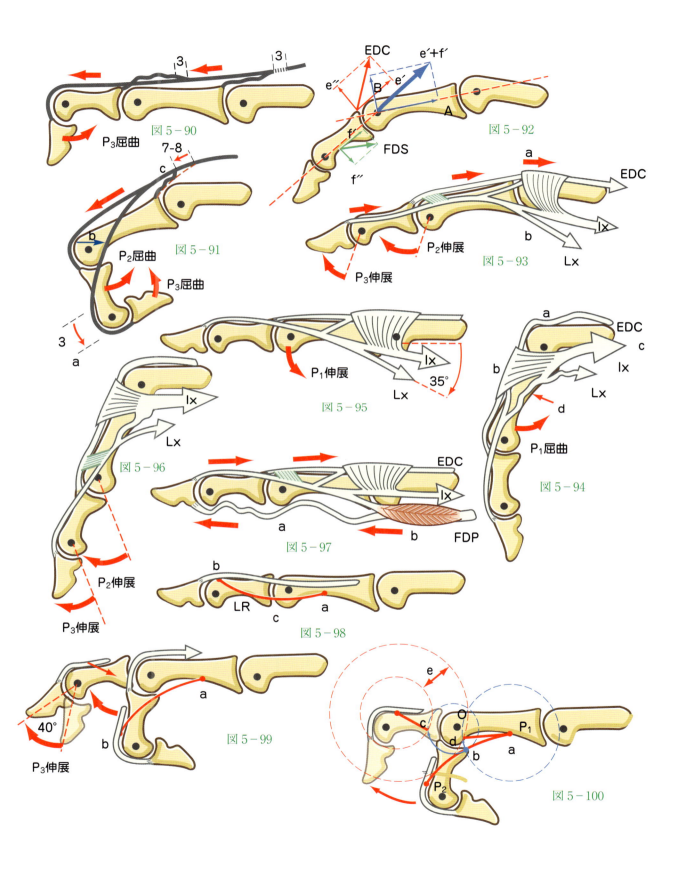

骨間筋が，ときに2つの筋頭をもっていることは，Eyler と Markee や Landsmeer によって示されており，一方は骨間筋腱帽に，もう一方は側方拡張部に向かっている．

・**虫様筋**（図 5-97，p.243）
- Recklinghausen によると，虫様筋は，その近位付着部 b のある FDP の腱の遠位部分を緩めながら a，P$_2$ と P$_3$ の伸展を促進している．この**能動的対角線のシステム**のおかげで，虫様筋の収縮は，機能的に FDP の終止を P$_3$ の掌側面から背側面へ移動させ，これを骨間筋と同等な伸筋へ転換させている．このシステムは，その興奮状態で電流の通路を一方向か他方向かへ変える電気のトランジスターに類似している．このトランジスター効果は，虫様筋の弱い力のおかげで，FDP の強い力を結局，伸展システムに向かって転換させるようになる．

最後に，数多くの**関節固有覚レセプター**をもつ虫様筋は，対角線上で緊張する伸筋と屈筋のトーヌスを調整するため本質的情報を収集している（P. Rabischong）．

・**支靱帯** LR（図 5-98，p.243）
1949 年，Landsmeer によって記載されたように，これは，P$_1$ の掌側面 a から生じた線維からなり，EDC の側索 b へ延び，それを介して P$_3$ へ達している．しかし，本質的な事実は，EDC の側索とは逆に LR の線維は，近位指節間関節 PIP と，その軸 c の前方，つまり掌側位で交叉しているということである．そこから，PIP 関節の伸展が LR 線維を緊張させ，機械的に DIP 関節の伸展を惹起するという結果になるが，これは伸展の行程の半分で，屈曲 80°から屈曲 40°，つまり**40°の自動伸展**を生じる（図 5-99）．この PIP 関節の伸展による LR の緊張は，きわめて容易に明らかにされる（図 5-100）．もし，LR が b 点で切断されると，**P$_2$ の他動伸展はもはや P$_3$ の自動伸展を伴わず**，一方，LR の切断端は距離 cd に広がる（d は b の最終位置で，a の周りを回転して得られる LR 上の点で，一方，c は b の最終位置で，O の周りを回転して得られる P$_2$ 上の点）．

逆に，LR が無傷であれば，**DIP 関節の他動屈曲によって，PIP 関節の自動屈曲を得る**ことが可能である．

病的状態で，LR の短縮は，
・指背腱膜の断裂による「**ボタン穴変形**」とよばれる指の変形をきたす．
・ステージ 3 のデュピュイトラン（Dupuytren）拘縮において **DIP 関節の過伸展**をきたす．

まとめとして，指の屈曲-伸展に対する筋の作用結果を知ることが可能である．
・P$_1$+P$_2$+P$_3$ の同時伸展（図 5-101A）
 - EDC+Ix+Lx の共同作用，
 - 支靱帯の他動および自動作用．
・P$_1$ の単独伸展：EDC
 +P$_2$ 屈曲：FDS（EDC の補助）と Ix の緩み
 +P$_3$ 屈曲：FDP と Ix の緩み
 +P$_2$ 屈曲：FDS（Ix）
 +P$_3$ 伸展：Lx+Ix（この最後の作用はきわめて困難である）．
・P$_1$ の単独屈曲：Lx（始動筋）+Ix（拮抗筋 EDC/Ix：EDC の緩み）
 +P$_2$ と P$_3$ 伸展（図 5-101C）：Lx（MP 関節のすべての位置で伸筋）
 +共同的平衡 EDC+Ix（図 5-101B）
 +P$_2$ 屈曲：FDS
 +P$_3$ 伸展：Lx（作用はきわめて困難である．というのは，PIP 関節の屈曲は側索を緩めるからである）
 +P$_2$ 屈曲：FDS
 +P$_3$ 屈曲：FDP（この作用は，「PIP 関節の屈曲による側索の横滑り」により容易である）．

指の通常の運動は，これらの異なる運動が組み合わさって行われている．
・**書字の運動**では Duchenne de Boulogne により初めて研究された．
 +鉛筆を前方へ押すとき（図 5-102）は，骨間筋が P$_1$ を屈曲し，P$_2$ と P$_3$ を伸展する．
 +それを後方へ引き寄せるとき（図 5-103）は，EDC が P$_1$ を伸展し，FDS が P$_2$ を屈曲する．
・**鉤状の指**の運動（図 5-104）では，FDS と FDP が収縮し，骨間筋が弛緩する．
この運動は，垂直な岩壁にしがみつく登山家には不可欠である．

ハンマー状の指の運動（図 5-105）では，P$_1$ の伸展に EDC が関与する一方，FDS と FDP は P$_2$ と P$_3$ を屈曲する．これは，ピアニストの指の開始の肢位である．指は EDC が緩む瞬間，**骨間筋と虫様筋の収縮**によって MP 関節を屈曲させてキーをたたく．

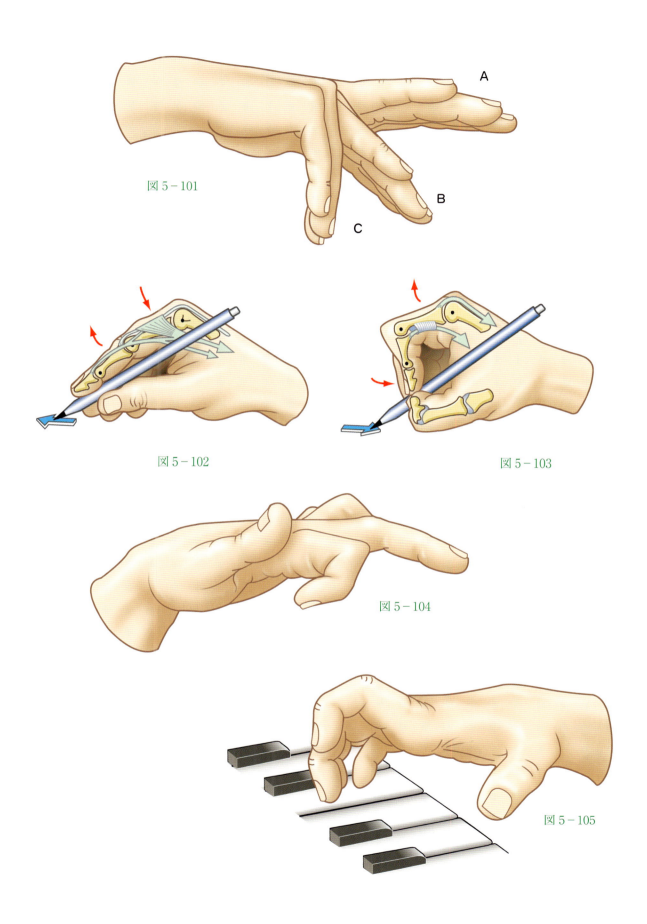

図 5 − 101

図 5 − 102

図 5 − 103

図 5 − 104

図 5 − 105

第5章 手

手と指の病的肢位

多くの不良肢位では，われわれが研究対象としている筋の作用の不全あるいは過緊張をきたすことがある．

指の不良肢位（図5-106）のうち，知っておくべきものは次のとおりである．

- 指背腱膜の断裂aは，2つの側索の間に広がっている三角層板のレベルで起こり，PIP関節が伸展位になるとき，これらの側索を背側にもってくるためにその弾力性が必要である．ここでは，関節の背面は腱膜の裂け目にヘルニアを起こし，側索は脱臼したままで半屈曲位を保つ一方，DIP関節は過伸展となる．同一の肢位が，PIP関節レベルでの伸筋腱切断によって起こる．これが，いわゆるボタン穴変形の肢位である．

- P3への付着部直前での伸筋腱断裂bは，他動的には整復できるが，自動的には整復できないP3の屈曲を生じる．屈曲は，伸筋腱では代償されないFDPのトーヌスによる．その変形は槌指（英語圏では*mallet-finger*）といわれている．

- MP関節上での長い伸筋腱の断裂cは，骨間筋腱帽優位の作用で，MP関節の屈曲を生じる．この内在筋プラス肢位は，EDCに対する骨間筋優位のときにみられる．

- FDSの断裂または不全dは，骨間筋優位の影響でPIP関節の過伸展を起こす．このPIP関節が反転した肢位は，FDPの相対的短縮（PIP関節の過伸展の結果）によってDIP関節の軽度屈曲を伴う．そこから白鳥のくび変形という名称がついている．

- 麻痺あるいはFDPの腱切離eは，末節骨の自動屈曲不可をきたす．

- 骨間筋の不全fは，EDCの影響でMP関節の過伸展として，またFDSとFDPの作用で中節骨と末節骨の過度の屈曲として表現される．同様に，内在筋の麻痺は，要石のレベル（p.204）で縦のアーチを破壊する．

この鉤状位（図5-108）または内在筋マイナス肢位は，主として，骨間筋を支配している尺骨神経麻痺のときにみられ，そのため尺側の爪（鷲手変形）ともよばれる．これは小指球と骨間筋の萎縮を伴っている．

- 手関節および指の伸筋不全は，橈骨神経麻痺の過程で最もしばしばみられ，手関節の目立つ屈曲，MP関節の屈曲，骨間筋の作用による中節骨と末節骨の伸展位，などを伴う特徴的な「下垂手」（図5-107）の肢位を生じる．

- 進行例のデュピュイトラン（Dupuytren）拘縮（図5-109）では，中央手掌腱膜の腱上索の退縮が，指の手掌内への非可逆性屈曲を惹起する．MP関節とPIP関節の屈曲，DIP関節の伸展である．この不良肢位は小指と環指に顕著で，示指と中指では遅れて起こり，母指ではまれである．

- フォルクマン（Volkmann）拘縮（図5-110）では，屈筋群の阻血性（動脈の供給途絶）退縮が指の鉤状肢位を生じ，これはとりわけ手関節伸展位で顕著でありa，屈筋群が弛緩する屈曲位では目立たなくなるb．

- もう1つの鉤状肢位（図5-111）に，尺側手根腱鞘の蜂巣炎によるものがある．鉤状変形は尺側の指ほど顕著である（第5指が最大）．この鉤状変形を整復しようとするすべての試みは，激痛を伴う．

- 最後に，「尺側偏位」の肢位（図5-112，Georges Latourの絵画：「乞食の喧嘩」*より）が特徴的で，指の尺側4指が同時に手の尺側に向かって偏位し，中手骨頭の異常突出も目立つ．この一連の変形によって，リウマチの診断が可能である．

---

*訳注：p.366 参考資料A参照．

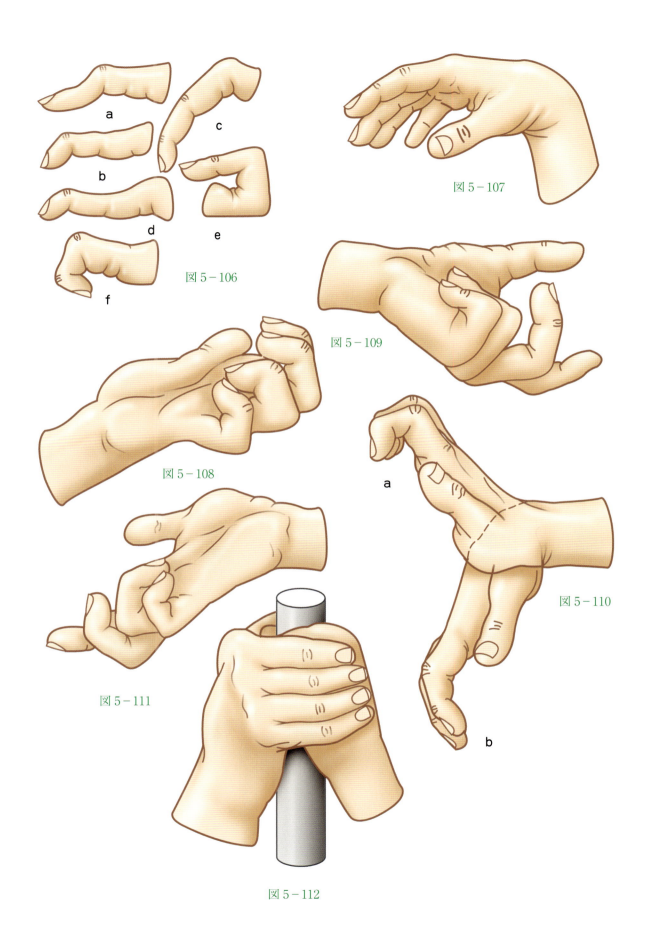

図 5-106

図 5-107

図 5-108

図 5-109

図 5-110

図 5-111

図 5-112

247

第5章　手

小指球の筋

小指球は**3つの筋**に占められている（図5-113）.

1）*短小指屈筋*1；P_1の基部の内側結節遠位に付着し，その走行は近位橈側に斜めで，屈筋支帯の前面と有鉤骨鉤上の筋付着部へ向かっている.

2）*小指内転筋**2：体幹の対称面に対する内転筋で，骨間筋と同様，P_1の側方結節に直接終止し（短小指屈筋とともに），第5掌側骨間筋と共通の骨間筋腱帽およびEDCの側索に向かう拡張部に終わっている. 近位では，屈筋支帯の前面と豆状骨に付着している.

3）*小指対立筋*3：末梢では，第5中手骨の下面に付着し，その前縁を迂回し（図5-113），近位橈側を屈筋支帯の下縁と鉤状突起へ向かい（白とバラ色の矢印），そこに付着している.

生理学的側面

小指対立筋（図5-114）は手根骨に対して第5中手骨を，軸XX'の周りで屈曲し，中手骨を掌側（矢印1）と橈側（矢印2）へ移動させる. この斜めの方向は，筋実質の方向である（白とバラ色の矢印）.

しかし，同時に，第5中手骨へ長軸（＋印）の周りの回旋運動を伝達している. これは，矢印3の回外方向で，つまり，中手骨の掌側部分が橈側の母指方向へ向くようになる. 対立は，したがって，その名称に値している. というのは，**これは母指に対して小指を向かい合わせる**からである.

*短小指屈筋*1と*小指内転筋*2は，ともにほぼ同一の作用をもっている（図5-115）.

- *短小指屈筋*（青の矢印）は，中手骨に対して基節骨を屈曲し，手の軸に対して第5指を開大させる.
- *小指内転筋*（赤の矢印）は，同一の作用をもっている. したがってこれは，手の軸（第3指）に対して外転筋であり，背側骨間筋と同等と考えられる. 骨間筋と同様，骨間筋腱帽の作用により基節骨を屈曲し，側方拡張部の作用により中節骨と末節骨を伸展させる.

---

*訳注：英語・日本語表記では小指外転筋にあたる. 体軸を基準として考えている著者はあえて小指内転筋とよんでいる.

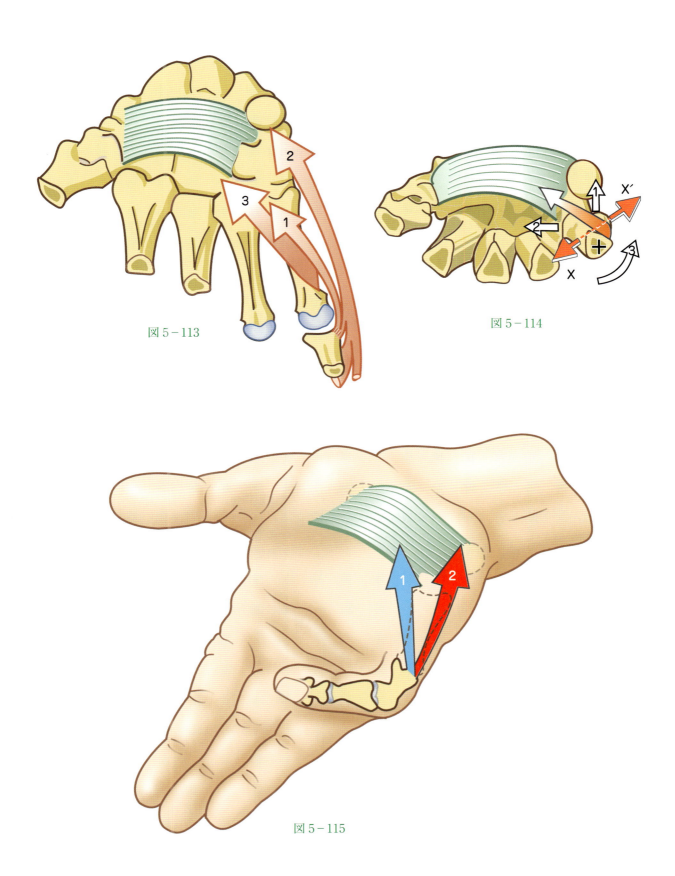

図 5-113

図 5-114

図 5-115

母　指

母指は手のなかで，独自の位置と機能を占めている．というのは，**母指は他指，とくに示指とのつまみや，他の 4 指との力強い握りの構築に不可欠**だからである．これはまた，同一の手が**把握に関連した動作にも参加する**ことができるということである．**母指なしでは，把握において手はその可能性の最も大きな部分を失う．** この優れた役割は，一方では，母指が手掌や他の指の前方に位置しているおかげであり（図 5-116），**対立運動**において他の指と別個にまたは全体で移動したり，握りを放すために**反対立運動**によって広げたりすることを可能にしている．もう一方では，骨関節柱と動力筋というきわめて特殊な機構による大きな機能的可撓性のおかげでもある．

母指の骨関節柱（図 5-117）は，手の外側縁を構成している **5 つの骨**を含んでいる．

1）**舟状骨** S
2）発生学者らが中手骨と同等と述べている**大菱形骨** T
3）**第 1 中手骨** M_1
4）**母指の基節骨** P_1
5）**母指の末節骨** P_2

母指は解剖学的に **2 つの指節骨**しか含んでいないが，重要なことは，その柱が他の指よりも遥かに近位な点で手と関節を形成していることである．したがって，この柱は**明らかに短く**，その先端は示指の基節骨の中央にしか届かない．これが，適正な長さである．というのは，

・もしもこれが，切断された指節骨のように**もっと短ければ**，長さが不十分で，開大が不十分で，かつ全体の屈曲が不十分で，対立の可能性を喪失するからである．
・もしもこれが，たとえば，先天奇形で指節骨が 3 つあるときのように**もっと長ければ**，対立する指の DIP 関節の屈曲が不十分なため，末端同士の繊細な対立が障害されうるからである．

これは，したがって，**普遍的な経済原則**（Ockham の原理，p.340）の例証である．この原理は **Ockham の剃刀**の名称でも知られているもので，それによれば，すべての機能は，最小限の構造と機構によって保証されている．母指の最適な機能にとって **5 つの部品は，必要でありかつ十分**である．

母指柱の関節は 4 つある．

1）**舟状大菱形関節** ST は滑動関節で，既述のように，大菱形骨に対して舟状骨結節に寄り掛かっている下関節小窩上を掌側へわずかに移動可能にさせる．ここでは，小さな屈曲運動が始まる．
2）**大菱形中手関節** TM は，2 つの自由度を備えている．
3）**中手指節関節** MP は，2 つの自由度をもっている．
4）**指節間関節** IP は，自由度を 1 つしかもっていない．

合計 **5 つの自由度**は，母指の対立を実現するのに，必要でありかつ十分である．

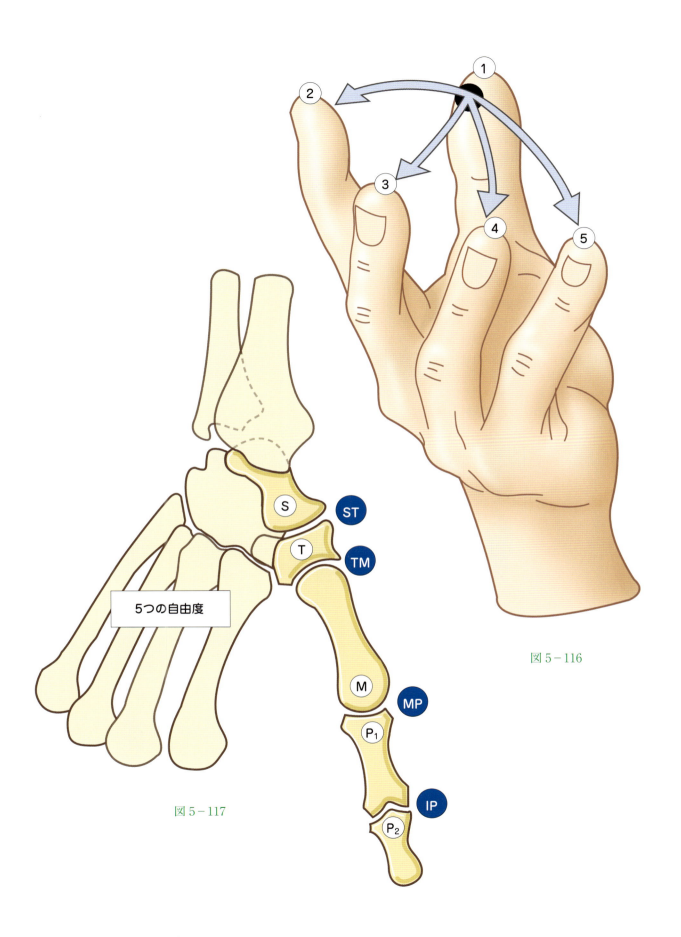

図 5-116

図 5-117

5つの自由度

母指の対立

母指の対立は，**母指つまみ**とよばれるのにふさわしい機能を発揮するために，**母指の指腹を他の4指の指腹と接触させるようにする能力**である．この運動は，手の機能的価値の本質を表している．その喪失は，手をほとんど無益なものにし，残存している要素からこのつまみを再建するために，複雑な外科手術が行われるほどである（**指の母指化**手術）．

対立運動は，母指と他の指との衝突をもたらし（図5-200，201，p.285参照），なかでも示指との衝突が最も多い．この作用は次の**3つの構成要素の合併**によっている．

1）第1中手骨と副次的に基節骨の**前方突出**．

2）**第1中手骨の内転**と，基節骨が中手骨の橈側縁に向かう側方傾斜．この作用は，より尺側の指と対立するほど顕著となる．したがって，これは，母指と小指の対立で最大である．

3）回内方向への**中手骨と基節骨の長軸回旋**．

最初の2つの要素は，長母指外転筋と外側母指球筋群の複合作用の影響を受けている．

長軸回旋は，より詳細に分析されるべきである．

これは，**Sterling Bunnellの実験**によって鮮明に証明でき（図5-118〜120），容易にあなた自身で再現可能である．3つの骨格部分に印を貼り付けた後（爪の上にマッチ棒を横に1本，指節骨と中手骨に垂直に1本ずつ貼り付ける），手掌を大きく広げて母指球をへこませ，母指を最大伸展外転させた手の出発の肢位にもってくる（図5-118）．次いで，母指を示指との対立の中間位にもってくる（図5-119）．最後に，小指との対立の最大対立位にもってくる（図5-120）．

鏡の前で，手を先端から，これら異なる肢位を眺めると，爪を含む平面が**90〜120°回旋**していることがわかる．

この軸回旋は，大菱形中手関節とMP関節の2つの関節の合計で生じたといえるであろうか？　もちろん，そうではない．

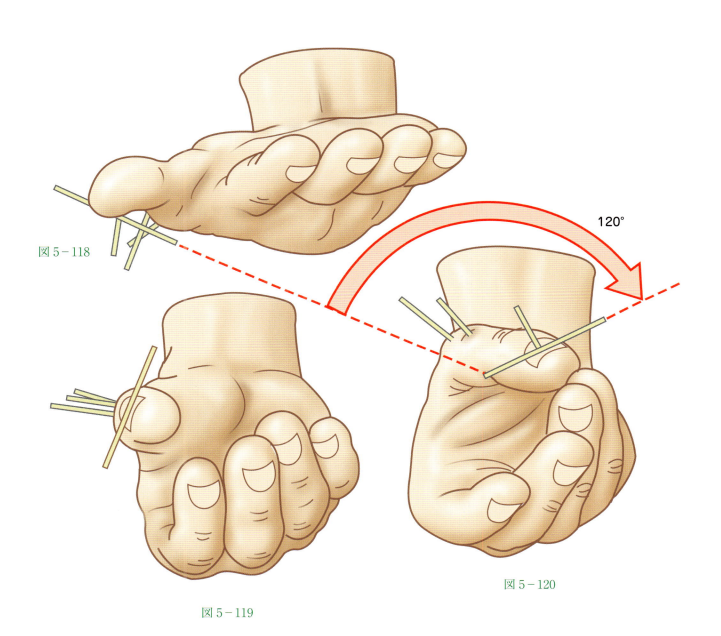

図 5-118

図 5-119

図 5-120

120°

253

第5章　手

実際に，母指の模型（図5-121）を考えてみよう（折り畳み模型による個人的実験）．母指を表わしているボール紙の帯は，軸O（外転-内転）によって手掌とつながっており，母指の遠位の3つの関節を表わしている．帯の長軸に垂直な3つの線で折り畳まれる．

この母指の模型に，連続する2つの運動を行わせると，

1）Oの周りでの**外転120°**，

2）3つの折り目での**屈曲180°**，

により対立が実現している．矢印3は，第4および第5指の方向に向かっている．軸回旋の運動はまったく帯に加えていない．軸回旋は，外転と屈曲の複合運動の幾何学的結果である．しかしながら実際には，外転は関節による制限から60°を超えることはできない．これらの条件下での（図5-122）軸回旋は，末節骨を小指に向かわせるのにもはや十分ではない（矢印3）．末節骨は，尺側近位を向いている．

この制限のある外転にもかかわらず対立を実現させるためには（図5-123），必然的に帯に回旋をさせなければならない．つまり，異なる部分の屈曲に合併したある種の軸回旋が必要になる．

模型では，屈曲が必然的に軸回旋を伴うように，屈曲の軸（点線）を斜めにして単純化している．

実際には，この軸回旋は，屈曲の軸を斜めにしても実現されるものではなく，次のような**多くの因子の複合**によっている．

・外側母指球筋群の作用の下で，大菱形中手関節の2つの軸（後述）の周りの運動成分による**自動軸回旋**．この随意的かつ自動的な回旋は，対立のメカニズムにおいて最も大きな関与をしている．

・動力筋：短い屈筋と短い外転筋（後述）による**MP関節における回内運動**による**随意軸回旋**．

・IP関節における回内位の**自動軸回旋**（後述）．

外側母指球筋群の作用の下での靱帯性弛緩による，大菱形中手関節とMP関節における**機械的仕掛け**は，**補助的因子であるが，本質的なものではない**．真っ直ぐな母指の末節骨を，左の母指と示指の間で他動的に回転させることで，その可動域を経験的に評価することができる．それは60〜80°である．しかし，通常の運動には用いられない．

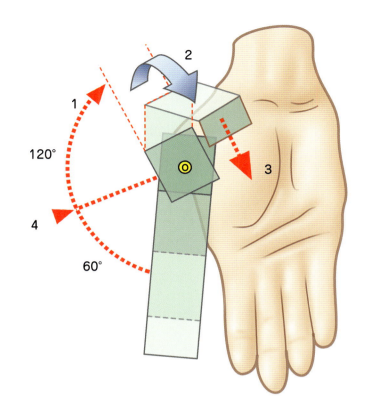

図 5-121

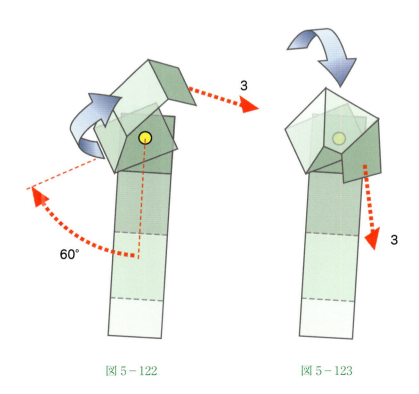

図 5-122 図 5-123

母指の対立の幾何学

厳密な**幾何学的**見地から（図5-124），母指の対立は，母指の指腹の点 A′ と他の指，たとえば示指の指腹の点 A とを接するようにすることである．つまり，空間の中で，A と A′ 点に接する指腹の面をただ1点の A + A′ に一致させることである．

空間の中で，2点を一致させるためには（図5-125），座標 X，Y，Z に沿って3つの自由度を用いなければならない．軸 t と u の周りの回旋によって，面と面，方向と方向で指腹の面を一致させるためには，もう2つ自由度が必要である（指腹は背中合わせにひっくり返ることはできないので，前2者に垂直な軸の周りの3番目の自由度は無駄である）．

全体で指腹の面を一致させるには，**5つの自由度を必要**とする．

・接触点の一致のために3つ．

・指腹面の多少とも綿密な一致のために2つ．

関節のそれぞれの軸が1つの自由度を構成し，最終的に指腹の面を一致させるために，他の関節の軸の自由度を加えていくという単純な方法で明らかなように，**母指柱の5つの自由度**が，対立を実現するために**必要でありかつ十分**である．

もしも，単に平面の中で（図5-127），屈曲の3つの軸，つまり TM 関節に対する YY′，MP 関節に対する f_1，IP 関節に対する f_2，の周りの母指柱の3つの可動部分 M_1，P_1，P_2 を考えるならば，P_2 の先端を平面の H 点に移動させるには2つの自由度を要することがわかる．

もしも，f_1 か f_2 をブロックすれば，それぞれの場合で H 点に到達する方法は1つしかない．しかし，3つ目の自由度を導入すると，さまざまな角度で H 点に到達することができる．ここでは，指腹の2つの方向 O と O′ とが2つの角度 a と β で描かれており，このメカニズムは平面内に3つの自由度を要することがわかる（図5-126）．

空間において（図5-127），TM 関節の2つ目の軸 $Y_2Y_2′$ の周りの4つ目の自由度を付加することは，指腹の補足的方向を加え，示指から小指まで与えられた指との対立の真の選択を可能にする．

MP 関節の2つ目の軸によってもたらされる5つ目の自由度（図5-128）は，接点の周りの1つの平面から他の平面への限られた回旋を可能にし，指腹面の一致をいっそう改善する．実際，MP 関節の屈曲軸 f_1 は，真っ直ぐ屈曲するときにしか厳密に横方向ではないことを確認できる．ほとんどの場合，これは実際，1方向または他方向において斜めである．

・f_2 へ斜め：屈曲は，尺側傾斜と回外を伴っている．

・f_3 へ斜め：屈曲は，橈側傾斜と回内を伴っている．

全体として，母指柱のメカニズム体系において利用可能な5つの自由度のおかげで，**母指の指腹を他指のそれと対立させる多くの方法**が存在している．

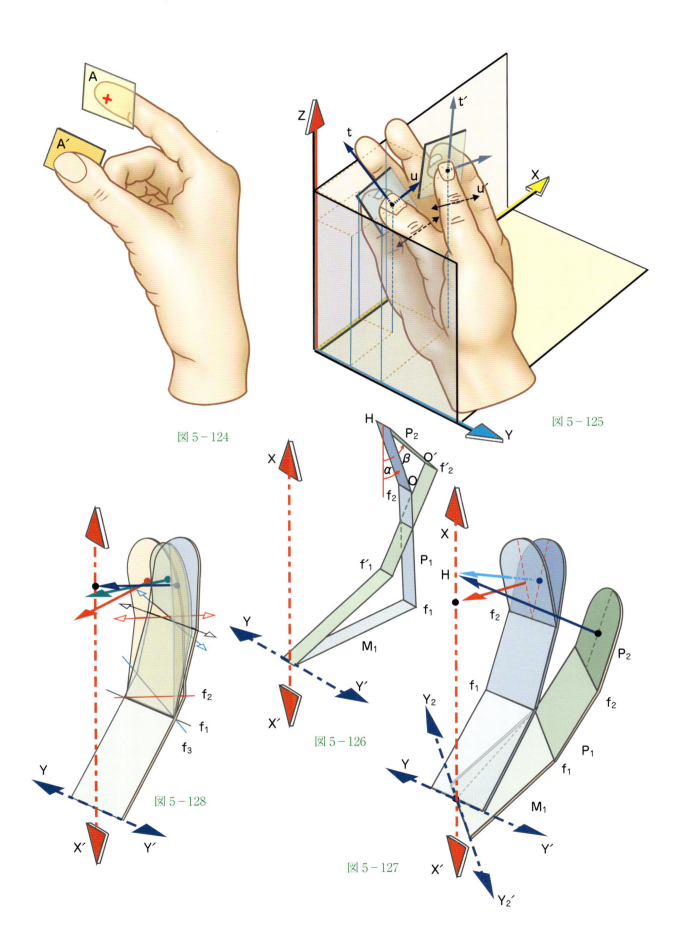

図 5-124

図 5-125

図 5-126

図 5-128

図 5-127

大菱形中手関節

関節表面の形状

母指の可動性のある柱の基部に位置している**大菱形中手関節** TM は，母指の機能において中心的役割を果たしている．というのは，母指の**方向性を確保**し，**対立メカニズムにおいて卓越した機能分担**をしているからである．解剖学者らは，これを**相反するはめ込みによる関節**とよんでいるが，大きな意味はなく，また**鞍関節**ともよばれている（図5-129）．このほうが，一方が凹で，もう一方が凸である鞍の形を連想させるのでよい．実際，**鞍状の2つの関節面**が，一方は大菱形骨の遠位に，もう一方が第1中手骨の基部に存在している．これらは，90°の回旋でしか，一方の凸曲線と他方の凹曲線を一致させて互いに対応することができない．

連続切片と再構築によるきわめて詳細な形状の研究が，イタリアの研究者 A. Caroli によって行われ（図5-130），大菱形骨 a と中手骨 b の2つの関節面は実際，馬術の鞍を連想させる2つの逆の曲線をもっているが，曲率半径には局所的に変化があり，その結果，全体としてこれらを重ねると c，完全には一致しない，と報告している．

この関節表面の精密な形状は，数多くの研究対象となり，熱心な討論が行われてきた．最初の詳細な記述は，すでに1974年，英国の研究者 K. Kuczynski によって行われている．TM 関節が開放され，第1中手骨の基部が橈側へ倒された図（図5-131）では，大菱形骨 Tr と第1中手骨 M_1 の関節面は，次の特徴を呈している．

- **大菱形骨関節面** T は，尺側背側に向かう凹面に従って，やや尺側に曲がった正中の稜 CD を呈している．この稜の背側部分 C は，ほとんど平坦な掌側部分 D より明らかに凸である．この稜は，その中央部分で陥没 AB によってへこんでいる．陥没 AB は稜 CD を横断しており，外背側縁 A から明らかによりへこんだ内掌側縁 B に広がっている．重要なことは，この溝が前外側に凸の曲線であるということである．後外側部分 E は，ほとんど平坦である．
- **中手骨関節面** M_1 は，逆の形状で，大菱形骨関節面の陥没 AB に対応して稜 A′B′ を呈し，大菱形骨稜 CD に対応する陥没 C′D′ を呈している．

大菱形骨面上にあてがわれた中手骨は，溝の両端 a と b で突出している（図5-132）．さらに，断面像（図5-133）では，曲率半径がやや異なり，関節面の一致は完全ではない．しかしながら，K. Kuckzinski によれば，互いに閉鎖するようにあてがわれた関節面のはまり込みは，第1中手骨の長軸に対するいかなる回旋も許容しない．

長軸に対する鞍の尺側屈曲を考慮して，K. Kuckzinski は，それを側弯のある馬の背中にあてた鞍（柔らかい！）になぞらえている（図5-134）．これはまた，尺側に曲がった道が通っている**2つの山の間の峠**になぞらえることができる（図5-135）．上りのトラックの方向（緑の矢印）は，反対の稜を下るトラックの方向（バラ色の矢印）と角度 R をなす．K. Kuczynski によると，大菱形骨の溝の A と B 点の間で90°に達するこの角度は，対立時の第1中手骨の長軸に対する回旋を説明しているという．ところで，これが真実であるとすれば，M_1 の基部は大菱形骨の溝の全体を走り回らなければならず（峠のトラックのように），それは一方あるいは他方の関節の完全脱臼を必要とするが，実際の転位は部分的にしか起こっていない．したがって，この長軸回旋の要点について，われわれは後述する**別のメカニズムによる**と考えている．

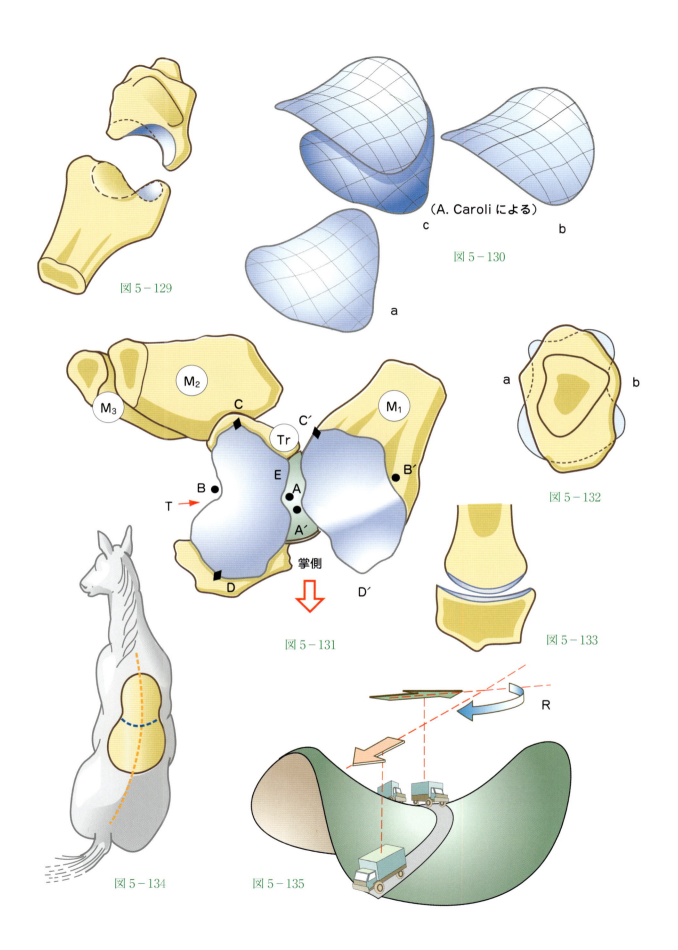

図 5-129

図 5-130 （A. Caroliによる）

図 5-131

図 5-132

図 5-133

図 5-134

図 5-135

259

関節の適合性

大菱形中手関節 TM の関節包については，古典的な研究者や，ある現代の研究者さえも発信源となって，長軸に対する第1中手骨の回旋の重要な機械的仕掛けを可能にするため緩んでいると思われてきたが，後述するようにこれは誤りである．

実際，関節の弛緩性は，大菱形骨に対する中手骨関節面の滑動を可能にするしか実際上の効果はないが，この関節は少し車軸関節に似た方法で，**圧迫位で働く**（図5-136）．それは，第1中手骨を空間のすべての方向に向けることができる．これは，ロープの緊張を変えることで方向を変化できる塔門のようであり，ここではロープが母指球筋群に相当している．したがって，これはすべての位置で関節の適合を確保している．現実には，この受け軸 P は球面ではなく，**円環面**である（p.265 参照）．そして，そのようなものとして，自在継手に相当する互いに直交する2つの軸 XX′ と YY′ を有している．

大菱形中手靱帯は，運動を伝達し，緊張度に従って，それぞれの肢位において適合を確保している．これらの記述と役割については，1970年，J.-Y. de la Caffinière によって詳しく報告されている．多数の研究者が記載しているにもかかわらず，少なくともまとまりと単純性の点で意見の一致をみていない．大菱形中手靱帯は次の4つに区別できる（図5-137：掌側図と図5-138：背側図）．

1）**中手骨間靱帯 4：LIM**（ligament intermétacarpien）：第1指間ひだの最も近位部で，第1中手骨の基部と第2中手骨の基部との間に走行している厚く短い線維束．

2）**後内側斜走靱帯 3：LOPI**（ligament oblique postéro-interne）：古くから報告されているもので，幅広いが薄い線維束で，関節の背側に巻き付いており，第1中手骨の基部の尺側を掌側に向かって取り巻いている．

3）**前内側斜走靱帯 2：LOAI**（ligament oblique antéro-interne）：大菱形骨の稜の遠位部から第1中手骨の基部の接合部付近へ走行しており，関節前面を前者とは反対の方向に取り巻きながら交叉している．

4）**前外側直靱帯 1：LDAE**（ligament droit antéro-externe）：関節の前外側面で，大菱形骨と第1中手骨の基部との間に真っ直ぐ走行している．その明確で鋭い内側縁は，関節包の裂孔を境界し，そこから*長母指外転筋腱* LA に向かう滑液包が通過している．

Caffinière は，**これらの靱帯を2つずつ結び付けて考**えている．

- **LIM** と **LDAE**：前者は手掌面において第1指間ひだの開大を制限する一方，後者はその閉鎖を制御する．
- **LOPI** と **LOAI**：これらは，原則的に第1中手骨がその長軸の周りで回旋するとき関与し，**LOPI** は回内を，**LOAI** は回外を制限する．

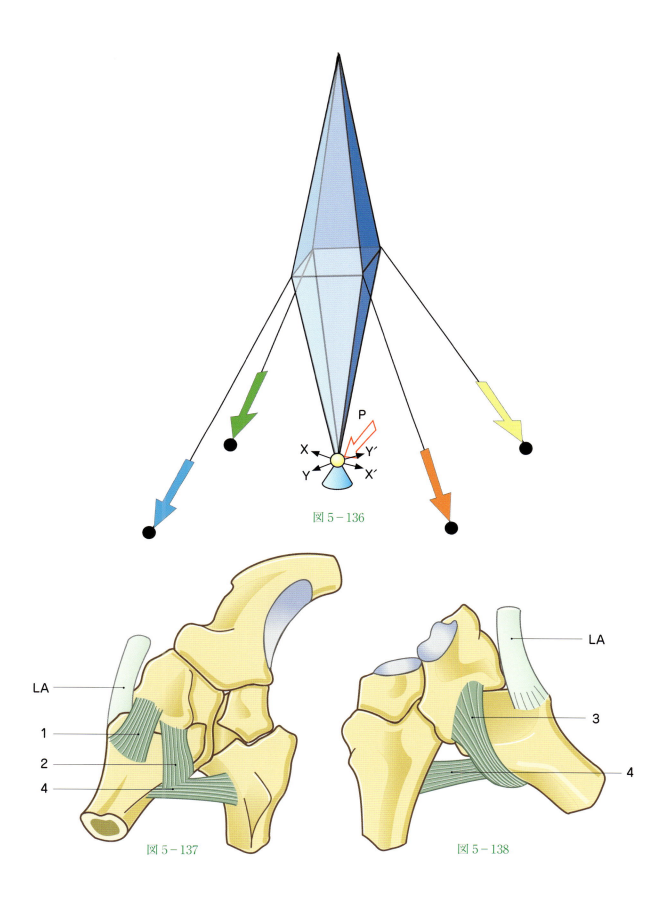

図 5-136

図 5-137

図 5-138

261

靭帯の役割

実際，これらの現象は，少し複雑すぎるように思われる．というのは，後で定義するように，靭帯の作用を，第1中手骨の**前方移動/後方移動および屈曲/伸展運動に対して**記載すべきだからである．

前方および後方移動運動のとき，次のことがわかる．

・**前方移動** A での掌側図（図5-139）では，**LOAI** が緊張し，**LDAE** が弛緩する一方，背側では，前方突出 A は，**LOPI** を緊張させる（図5-140）．

・**後方移動** R での掌側図（図5-141）では，**LDAE** が緊張し，**LOAI** が弛緩する一方，背側では，後方移動 R は，**LOPI** を弛緩させる（図5-142）．

・**LIM** は，掌側図（図5-143）でみると，M_1 の基部を M_2 に対して引っ張る**前方移動** A と同様，すでに大菱形骨に対して亜脱臼している M_1 の基部を引き止める**後方移動** R においても緊張している．これが，弛緩しているのは，靭帯の2つの極端な位置で形成される二等分角にあたる中間位だけである．

屈曲-伸展運動のとき

・**伸展** E（図5-144）では，掌側の靭帯である **LDAE** と **LOAI** が緊張し，**LOPI** が弛緩する．

・**屈曲** F（図5-145）では，逆のことが起こる．**LDAE** と **LOAI** が弛緩し，**LOPI** が緊張する．

M_1 の基部を逆方向に取り巻いている **LOPI** と **LOAI** は，M_1 の長軸に対する回旋安定性を制御している（図5-146：大菱形骨と M2，M3 に対する M1 の横断像）．

・**LOAI** は回内時 P，緊張する．したがって，その単独拘縮は回外を惹起する．

・**LOPI** は回外時 S，駆動される．したがって，他と無関係に緊張させることは，第1中手骨の回内を惹起するということができる．

対立位では，前方移動と屈曲が複合しており，その走行が，収縮する筋群（*短母指外転筋，対立筋，短母指屈筋*）と平行である **LDAE** を除くすべての靭帯（**LIM，LOAI，LOPI**）が緊張している．これは，背側に対して関節の安定性を確保している **LOPI** が最も緊張しているとき顕著となる．したがって，対立は，MacConaill がすでに他で示したように，*close-packed position* に相当している．これは，関節面が互いに最も強く押し当てられている肢位で，2つの斜走靭帯が同時に緊張して第1中手骨のすべての長軸回旋を除外し，したがって関節面間のすべての機械的仕掛けがブロックされる．

中間位では，後で定義するが，すべての靭帯が弛緩し，その結果，機械的あそびは最大になる．しかしこれは M_1 の長軸回旋にいかなる利点ももたらさない．対立位において関与していない大菱形中手関節の機械的あそびを他動的に明らかにできるのは，この肢位である．

反対立位では，**LOAI** のほとんど単独の緊張が，M_1 の長軸に対するある程度の回外を惹起することができる．

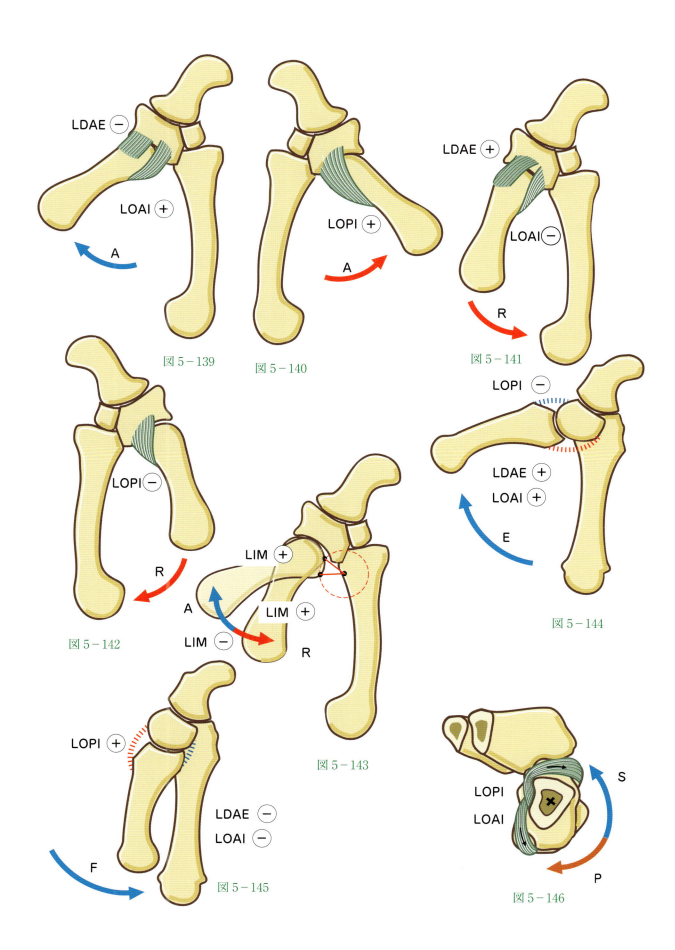

関節表面の幾何学

第1中手骨の長軸回旋が，機械的あそびによっても靱帯の作用によっても満足に説明できないとすれば，関節面の特性による説明しか残されていない．股関節の場合には，このような説明に異論が出ていないことに注目すべきである．

鞍の形状をした**鞍関節面**は，数学者たちが述べているように，**負の弯曲**をもっている．つまり，1方向では凸で，他方向では凹であり，これらは，完全な正の弯曲である球のように，それ自身で閉鎖することができない．**ガウス（Gauss）とリーマン（Riemann）**以来，これら関節面の**非ユークリッド特性**がより知られるようになった．

この**鞍関節面**を次のものと同列と認めてきた．

- Bausenhart と Littler のように**回転する双曲線体の部分**（図5-147）：表面（濃い緑色）は，軸の周りの双曲線 HH の回転によって描かれ，2つの円 C に支えられている．あるいは，
- **放物状の双曲線体の部分**（図5-148）：表面（バラ色）は，双曲線 HH によって描かれ，2つの放物線 P に支えられている．あるいは，
- **双曲線状の双曲線体の部分**（図5-149）：表面（青色）は，双曲線 HH によって描かれ，別の2つの双曲線 H′ に支えられている．
- **円環面の軸部分**（図5-150）はより興味深いと思われる．**円環面**をよく表しているチューブの中央部分では，中心が車輪の軸 XX′ である**凹曲線**と中心が「腸詰め」の軸である**凸曲線**とがある．実際，一連の軸 p，q，s…などが存在し，q が鞍の中心に相当している．この鞍の表面または円環面の軸部分で切断された**負の円環面状表面は2つの直角の主軸**をもっており，その結果，2つの曲線に従って**2つの自由度**をもっている．

もしも，K. Kuczynski の記述，つまり，鞍の稜の側方弯曲—『側弯の馬』（図5-134，p.259）—を考慮すれば，円環面の軸部分は，まるで鞍が正常の馬の背を**側方へ滑って変形**したかのように非対称になっていなければならない（図5-151）．大きな長軸，鞍の稜 nm は，まさしく側方に曲がっており，畝 u，v，w は，その対称面の外側で，円環面の軸 XX′ 上にある点 O′ に収束する稜の各点を通過する．この鞍状面は，2つの直交する軸と2つの自由度をもつ負の円環面状表面を維持しているが，**しかし非対称である**．

これらの条件で，**大菱形中手関節をモデル化すること**は，完全に論理的で許容される．それは生体力学研究者が，大腿骨頭が完全な球形ではないことをよく知りながら，球関節の形状で股関節をモデル化するのと同様である．

2軸性関節の機械的モデルは，cardan[†]（自在継手）（図5-152）である．直交し十字軸を構成している2つの軸 XX′ と YY′ は，それぞれ直交している2つの平面 AB と CD での運動を許容している．

同様に，互いに接している2つの鞍状面 a と b（図5-153）は，互いに直交している2つの平面での運動 AB と CD を許容している（図5-154）．

しかし，cardan のメカニズムの研究は，2軸性関節が，**その長軸に対する可動部分，ここでは第1中手骨の自動回旋**という補足的機能をもつ可能性を示した．これについては，次頁で述べる．

[†]原注：発明者 Gerolamo cardano（1501〜1576）の名前から

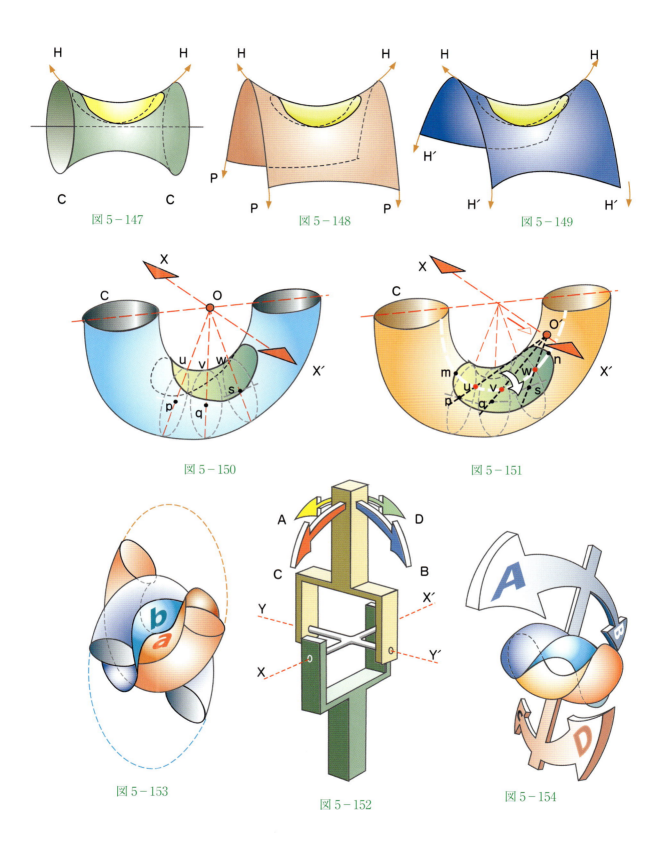

図 5-147
図 5-148
図 5-149
図 5-150
図 5-151
図 5-153
図 5-152
図 5-154

265

長軸に対する回旋

　この頁の理論を理解するために，基部の**自在継手**と，**2つの蝶番**によってつながっている3つの部分からなる**母指柱の機械的模型**を，ボール紙を切って貼り付けて作製することを勧める（図5-155）．自在継手は大菱形中手関節を，2つの蝶番は母指のMP関節とIP関節を表わしている．厚さ1mmのボール紙の帯で，3つの部分を切り離す必要がある．青色の部分Tは大菱形骨を表わしている．これには，点線で示した1本の折り目があり，蝶番の役目を果たす．2つ目の黄色の部分は，3つの同一方向に平行な折り目があり，第1中手骨M，基節骨P_1，末節骨P_2を区分している．先細の刃で，ボール紙の背側表層に切れ目をつけると反対の面にきれいな折り目がつけやすくなる．3つ目の青と黄色の部分は，直径が帯の幅と同一の円である．その両面には，直交する経線が描かれている．この部分の模型は，巻末にある手の完全な機械的模型に組み入れられる．

　それぞれの部分が用意されたら，糊付けで組み立てる．青色の部分は，折り目が経線と一致するように，円周面の片方に貼り付ける．黄色の部分は，青色の円周面の反対側に貼り付けるが，90°ずらす．つまり，折り目がもう1つの経線と一致するようにする．これら2つの折り目が，自在継手を構成する．

　まず，**自在継手を別個に機能**させる（図5-156～159）．

・2つの自在継手を単独に，次いで同時に動かす（図5-156）．蝶番1に対して，黄色の部分はその平面内で回転する．蝶番2に対して，黄色の部分はその平面に直交する方向に移動する．

・次に，軸1の周りの運動時，黄色の部分は常にその回旋経路aの同一方向を向いていることがわかる（図5-157）．したがって，これは**平面回旋**，つまり1つの平面内の回旋である．

・もしも黄色の部分を，軸1の周りで動かす前に，あらかじめある程度屈曲aさせておくと（図5-158），軸1の周りでbだけ回転させるとき，方向が変化することがわかる．しかし，これは，常に同一の点O，つまり可動部分によって描かれる円錐の頂点に向かっている．これが，まさに**円錐回旋**である．

・黄色の部分を押してあらかじめ90°まで屈曲させておくと（図5-159），軸1の周りの回旋Rに従って徐々に方向が変化する．これが，まさに**円柱回旋**であり，母指柱の長軸回旋を示している．

　ここで，母指対立のときどのようになるかを理解できる（図5-160）．自在継手の軸2によって具現化されている大菱形中手関節だけで90°屈曲することは不可能であるので，**この屈曲は3つの蝶番で分担**されていることがわかる．第1中手骨M_1を調整する第1の屈曲は自在継手で，基節骨P_1の追加的屈曲はMP関節（軸3）で，末節骨P_2の補足的屈曲はIP関節（軸4）で行われる．

　このように，末節骨にある母指の指腹は，その長軸に対して円周回旋をしながら，常に同一点Oに向くことができる．

　結局，この母指柱の長軸回旋は，大菱形中手関節の**自在継手のメカニズムによって，その基部で決定**されており，これはMacConaillが**付随回旋**とよんでいる，このタイプの関節に特有の自動回旋の現象によるものである．それは，ここでは述べないが，2つの回旋を考慮しながら，単純な三角関数の公式によって計算できる．

　もちろん，自在継手タイプの2軸性関節においては，平面回旋の自動付随回旋ゼロと円柱回旋の最大の自動付随回旋まですべての中間的値をとりうる．

　その長軸に対して母指の回旋が行われるのは，**大菱形中手関節，MP関節そしてIP関節の3つの共同作用のおかげである**が，運動を生じる**中心的役割**を果たすのは，大菱形中手関節である．

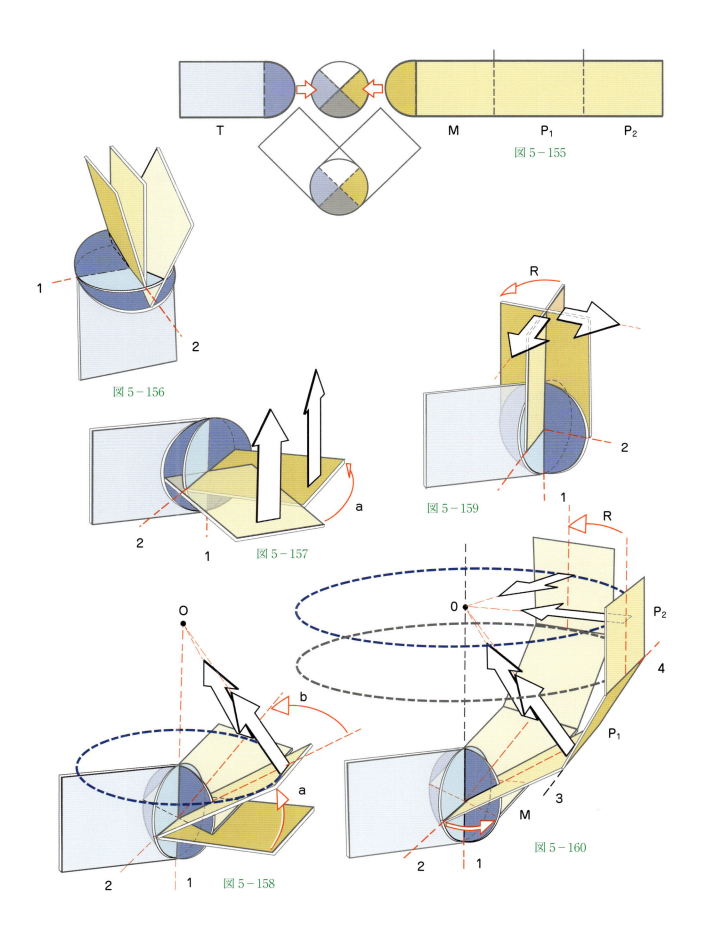

267

第1中手骨の運動

したがって第1中手骨は，2つの直交する軸の周りの運動と，**結果として前者の運動を生じる**長軸回旋を，単独または同時に実現しうる．さらに，**2つの大菱形中手関節の主軸の空間での位置**を決定づけており，その位置は，通常の**3つの基本平面には含まれていない**．

骨格標本（図5-161）で，大菱形骨と中手骨表面の平均的弯曲の中央に金属ピンを挿入すると，次のことが明らかになる．

- ・第1中手骨の基部において，軸1は大菱形骨の凹曲面に一致している．
- ・大菱形骨において，軸2は中手骨の鞍の凹曲面に一致している．

もちろん，生体ではこれらの軸は一定ではなく，運動時でさえ動き，変化するので，ピンは平均的位置しか表していない．しかしながら，おおよそ，モデルの目的で，つまり，現実の部分的表現と複雑な現象の理解を助けるために，大菱形中手関節を2つの軸で考えることができる．前述したように，これらは自在継手を構成している．というのは，これらは**直交**している，つまり空間で互いに直角で，1点に収束しておらず，このことから，関節は自在継手の機械的性質を有しているといえる．

このほか，**2つの重要な特徴**に注目すべきである．

- ・一方では，軸2はMP関節3とIP関節4の屈曲−伸展の軸と平行であり，その結果が予想できる配置になっている．
- ・他方では，軸1は，軸2，3，4とも直交しており，したがって基節骨と末節骨の屈曲の平面内に含まれる，つまり**母指柱の屈曲平面内**にある．

最後に，本質的な事実であるが，大菱形中手関節の2つの軸1，2は，**3つの基本平面**（前額面F，矢状面S，横断面T）**に対して斜め**になっている．その結果，第1中手骨の**純粋な運動**は，古典的な3つの基本平面に対して斜めの平面内で行われ，したがって，少なくともその平面が前額面である外転に関しては，古い解剖学者たちが作った用語では表現できない．

最近の研究では，第1中手骨の屈曲−伸展の軸は大菱形骨内に存在し，外転−内転の軸は中手骨基部に存在し，両者はほとんど分離されないことが明らかになっている．一方，これらは空間で直角をなしておらず，したがって直交していないが，**約42°の角度**をなしている．この関節は常に自在継手に近似されうるが，もはや画一的運動はしない．それは，この関節が優先的領域で機能し，生理的によく調和することを意味している．

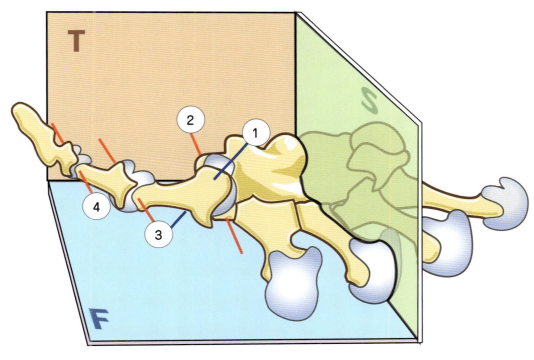

図 5−161

第5章　手

大菱形骨の基本システムにおける**第1中手骨の純粋な運動の定義**（図5-162）は，したがって次のようになされる．

- われわれが**主軸**とよんでいる**軸XX′の周り**（前頁の図で軸1）で，母指は対立する指を「選択し」，**前方移動/後方移動の運動**を行う．その区間で母指柱は軸1と直角で，母指の爪の面と平行な平面AOR内を移動する．
  - **後方移動R**は，母指を背側へ向け，手掌の平面内へ引き込み，第2中手骨から約60°離す．
  - **前方移動A**は，母指を前方へ向け，手掌の平面とほぼ直角にするが，この位置を英語圏の研究者らは外転と名づけている（これは，明らかに真実ではない）．
- 前者と比較して**2次的**とよんでいるが，**軸YY′の周り**（前頁の図で軸2）で，軸2と前者の平面と直角である平面FOE内を屈曲－伸展運動する．
  - **伸展E**は，第1中手骨を，近位，背側かつ橈側へ向け，基節骨と末節骨の伸展によって延長し，母指柱をほとんど手掌の平面内で近位・橈側へ引き込む．
  - **屈曲F**は，第1中手骨を，遠位，掌側かつ尺側へ向け，第2中手骨を通過する矢状面をこの方向で超えることはないが，一方，指節骨の屈曲によって延長し，指腹を小指の基部で手掌に接触させる．

第1中手骨の屈曲－伸展の概念は，このように母指柱の他の2つの関節における同等の運動と補完することによって**完全に正当化**される．

前方，後方移動および屈曲－伸展のこれらの純粋な運動以外に，第1中手骨の他のすべての運動は**複合運動**であり，あるいは連続する，あるいは同時に起こる2つの軸の周りのさまざまな程度の運動の組み合わせである．前述したように，母指対立において本質的な役割を果たす長軸に対する自動回旋または付随回旋を受け入れている．

第1中手骨の屈曲－伸展および前方，後方移動の運動は，**中間位**または母指の筋休息位から開始される（図5-163）．これは，C. Hamonet と P. Valentin によって定義されたように，筋電図学的静止状態（弛緩状態で，いかなる母指の筋も活動電位を放出しない）の肢位に相当している．この**肢位N**は，X線上で明確にすることができる．M_1（第1中手骨）とM_2（第2中手骨）の前額面Fへの投影は角度**30°**をなす．矢状面Sにおける同様の角度は**40°**で，横断面Tでは**40°**である．

この**肢位N**は，靱帯の弛緩状態と関節面がほぼ正確に被覆される最大適合に相当している．

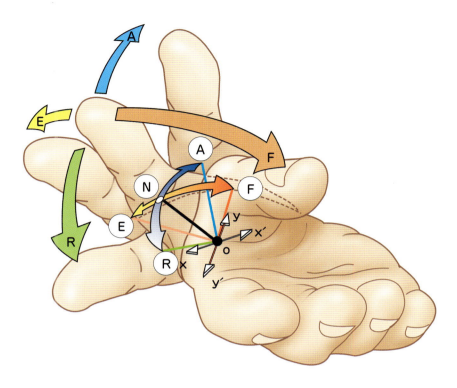

図 5 – 162

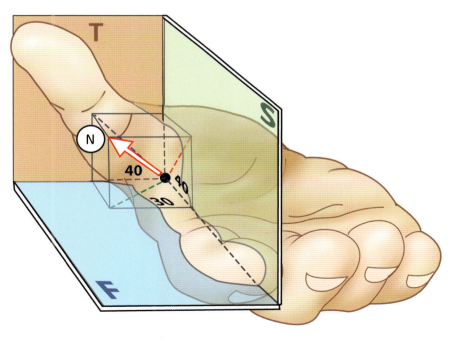

図 5 – 163

第 5 章　手

第 1 中手骨の運動の評価

　このように定義されている第 1 中手骨の真の運動は，実際上どのようにして評価されるのであろうか？　3 つのシステムが競合しているが，問題を明らかにするものではない.

　古典的とよべる **1 番目の評価のシステム**（図 5-164）では，第 1 中手骨は，横断 T，前額 F，矢状 S の 3 つの直交する平面によって構成される矩形の基本平面の中を移動し，後者の 2 つの平面は第 2 中手骨の長軸を通過し，3 平面の交点は大菱形中手関節の中心に位置している. 基本肢位は，第 1 中手骨が**手掌の平面**，おおまかに平面 F 内で**第 2 中手骨とくっつく**ときに実現される. 2 つの強調すべき以下の注意点がある.
　　・この肢位は，自然でない.
　　・第 1 中手骨は，厳密には第 2 中手骨と平行になりえない.
　外転（矢印 1）は，平面 F 内での第 2 中手骨に対する第 1 中手骨の開大であり，内転または接近は逆の運動である.
　屈曲（矢印 2）または前進は，第 1 中手骨を掌側にもってくる運動であり，伸展または後退は逆の運動である.
　第 1 中手骨の位置は，したがって 2 つの角度によって定義される（図 5-165）. 外転 Ab とその反対の内転 Add は，角度 a によって決定され，屈曲または前進 A とその反対の伸展または後退 R は，角度 b によって決定される.
　このシステムには次のような不都合な 2 点がある.
　　・抽象的な平面への投影が測定され，真の角度ではない.
　　・長軸に対する回旋が評価されない.

　近代的とよべる **2 番目の評価のシステム**（図 5-166）は，J. Duparc, J.-Y. de la Caffinière と H. Pineau によって提唱されたもので，運動ではなく，第 1 中手骨の位置を極座標のシステムによって定義するものである.

　第 1 中手骨の状態は，円錐体上の位置によって定義され，その**軸**は第 2 中手骨の長軸と共通で，**頂点**は大菱形中手関節のレベルに位置している. 円錐体の頂点での半角（矢印 1）は**開大の角度**を表し，第 1 中手骨が円錐体表面上を移動するとき有効である. その円錐体上での位置は，2 つの中手骨を含む平面と前額面 F とがなす角度（矢印 2）によって正確に表現される.

　基本平面（図 5-167）に対して，この角度 b は提唱者らによって**空間の回旋角**とよばれているが，これは同意語反復である. というのは，すべての回旋は空間の中でしか行われないからである. **分回し角**というほうがより適当と思われる. というのは，円錐体表面上の第 1 中手骨の移動は 1 つの分回し運動だからである.

　1 番目に対してこの評価システムの興味ある点は，これら 2 つの角度が分度器できわめて容易に測定できることである.

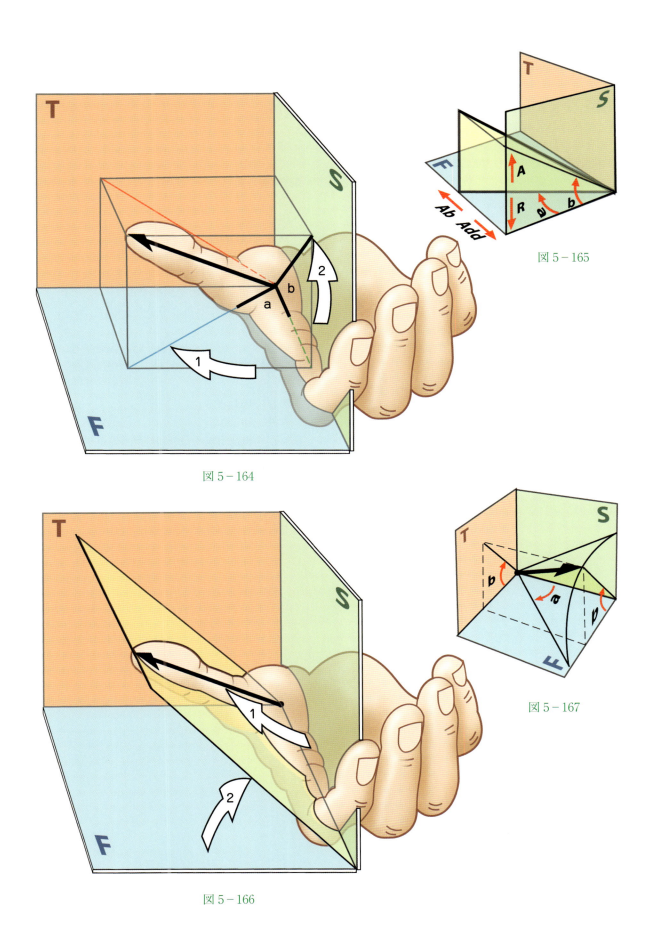

図 5 − 164

図 5 − 165

図 5 − 166

図 5 − 167

第5章　手

大菱形中手関節のX線像と大菱形骨のシステム

　この頁は，著者が1980年に定義した**特殊な撮影法**による正面と側面像の**X線的研究**に基づいている．原理は，手の正面と側面について古典的な撮影法を行うのだが，**実際の弯曲が透視で変形しない**ように関節面を表すため，関節の軸の傾斜を考慮し，放射線照射方向を変化させることにある．したがって，この方法で，大菱形中手関節の純粋な運動の大きさだけでなく，生理学的および病理学的に重要な役割を果たす形態学的特徴を正確に測定することができる．

　特殊な撮影法による正面と側面X線像のおかげで，われわれはこの関節の**可動域の評価の第3のシステム**，つまり**大菱形骨基準のシステム**を提唱することができる．

　母指柱の正面像（図5-168）では，大菱形骨の凹弯曲と第1中手骨の凸弯曲は，まったく重なりなしに側方からの正確な像になる．背側位Rと掌側位Aとで撮影する．可動域は第1中手骨と第2中手骨の長軸の間で測定する．

　掌側位の数字から背側位の数字を引くと，**前方-後方突出の可動範囲**が決定される．

・背側位は，第1中手骨の軸を第2中手骨の軸とほとんど平行になるまで引き寄せる．
・掌側位は，両中手骨のなす角度が50〜60°になるまで広げる．

前方-後方突出の可動範囲は22°±9°であり，性によって異なっている．

・男性：19°±8°
・女性：24°±9°

　母指柱の側面像（図5-169）では，大菱形骨の凸弯曲と第1中手骨の凹弯曲は，まったく重なりがみられない．伸展位Eと屈曲位Fとで撮影する．

・伸展では，第1と第2中手骨を広げ，30〜40°の角度をなすようにする．
・屈曲では，両者は近づき，ほとんど平行になる．

屈曲-伸展の可動範囲は17°±9°であり，性によって異なっている．

・男性：16°±8°
・女性：18°±9°

　結局，母指柱の大きな可動性を考えれば，大菱形中手関節の可動域ははるかに小さなものである．

　これら2つの第1中手骨の可動域評価は，満足のいくものではなく，測定も容易ではない．著者は，p.306〜307に「とてもはっきりしていて」実施もきわめて容易な対立と反対立のテストを提唱している．

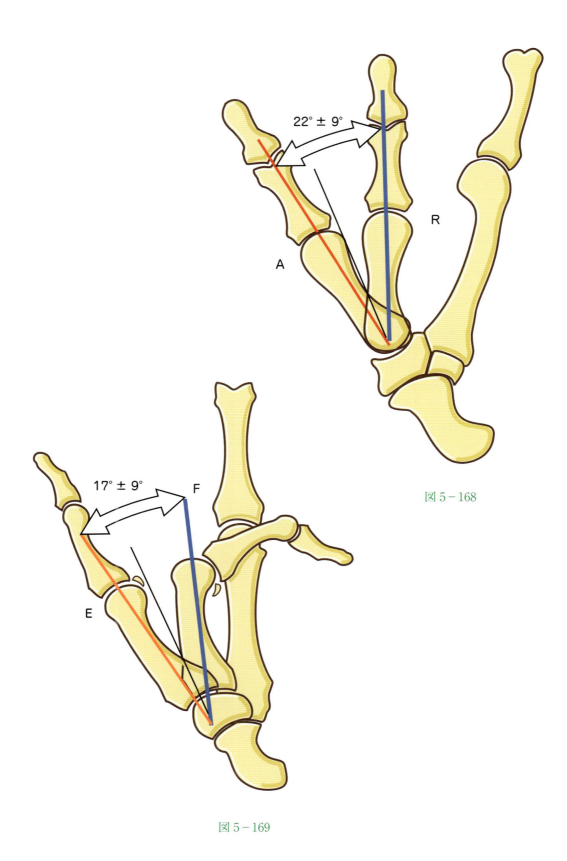

図 5-168

図 5-169

第5章　手

大菱形中手関節の形態学的および機能的特徴

　1993年，A. I. Kapandji と T. Kapandji によって330症例についての**形態学的および動態的研究**が行われ，次のことが明らかになった.

- **大菱形骨の可動性**（図5-170）は，前方突出 A と後方突出 R の間で2°9′±2°である. わずかであるが，存在している.

- **中手骨基部の動態：背側位** R（図5-171）では，中手骨基部は，大菱形骨の鞍に対して外側亜脱臼位にあるが，一方，**掌側位** A（図5-172）では，この基部は鞍の凹面に完全に戻っている.

- 母指手根中手関節症の初期（図5-173）では，正面像で**中手骨基部の不完全な戻り**の徴候が明らかとなり，前方突出時，鞍尾（橈側の突出部）に引っ掛かったままになる.

- 一方，正常では，側面像（図5-174）で中手骨基部の突起は，大菱形骨の凸弯曲に対して完全に適合している.

- **母指手根中手（carpometacarpal：CM）関節症の初期**（図5-175）では，**中手骨基部の不完全な戻り**が明らかで，*長母指外転筋腱* LA の牽引作用（白矢印）によって，大菱形骨の突出部に引っ掛かったままになる.

- 正面像における**鞍の傾斜角度**の測定により，**母指CM 関節症の初期**における重要性が明らかとなる. 正常（図5-176）では，第2中手骨の軸と鞍の接線（赤線）のなす角度は平均127°である. この状態では，中手骨間鞍帯 LIM（緑の破線）は第1中手骨基部を鞍に戻すことができる.

- この**傾斜角が140°付近に増大する**とき（図5-177），関節症の出現が懸念される. とりわけ患者がすでにこの部位にときおり痛みを訴えているときはそうである.

　先天的な「滑る鞍」の状態，つまり大菱形骨の鞍の形成不全は関節症を生じやすい. というのは，長期的には LIM が第1中手骨基部を戻すことができなくなることが示されており，永続的な外側亜脱臼は，大菱形中手関節の外側関節裂隙を摩耗させ狭小化させるからである. これは正面 X 線写真でよくわかる.

　大菱形中手関節の項を終えるにあたり，これが機械的に自在継手に相当していることは明白であり，第1中手骨の長軸回旋を完璧に実現できる自在継手の機能をまだ理解していない外科医たちが用いている球状関節による置換はまったく不適切であることを指摘しておく. 大菱形中手関節には，球状関節によってもたらされる追加の自由度は必要としない. これが，Guillaume d'Occam の普遍的な経済原則の例証である.

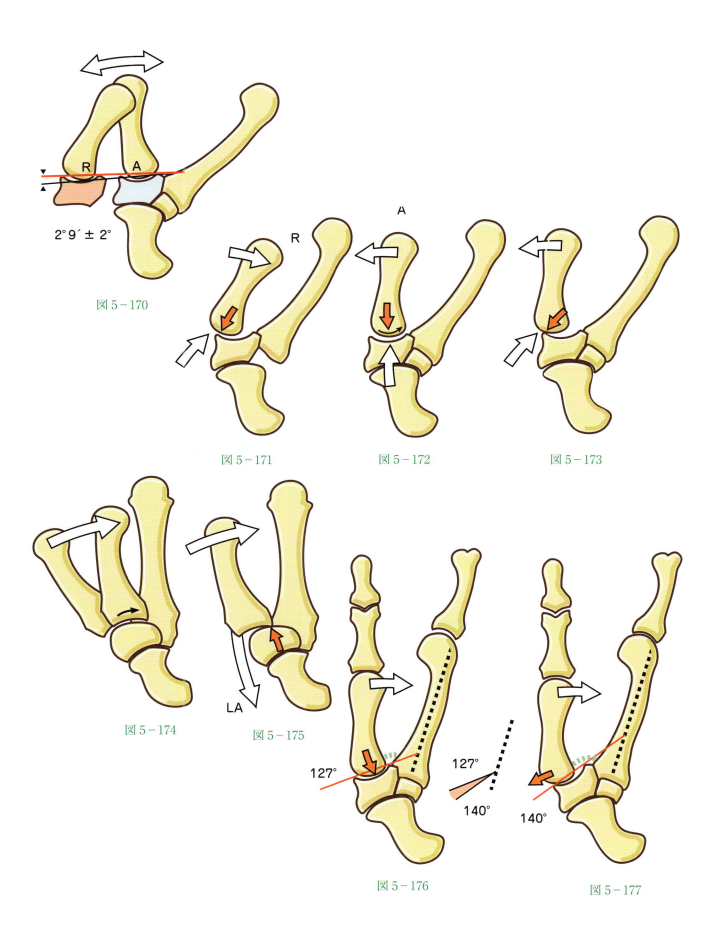

図 5-170　図 5-171　図 5-172　図 5-173　図 5-174　図 5-175　図 5-176　図 5-177

母指の中手指節（MP）関節

母指の MP 関節は，解剖学者らによると顆状と考えられており，英語圏の研究者らは卵形といっている．したがって，これはすべての顆状関節と同様，屈曲-伸展と側方の 2 つの自由度を有している．実際上，その複雑な生体力学には，3 番目の自由度が組み合わさっている．つまり，基節骨の長軸に対する回旋であり，回外あるいは回内で，他動運動だけではなく，とりわけ対立に不可欠の自動運動がある．

掌側に開かれている MP 関節（図 5-178）と背側近位へ開かれている基節骨は，中手骨頭 1 を出現させている．中手骨頭は，2 方向に凸で，幅より前後方向に長く，非対称な 2 つの肩状突出で掌側に延びており，尺側 a が橈側 b よりも突出している．基節骨の基部は，2 方向に凹の軟骨表面 2 によって覆われており，その前縁には掌側板 3 が付着している．掌側板の下縁付近には内側 4 と外側 5，2 つの種子骨を含んでおり，その関節小面は掌側板の軟骨と連続性がある．種子骨には，内側 6 および外側 7 種子骨筋が付着している．関節包の縁 8 は，内側 9 および外側 10 中手関節窩線維束によって両側が肥厚している．この他，前方 11 および後方 12 関節包囊，また外側側副靱帯 14 よりも短く，早く緊張する内側側副靱帯 13 などが見られる．矢印 XX′ は屈曲-伸展の軸を，また矢印 YY′ は側方化の軸を表している．

掌側図（図 5-179）では，同一の要素が認められる．下方に中手骨 15，上方に基節骨 16 となっているが，関節窩線維軟骨 3，種子骨間靱帯 17 によって互いにつながり，内側 18 および外側 19 中手関節窩線維束によって中手骨頭とつながり，また基節骨の基部と縦走 20 および十字 21 指節種子骨線維によって結合している内側種子骨 4 および外側種子骨 5 などが詳しくわかる．内側種子骨筋 6 は，内側種子骨に付着し，基節骨基部へ拡張部 22 を送り，内側側副靱帯 13 を一部覆っている．外側種子骨 7 の基節骨拡張部 23 は，外側側副靱帯 14 をよりよくみせるために切除してある．

尺側図（図 5-180）と橈側図（図 5-181）では，さらに後方 24 および前方 25 関節包囊，*短母指伸筋*腱の付着部 26 が見られ，内側 13 および外側側副靱帯 14 と中手関節窩線維束 18，19 の中手骨付着部が，明らかに偏心しているのが認められる．また，より短い内側側副靱帯が外側側副靱帯より早く緊張することは，中手骨頭の内側縁に対する基節骨基部の転位が外側縁よりも制限される状態にあることがわかる．中手骨頭の近位図（図 5-186，p.281：透視図）では，とりわけ，外側種子骨筋 7 が内側種子骨筋 6 よりも強力に収縮するとき，尺側の SI と橈側の SE のこの異なる転位が，どのようにして基節骨基部が回内位となる長軸回旋を生じるかを説明している．

この現象は，さらに中手骨頭の非対称性によって増幅される（図 5-182：正面像）．そこでは，より突出している掌尺側肩状突出部 a が橈側 b よりも遠位に下降しない．基節骨基部の橈側部はより掌側遠位へ転位し，これが屈曲時，基節骨の回内と橈側傾斜に関与する．

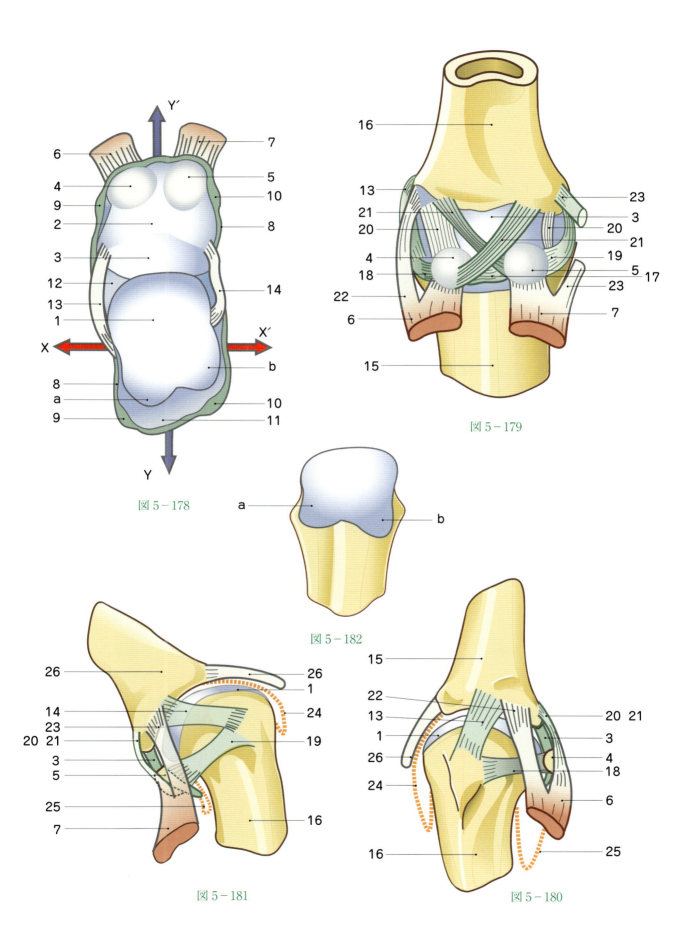

図 5–178

図 5–179

図 5–182

図 5–181

図 5–180

279

第5章　手

基節骨の傾斜と長軸回旋の可能性は，その屈曲度に依存している．**真っ直ぐ，または伸展位**（図5-183）では，**側副靱帯** 1 が弛緩しているが，**掌側板** 2 と**中手関節窩線維束** 3 のシステムは緊張しており，これが長軸回旋と側方化を防止している．これが，第1の旋錠肢位で，伸展位では種子骨 4 は，中手骨頭の顆部に強く押し付けられている．後方 5 および前方 6 の **2つの滑液包嚢**は弛緩し，中間位にあることに注目すべきである．

中間位または半屈曲位（図5-184）では，側副靱帯 1 はなお弛緩しており，内側より外側が緩く，掌側板のシステム 2 は種子骨 4 が中手骨頭の肩状突出部の下へ移動することにより弛緩する．これが，側方化と長軸回旋の運動が，種子骨筋の作用の下に可能である**最大可動性**の肢位である．内側の収縮は尺側傾斜と軽度の回外を生じ，外側の収縮は橈側傾斜と回内を生じる．

最大屈曲位または旋錠肢位（図5-185）では，掌側板のシステムは弛緩しているが，**側副靱帯は最大に緊張**し，基節骨基部を**橈側傾斜および回内位**に移動させる．関節は，側副靱帯と背側**滑液包嚢** 5 の緊張によって文字通り施錠されており，**外側母指球筋**優位でほとんど独占的な作用による一義的な**最大対立位**である．これはMacConaill の *close-packed position* である．これが，第2の旋錠肢位で，屈曲位である．

基節骨基部が透視されていると仮定した**近位図**（図5-186）では，外側種子骨筋 SE 優位の作用下に**基節骨の回内位回旋効果**が認められる．

全体として，母指のMP関節は，真っ直ぐの肢位から，**3つのタイプの運動**を行うことができ（Kapandji 1980），この中手骨頭の背側図（図5-187）で示されているように異なる3つの軸をもっている．

・横軸 f_1 の周りの**純粋な屈曲**（青の矢印 1）があり，外側と内側の種子骨は半屈曲位まで均衡している．
・屈曲-側方傾斜-回旋を含む2つの複合運動がある．
　- 斜めで変化する軸 f_2 の周りの**屈曲-尺側傾斜-回外**（緑の矢印 2）は，内側の種子骨筋優位の作用下円錐回旋である．
　- 別方向で傾斜がより強く，やはり変化する軸 f_3 の周りの**屈曲-橈側傾斜-回内**（矢印 3）がある．ここでも，円錐回旋であり，外側の種子骨筋優位の作用による．

したがって，最大屈曲は，中手骨頭の非対称な形状と側副靱帯の不均等な緊張から，常に橈側傾斜-回内を生じ，これは**母指柱の対立運動全体の方向**に好都合である．

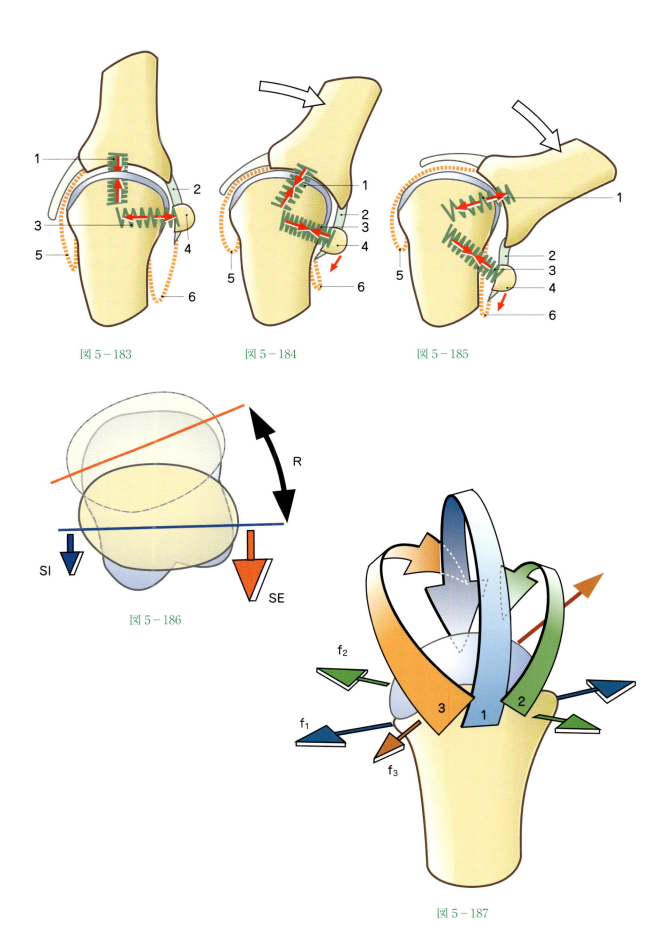

図 5-183

図 5-184

図 5-185

図 5-186

図 5-187

第5章　手

母指の中手指節（MP）関節の運動

MP関節の基本肢位は，真っ直ぐである（図5-188）．基節骨の軸は，第1中手骨の延長線上にある．指の関節の運動要素を評価するには，関節のそれぞれの部分に，マッチ棒で作製した**直交する基準の印**を貼り付けるのがよい．

この肢位からは，**健常者**では，**自動でも他動でも伸展はゼロ**である．

自動屈曲（図5-189）は60〜70°で，他動屈曲は80°で，90°にも達しうる．印のおかげで，この運動の過程で構成要素を評価できる．

真っ直ぐの肢位を背側からみた図（図5-190）では，マッチ棒が平行であるか互いに延長線上になるよう印が貼り付けられている．このようにして，とくに回旋と側方傾斜の要素を明らかにすることができる．**半屈曲位**では，内側種子骨筋あるいは外側種子骨筋を**随意的に収縮**することができる．

内側種子骨筋の収縮：母指が軽度掌側位で遠位からの図（図5-191）と，母指が手掌の平面内で背側位のときの近位からの図（図5-192）によって評価できる．マッチ棒のおかげで，内側種子骨筋の収縮が数度の尺側傾斜と5〜7°の回外を生じることがわかる．

外側種子骨筋の収縮：同様に，遠位図（図5-193）と近位図（図5-194）によって，外側種子骨筋の収縮が，近位図でよりいっそう明らかなように，前者の尺側傾斜よりも大きな橈側傾斜と20°の回内を生じることがわかる．

母指の対立において屈曲−橈側傾斜−回内運動がきわめて重要であることは後述する．

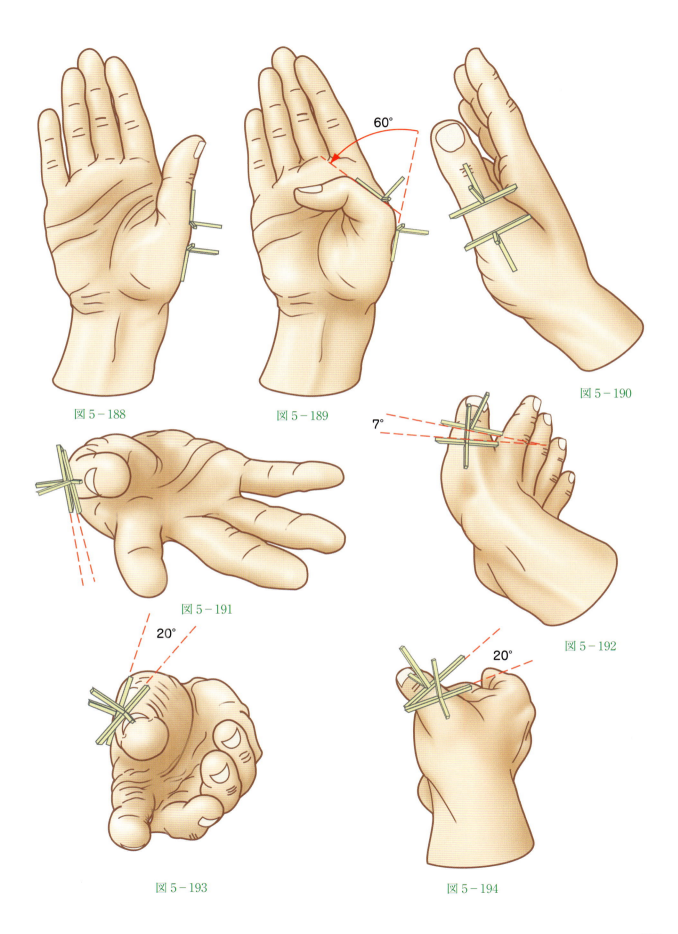

図 5−188

図 5−189

図 5−190

図 5−191

図 5−192

図 5−193

図 5−194

中手指節（MP）関節の傾斜-回旋の運動

　円筒状の物を手掌全体で把握するとき，把握の安定性を確保しているのは，MP関節に対する**外側種子骨筋の作用**である．母指が関与せず（図5-195），円筒の軸と平行であるとき，把握はロックされず，物は指の先端と母指球のすき間から容易にすり抜けうる．

　一方，もし，**母指が他指のほうを向けば**（図5-196），円筒はもはやすり抜けることはない．**基節骨の橈側傾斜**は，基準の印のおかげで明らかであり，第1中手骨の掌側位の運動を補っている．このように，母指は円筒の周りの最も短い道程，つまり円周 f を通るが，橈側傾斜がなければもっと長い楕円 d を通ることになる．

　したがって橈側傾斜は，把握の強化に不可欠であり，物を締め付ける母指と示指で形成される輪が閉じるほど，表面上を通る道程は短くなる（図5-197）．母指が円筒に沿っていて，把握の輪が破綻している a から，連続した位置 b-c-d-e を通過していくに従って輪は徐々に閉鎖され，最終的に位置 f で母指は円周に沿い，輪は完全に閉鎖され把握がますます強固になる．

　このほか，2つの横方向の印で形成される12°の角度でみられる**基節骨の回内**（図5-198）は，母指にその内側縁ではなく，最大の手掌面で物を支えることを可能にしている．接触面を拡大することによって，基節骨の回内は把握を強化する因子となる．

　円筒の直径がより小さい場合（図5-199）には，母指は示指を一部覆うようになり，把握の輪はさらにいっそう狭くなり，ロックは完全で把握は強固となる．母指のMP関節とその動力筋のきわめて特殊な生理は，したがって，**把握機能に際立って適応**している．

　母指のMP関節の安定性は，関節の因子だけでなく，さらに**筋の因子**にも依存している．正常では，母指と示指の**2つの関節のつながり**は，**拮抗筋の仕掛け**（図5-200）によって安定化されている（小さな矢印で図示）．次の場合（図5-201，Sterling Bunnell による）には，MP関節が逆に伸展しているのが見られる（白の矢印）．

- *短母指外転筋*と*短母指屈筋*の不全では，基節骨が伸展位に傾斜する．
- 第1骨間筋が萎縮していると，第1中手骨と第2中手骨が接近する．
- *長母指屈筋*の不全では，第1中手骨の外転が障害される．

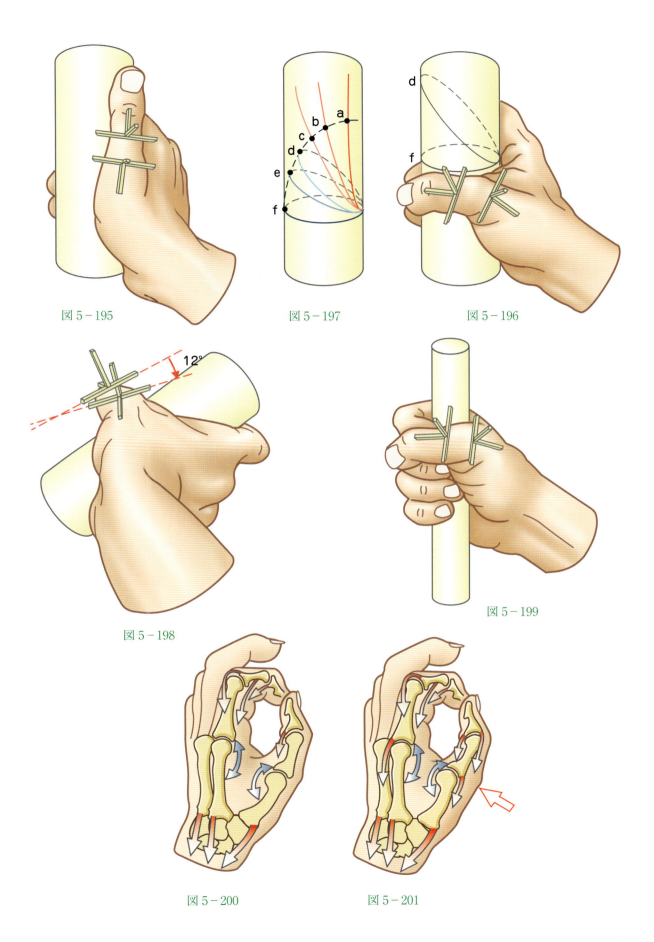

図 5 - 195

図 5 - 197

図 5 - 196

図 5 - 198

図 5 - 199

図 5 - 200

図 5 - 201

285

母指の指節間（IP）関節

一目見ると，母指の IP 関節は，何の不思議もない**滑車タイプ**の関節で，基節骨骨頭顆部の彎曲の中央を通過する，横方向の固定した唯一の軸をもっており，その周りで屈曲–伸展運動が起こる．

75〜80°の自動**屈曲**（図 5-202）は，角度計によって測定される（図 5-203）．他動では 90°に達する．

5〜10°の自動**伸展**（図 5-204）は，とりわけ他動的過伸展で明らかとなり（図 5-205），粘土作業のためにへらの代わりに母指を使う彫刻家のような職業では顕著になりうる（30°）．

実際のところ，現実は少し複雑である．というのは，屈曲するにつれて，末節骨が**回内方向の自動長軸回旋**をきたすからである．

屍体標本（図 5-206）で，完全伸展位で基節骨骨頭 a と末節骨基部 b に 2 本の平行なピンを挿入 A した後，IP 関節を屈曲 B させると尺側開きの 5〜10°の角度，つまり回内が生じる．

同様に，生体において P_1（基節）と P_2（末節）の背側面に互いに平行にマッチ棒を貼り付けても，同じ結果が得られる．**母指の末節骨は，その屈曲過程で 5〜10°の回内を生じる．**

この現象は，完全に解剖学的な特質によって説明できる．背側が開かれている関節（図 5-207）では，すぐに 2 つの顆部の違いに気づく．内側顆が外側顆よりも突出し，掌側尺側に広がっている（図 5-208）．外側顆の曲率半径はより小さく，その結果，その前方部分は，掌側面に向かってより早く「下降する」．したがって，内側側副靱帯（LLI）は，屈曲時に外側側副靱帯よりも先に緊張し，末節骨の尺側部分を制止し，一方で末節骨基部の橈側部分は屈曲過程を続行する．

別の言い方をすれば（図 5-209），内側顆の行程 AA′ は，外側顆の行程 BB′ よりわずかに短く，これが**末節骨の複合長軸回旋**を惹起しているのである．したがって，単一の屈曲–伸展の軸は存在せず，初期の位置 i と最終位置 f との間で**瞬間的に変化していく軸**の連続が存在しており，それは，外の O 点に収束し円錐回旋を導く．

たとえばボール紙で，この関節を具現化したいならば（図 5-210），指の長軸に直角ではなく，5〜10°傾けて折り目をつければ十分である．末節骨は，屈曲度につれて方向を変化させながら，円錐回旋のように屈曲過程を描く．

IP 関節のレベルでのこの要素は，前述したように，対立時，母指柱全体の回内に組み込まれる．

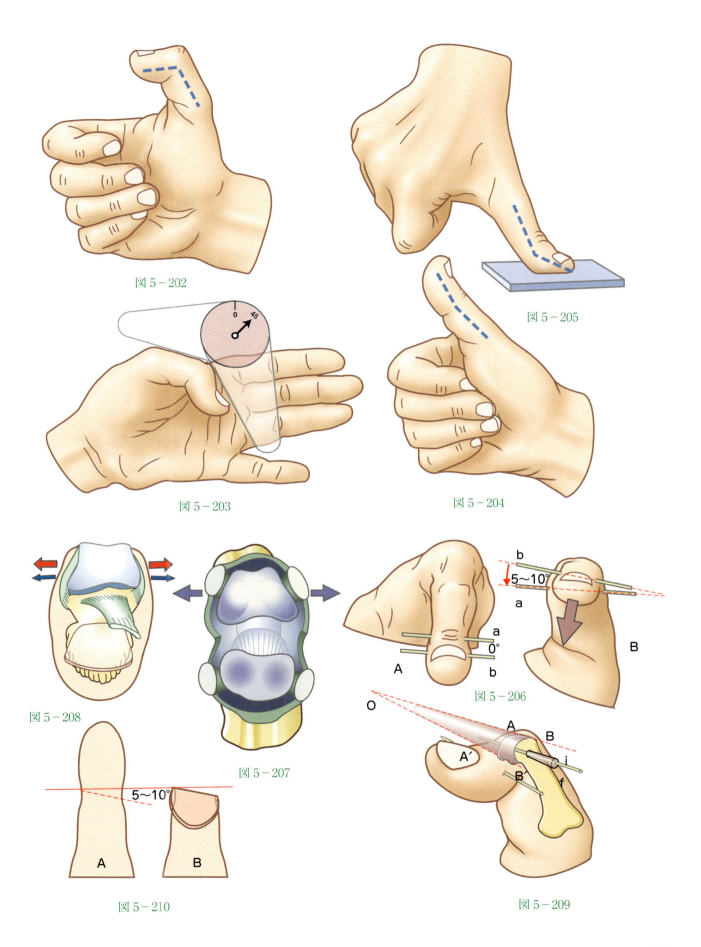

図 5-202

図 5-205

図 5-203

図 5-204

図 5-208

図 5-207

図 5-206

図 5-210

図 5-209

287

母指の動力筋

母指は9つの動力筋をもっている．他の指を明らかに凌駕している豊富な筋は，母指の**卓越した可動性と固有な機能**に必須である．

これらの筋は，2つのグループに分類される．

1) **外在筋**あるいは長い筋は**4つ**で，前腕に存在している．**3つは伸筋と外転筋**で，把握を緩めるのに用いられ，**最後の1つは屈筋**で，その力は力強い把握を安定させるのに用いられる．

2) 母指球と第1骨間空隙に含まれている**内在筋は5つ**ある．これらは，さまざまな把握，とくに**対立**の実現に役立っている．力を発揮するには限度があるが，むしろ**精密さと協調性に寄与**している筋である．

母指柱全体に対する動力筋の作用を理解するため，それらの走行を**大菱形中手関節の2つの理論上の軸に対して位置づける**必要がある（図5-212）．MP関節とIP関節の屈曲の軸 f_1，f_2 と平行な屈曲−伸展の軸 YY′ と掌側−背側位の軸 XX′ は，これらを2つの直交するピンによって具現化された**4つの象限**に分割する．

1) **象限 X′Y′** は，大菱形中手関節の屈曲−伸展の軸 YY′ の背側で，掌側−背側位の軸 XX′ の橈側にあり，軸 XX′ のすぐ近位に位置しているただ1つの筋，*長母指外転筋*1の腱によって占められている．このことは，掌側位運動の重要な構成要素ではなく，第1中手骨に対して強力な伸展作用をもつことを説明する（図5-211：手関節を橈側近位からみた図）．

2) **象限 X′Y** は，軸 XX′ の尺側で軸 YY′ の背側にあり，2つの伸筋腱を含んでいる．
・*短母指伸筋*2
・*長母指伸筋*3

3) **象限 XY**（図5-213）は，軸 YY′ の掌側で軸 XX′ の尺側にあり，第1骨間空隙に位置している2つの筋で占められており，これらは，大菱形中手関節の軽度屈曲を伴った背側位への動きをする．
・2つの線維束をもつ*母指内転筋*8．
・存在すれば，*第1掌側骨間筋*9．
・これら2つの筋は，第1中手骨の内転筋であり，第2中手骨を近づけながら，第1指間ひだを「閉鎖」する（図5-211）．

4) **象限 XY′**（図5-213）は，軸 YY′ の掌側で軸 XX′ の橈側にあり，**対立に必須な筋群**を含んでいる．というのは，第1中手骨の屈曲と同時に掌側位運動に作用するからである．
・*対立筋*6
・*短母指外転筋*7

母指の最後の2つの動力筋は，**軸 XX′ 上**に位置している．
・*長母指屈筋*4
・*短母指屈筋*5
したがって，これらは大菱形中手関節の屈筋である．

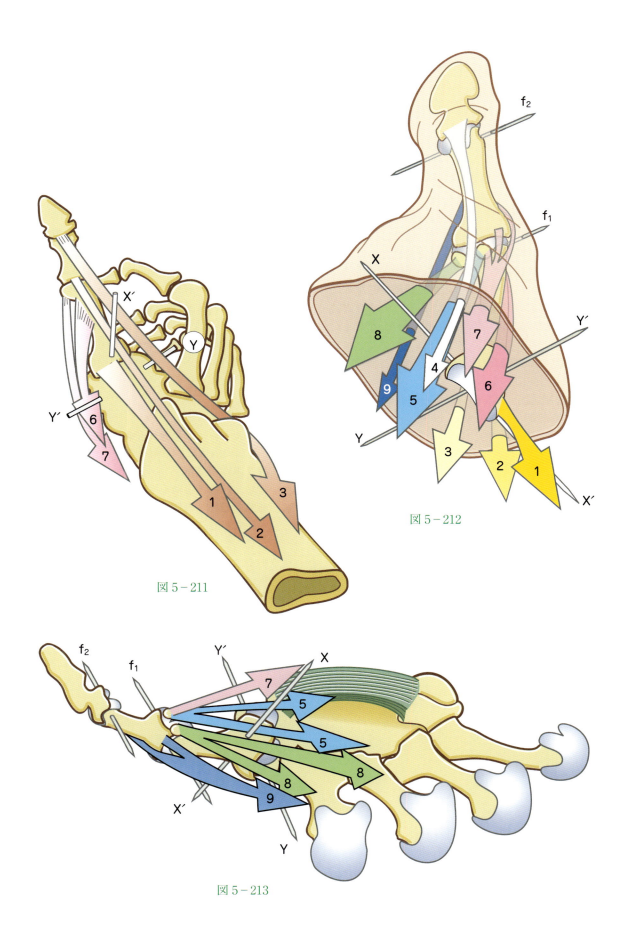

図 5 − 211

図 5 − 212

図 5 − 213

289

第5章　手

　解剖を少し思い起せば，2つのグループに分類される母指の動力筋の生理学があきらかになる．

　1）外在筋群
・**長母指外転筋**1（図5-214：掌側図）は，第1中手骨基部の掌橈側に付着している．
・**短母指伸筋**2は，前者と平行で（図5-215：橈側図），基節骨基部の背側に付着している．
・**長母指伸筋**3は，末節骨基部の背側に停止している．

これら3つの筋に関して，注目すべき2点がある．
・**解剖学的側面**：母指の背橈側面にみられるこれら3つの腱は，互いに末梢を頂点とする**解剖学的たばこ窩**という三角形の空隙を形成しており，その底面には**長橈側手根伸筋**10と**短橈側手根伸筋**11とが並走している．
・**機能的側面**：それぞれが母指の骨格の動力筋であり，すべて伸展方向にある．
・一方，**長母指屈筋**4は掌側にある（図5-214）．これはまず，手根管内を通り，次いで*短母指屈筋の2の筋束*の間にもぐり込み，さらに母指のMP関節の2つの種子骨間を滑走し（図5-214），末節骨基部の掌側に停止している．

　2）**内在筋群**（図5-214，215）．これらはさらに2つのグループに分類される．
・**橈側グループ**は3つの筋が含まれ，正中神経支配で深部から表層まで存在している．
　-**短母指屈筋**5は2頭からなり，1つは手根管の底面から，もう1つは屈筋支帯の下縁と大菱形骨結

節から起こっている．これらは，共通腱によって，外側種子骨と基節骨基部の外側結節に付着している．この筋は近位尺側に斜走している．
　-**母指対立筋**6は，*第1中手骨の掌側面の橈側部*に停止し，尺側掌側近位に向かい，*屈筋支帯の掌側面*の橈側半分に付着している．
　-**短母指外転筋**7は，前者の直上の屈筋支帯と舟状骨結節から起こり，母指球筋の表層を形成し，基節骨基部の外側結節に停止している．背側の拡大は**第1掌側骨間筋**9とともに腱帽を形成している．この筋は，橈側には位置していないが，第1中手骨の掌側尺側にあり，対立筋のように尺側掌側近位に向かっている．この筋はその名が示唆するのとは逆に，母指柱を橈側へは広げず，掌側尺側へ向ける．
　これら3つの筋は**橈側グループ**を構成している．というのは，これらは中手骨と基節骨の橈側部に停止しているからである．短い屈筋と外転筋群は**外側種子骨筋**を形成している．

・**尺側グループ**は，尺骨神経支配の2つの筋を含み，MP関節の内側縁から起っている．
　-**第1掌側骨間筋**9は，基節骨基部の内側結節に停止し，背側拡張部をなしている．
　-**母指内転筋**8の斜めと横方向の2頭は，内側種子骨と基節骨基部の内側結節に付着している．均衡して，これら2つの筋は**内側種子骨筋**を形成している．これらは，外側種子骨筋と**拮抗-共同筋**の関係にある．つまり，ある作用では拮抗し，またある作用では共同する．

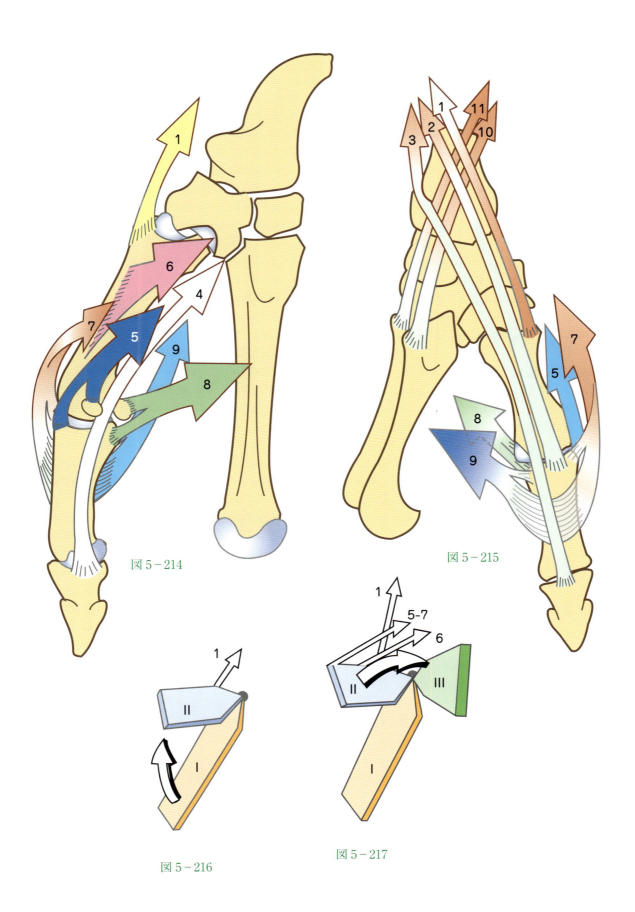

図 5-214

図 5-215

図 5-216

図 5-217

291

母指の外在筋群の作用

長母指外転筋 APL（図 5-218）は，第 1 中手骨を橈側掌側へ移動させる．したがって，これはとくに手関節が軽度屈曲位にあるとき，中手骨の**外転と前方移動にかかわる筋**である．この，前方突出は，解剖学的たばこ窩の中でより掌側に位置していることに起因している（図 5-215, p.291）．手関節が，*橈側手根伸筋*，とくに*短橈側手根伸筋*によって安定化されていないとき，長母指外転筋は**手関節の屈筋**にもなる．手関節が伸展位にあるとき，これは逆に，第 1 中手骨の後方突出筋となる．

機能的側面から，**長母指外転筋と橈側グループの筋**は，対立において主要な役割を果たしている．実際，母指を対立位にもってくるには，第 1 中手骨を手掌の面と垂直にし掌側へ向ける必要がある．そのとき，母指球は手掌の外側縁の上に突出する円錐を形成する．この作用は，機能的連携の仕掛け（前頁の図）から起こっている．

- **第 1 段階**（図 5-216, p.291：第 1 中手骨は模式化）では，**長母指外転筋** 1 が，中手骨を伸展させ，掌側かつ橈側，つまり位置 I から位置 II へと移動させる．
- **第 2 段階**（図 5-217, p.291）では，この位置 II から**橈側グループの筋群**，つまり*短母指屈筋*，*短母指外転筋* 5, 7 と*母指対立筋* 6 が，長軸回旋を伴いながら中手骨を掌側尺側へ傾斜させる（位置 III）．

これら 2 段階は連続するように描かれているが，実際は同時に起こり，中手骨の最終位置 III へは，2 つの因子の共同作用によって移動する．

短母指伸筋 EPB（図 5-219）は 2 つの作用をもっている．

1）中手骨に対して**基節骨の伸筋**である．
2）基節骨，つまり母指を直接橈側へもってくる．したがって**母指の真の外転筋**でもあり，大菱形中手関節における伸展/背側位に相当する．この外転を単独に出現させるには，手関節が*尺側手根屈筋*と*尺側手根伸筋*の共同収縮によって安定化されていなければならない．そうでなければ，*短母指伸筋*は手関節も外転するようになる．

長母指伸筋 EPL（図 5-220）は 3 つの作用をもっている．

1）基節骨に対し**末節骨の伸筋**である．
2）中手骨に対し**基節骨の伸筋**である．
3）**中手骨を尺側背側へもってくる．**
- 尺側において：第 1 骨間空隙を「閉鎖し」，したがってこれは，**第 1 中手骨の内転筋**である．
- 手の平面の背側において：リスター（Lister）結節での反転（図 5-211, p.289）により，**第 1 中手骨の後方突出筋**となる．

したがって，対立に拮抗する手のひらの平坦化に貢献している．その作用で，母指の指腹を掌側へ向ける．

長母指伸筋は，母指球の橈側グループの筋とともに，拮抗-共同筋の連携を形成している．実際，母指を背側へ動かさずに末節骨を伸展させたいとき，橈側の母指球筋グループが中手骨と基節骨を掌側に安定化させておく必要がある．したがって，橈側の母指球筋グループは，*長母指伸筋*の調整役として働く．母指球筋が麻痺した場合には，母指は抵抗なく尺側背側へ向かう．副次的に，*長母指伸筋*はその作用が橈側手根屈筋によって打ち消されなければ，**手関節の伸展筋**にもなる．

長母指屈筋 FPL（図 5-221）は，基節骨に対して**末節骨の屈筋**で，副次的に中手骨に対して**基節骨の屈筋**である．末節骨の屈曲を単独に出現させるには，*短母指伸筋*がその収縮によって基節骨の屈曲を防止する必要がある（拮抗-共同筋の連携）．

把握の最終段階における母指の長い屈筋の代償できない役割については後述する．

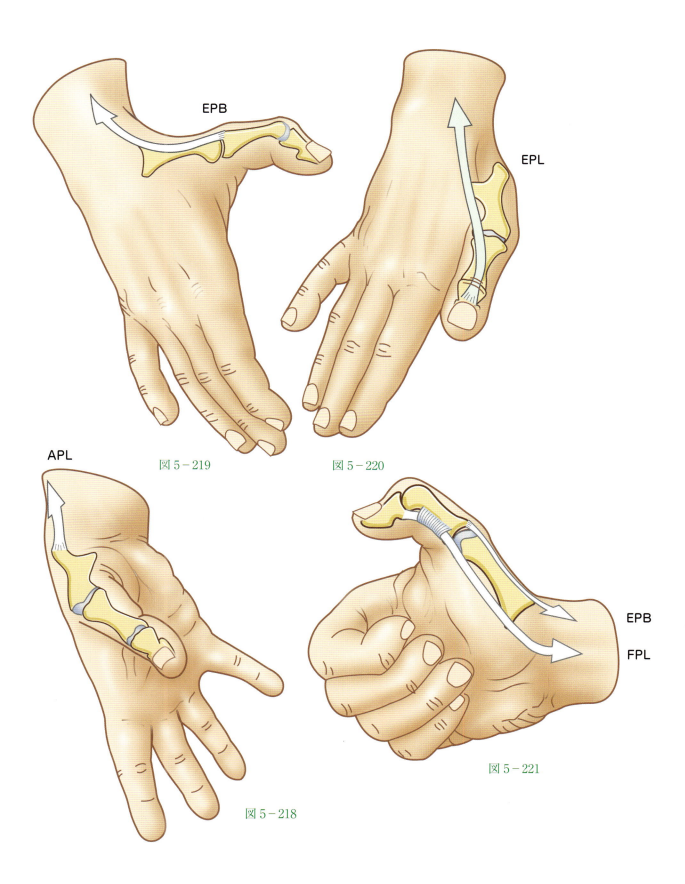

図 5-218

図 5-219

図 5-220

図 5-221

母指球筋の尺側グループあるいは内側種子骨筋の作用

母指内転筋8（図5-222）は，斜頭（上の矢印）と横頭（下の矢印）の2つの筋頭で3つの母指の骨に作用する．

1）**第1中手骨**に対して（図5-223：断面像），*母指内転筋*の収縮は，第2中手骨のやや橈掌側の，平衡の位置 A に移動させる．Duchenne de Boulogne によれば，運動の方向は中手骨のスタート位置による．

 ・もしも中手骨が最大外転位1から出発すれば，*母指内転筋*は実際に内転筋である．

 ・しかし，もし中手骨が最大内転位2から出発すれば，*母指内転筋*は外転筋となる．

 ・もし中手骨が長母指伸筋の影響下，最大背側位3から出発すれば，内転筋は前方突出筋となる．

 ・もし中手骨が短母指外転筋によって，あらかじめ掌側位4にあれば，内転筋は逆に後方突出筋となる．

 ・第1中手骨の休息位は，1と3の中間の R である．

筋電図学的研究から，*母指内転筋*は，内転時だけではなく，母指の後方突出時，手のひら全体での把握時，指腹側面つまみのときなどにも活発に介入することが示されている．母指と他の指との対立では，母指がより尺側の指と対立するときほど活発に介入する．したがって，その作用は**母指-小指の対立で最大**となる．

*母指内転筋*は，外転，前方突出，指尖つまみのときは介入しない．

後の**筋電図学的研究**（Hamonet C., J.-Y. de la Caffinière と Opsomer G.）から，その活動性は主として，母指を第2中手骨に近づける運動，つまりすべての対立において顕著になることが確認された．その活動性は，小さな行程より大きな行程で小さい（図5-224：Hamonet, de la Caffinière と Opsomer による内転筋の作用図）．

2）**基節骨**に対して（図5-222）作用は3つある：軽度の屈曲，尺側縁への傾斜，回外方向への長軸回旋（曲がった白の矢印）．

3）**末節骨**に対して（図5-222）：*内転筋*の終止が第1骨間筋の終止と共通であるために伸展．

*第1掌側骨間筋*は，きわめて類似した作用をもっている．

 ・内転（第1中手骨の手の軸への接近）

 ・腱帽による基節骨の屈曲

 ・側方拡張部による末節骨の伸展

内側母指球グループの筋群の全体的収縮は，母指の指腹を示指の基節骨の橈側面と接触させ，同時に母指柱の回外を惹起する（図5-222）．尺骨神経支配のこれらの筋は，母指と示指の間で物を強固につかむのに不可欠である．

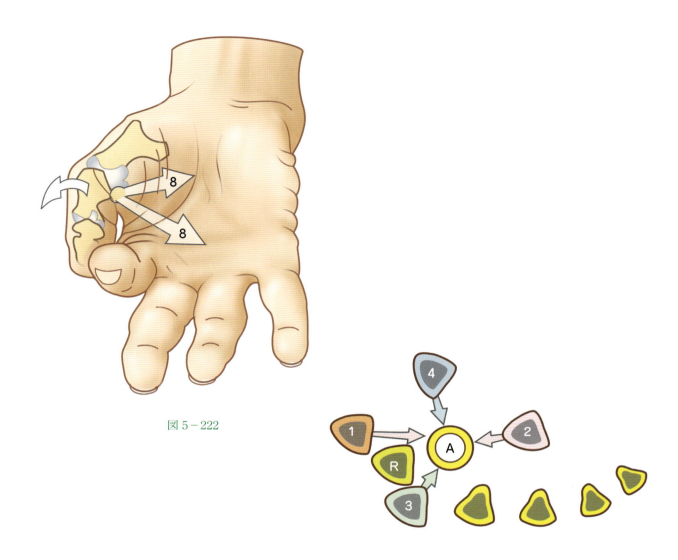

図 5-222

図 5-223

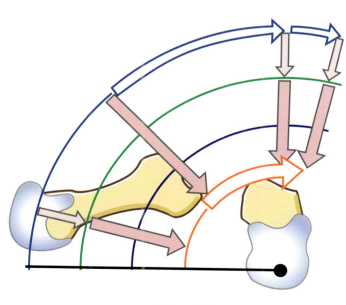

図 5-224

母指球筋の橈側グループの作用

*母指対立筋*6 は，小指対立筋と対称的な3つの作用をもっている．**筋電図のグラフ**（図5-226：図5-224と同じ出典）によってその運動区分が明確になる．

・とりわけ大きな行程で，手根骨に対する**第1中手骨の前方突出**．
・極端な位置において，第1中手骨を第2中手骨に近づける**内転**．
・回内方向の**長軸回旋**．

これら3つの同時の作用が対立には必要で，この筋は，その名に値した筋である（図5-225）．

したがって，*母指対立筋*は，母指のかかわりを必要とするすべての種類の把握に積極的に関与している．さらに，筋電図では，外転の行程で母指柱を安定化するという逆説的な作用が示されている．

*短母指外転筋*7と7′は，対立の終わりで，第1中手骨を第2中手骨から遠ざける（図5-227：筋電図のグラフは図5-224と同じ出典）．

・これは，対立の大きな行程，つまり第1中手骨が第2中手骨から最も遠ざかるとき，**第1中手骨を掌側尺側へ移動させる**（図5-225）．
・橈側傾斜の運動（外側縁に対して）を伝達しながら，中手骨に対して基節骨を屈曲する．
・回内方向の長軸回旋．
・最後に，長母指伸筋への拡張部を介して，基節骨に対して**末節骨を伸展**する．

電気的刺激によって単独に収縮させると，*短母指外転筋*は，示指や中指とともに母指の指腹に対立位をとらせる（図5-225）．*長母指外転筋*とともに対立に不可欠な機能的連携を形成していることは既述した．*短母指屈筋*5，5′（図5-228）は，**橈側グループ**の筋の一般的作用に参加する．

しかしながら，Duchenne de Boulogne が行ったように，電気的刺激によって単独に収縮させると，短母指屈筋は，母指の指腹を尺側の2指とともに対立位をとらせるので，その**内転**作用が顕著であることがわかる．一方，その第1中手骨の前方突出作用は弱い．というのは，この時点では深頭5′が浅頭5と拮抗しているからである．短母指屈筋は，回内方向のきわめて顕著な長軸回旋の作用をもっている．その浅頭に対する活動電位の集積は（図5-229，図5-224と同じ出典によるグラフ），母指対立筋と同様な活動性をもつことを示している．その作用は，対立の大きな行程で最大となる．

これはまた，中手骨に対する**基節骨の屈筋**であるが，この作用において*短母指外転筋*の補助を受けており，ともに外側種子骨筋のグループを形成し，*第1掌側骨間筋*とは腱帽を形成している．

外側母指球グループの筋群の全体的収縮は，*長母指外転筋*の補助を受け，**母指の対立**を形成している．**末節骨の伸展**は，おそらくDuchenne de Boulogneが示したように，異なる状況下に介入する**3つの筋あるいは筋群**によって行われる．

1）*長母指伸筋*の作用：これは，したがって基節骨の伸展と母指球隆起の平坦化を伴う．この作用は，手を広げたり平坦にするとき用いられる．

2）**内側母指球グループの筋群**（*第1掌側骨間筋*）の作用：したがって母指の内転を伴う．これらの作用は，母指の指腹を示指の基節骨の橈側面と対立させるときに用いられる（図5-249，p.309）．

3）**外側母指球グループの筋群の作用**：とりわけ，指腹の対立動作において*短母指外転筋*が作用する．

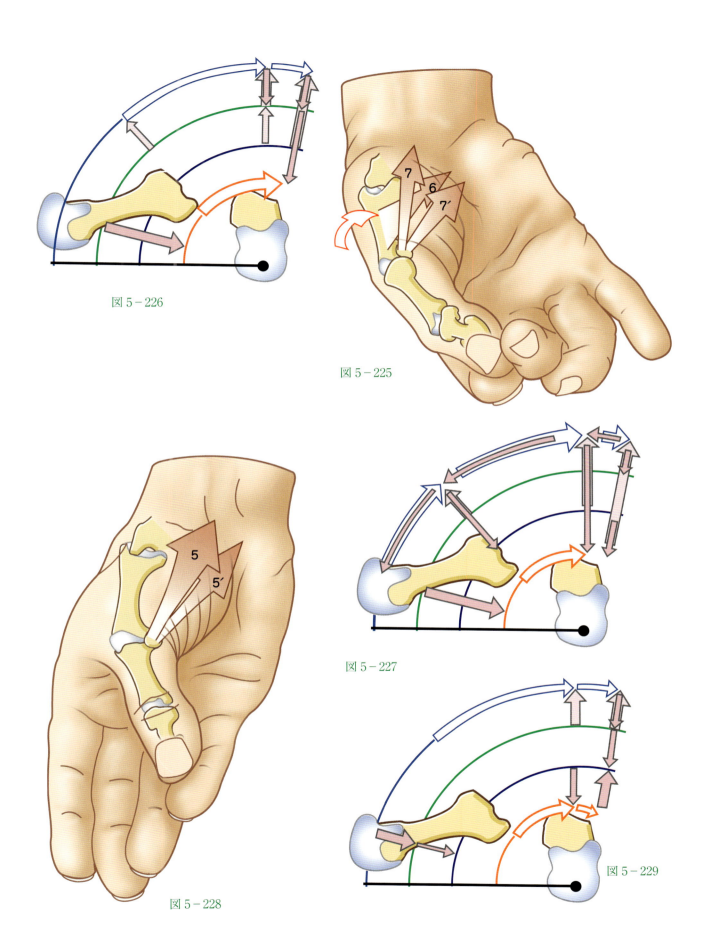

図 5-226

図 5-225

図 5-227

図 5-228

図 5-229

297

母指の対立

対立は，母指の本質的な運動である．これは，母指つまみを構成するため，その指腹を他の4指のうちの1指の指腹と接触させる能力である．したがって，対立は1つではなく，すべての段階があり，関与する指の数や組み合わせ様式によって，**きわめてさまざまな把握と作用**を実現している．母指は他の指に対してしか，その機能的意義をもたず，また逆に他の指もそうである．しかし，**母指がなければ，手は機能的価値のほとんどすべてを失う**．それは，母指を失った場合，残存している要素から，再建のため複雑な外科手術が行われるほど重要である．これは，**指の母指化手術**で，現在では**移植術**も行われている．

すべての種類の対立は，その頂点が大菱形中手関節である空間の円錐部分，つまり**対立の円錐**の内部に含まれている．この円錐は，実をいうと，きわめて変形している．というのは，J. Duparc と J.-Y. de la Caffinière が定義したように，その基部が「**対立の大きな行程と小さな行程**」によって，制限されているからである．

大きな行程（図5-230）は，Sterling Bunnell の「マッチ棒」の古典的実験（図5-234，p.301）によって完璧に記述されている．この運動については p.300 に詳細に記載した．

小さな行程（図5-231）は次のように定義されている．「第1中手骨が，その骨頭を徐々に第2中手骨の掌側に移動させる運動を平面内で，実際上直線状に起こすこと」この運動は，実際上，**母指を手のひらに這わせる**ときにしか用いられず，きわめて使用頻度は少なく，機能的でなく，対立という名に値しない．というのは，前述したように，対立において**基本的な要素である回旋**を，含んでいないからである．この手のひらでの母指を這わせる動作は，まさに**正中神経麻痺**による対立障害でみられるものである．

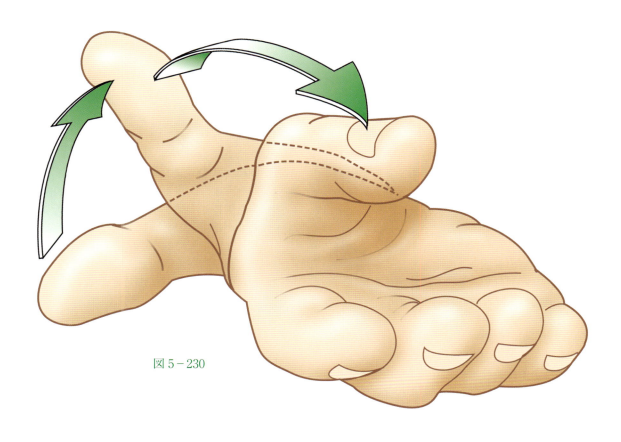

図 5-230

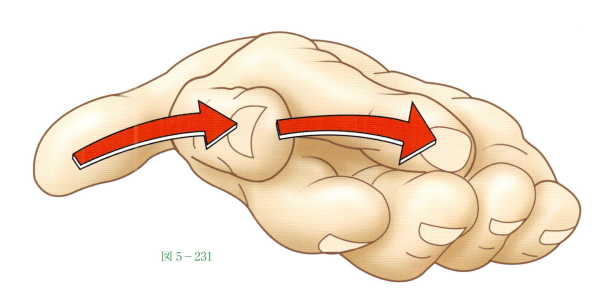

図 5-231

第5章　手

機械的には，母指の対立は，さまざまな程度の3つの要素（**掌側位，屈曲**，母指の骨関節柱の**回内**）が組み合わさった**複合運動**である．

・**掌側位**または転位 A（図5-232）は，母指を**手掌面の前方**へもってくる運動で，母指球隆起は手の近位橈側隅に建つ円錐を形成する．これは本質的に**大菱形中手関節**のレベルで起こるが，副次的にMP関節でも起こり，そこでは橈側傾斜が母指柱の起立を増強している．この第2中手骨に対する第1中手骨の開大は，英語圏の研究者によって外転とよばれているが，母指を尺側へもってくる第2の要素である内転も含んでいるので矛盾している．外転という用語を用いるのは，前額面において第1中手骨が第2中手骨から離開する場合に限定したほうが好ましい．

・**屈曲** F（図5-233）は，すべての母指柱を尺側へもってくる運動で，したがって，古典的用語では内転とよばれている．しかし，前述したように，これは母指柱のすべての関節の屈曲である．

- 本質的に**大菱形中手関節**で起こるが，第1中手骨を第2中手骨の長軸を通過する矢状面より遠くへ移動させることはできない．これはまさに屈曲運動である，というのは，2番目の関節，つまりMP関節で補足されるからである．
- 実際，**MP関節**は，対立運動において母指が「目指す」指に応じて，さまざまな程度で屈曲を補足している．
- 最後に，**IP関節**は，目標に到達するためにMP関節の作用を補足しながら，「最終のタッチ」を実現するため屈曲する．

・母指の対立に不可欠な要素であり，そのおかげで指腹を互いに押し当てることができる**回内**は，母指末節の挙動の変化と定義することができる．母指末節は，その長軸に対する回旋度に応じて異なる方向を「見つめる」ことになる．回内という用語は，前腕の運動と類似し，同一方向で行われる．この末節の長軸に対する回旋は，**全体としての母指柱の活動性の結果**であり，そこでは，すべての関節がある程度，さまざまなメカニズムで関与している．Sterling Bunnell の「マッチ棒」の実験（図5-234）は，これをうまく証明している．母指の爪の基部にマッチ棒を横に1本貼り付けた後，手を「先端から」見つめながら（この実験は，鏡を見ながら自分自身で行うことが可能である）母指を移動させると，平坦な手である初期位置 I と，母指と小指との最大対立位 II との間で 90～120°の角度が測定される．当初は，この長軸に対する母指柱の回旋は，大菱形中手関節のレベルでの関節包の弛緩によると信じられていた．しかし最近の研究では，すべての母指球筋が大菱形骨の鞍関節面に対して第1中手骨基部を強く圧迫する方向に力をかけているため，関節が最も「ロック」され（*close-packed position*）かつ機械的あそびが最も少ないのは対立位であることが示されている．現在では，たとえ回旋の本質が大菱形中手関節から生じるとしても，**まったく別の，2軸性関節である「自在継手」のメカニズムによる**ことが知られている．その他，これらの原理によって実現された大菱形中手関節の2軸の人工関節は，完全にその役割を果たし，正常の対立が可能である．

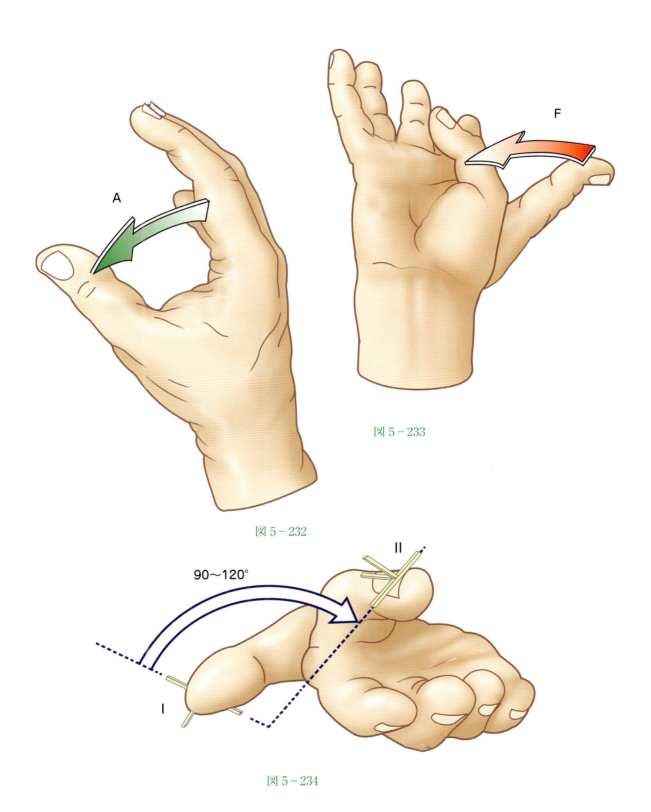

図 5 - 232

図 5 - 233

図 5 - 234

第5章　手

回内の要素

母指柱の回内は，**2つの偶発的回旋**から生じる．

A．自動回旋は，大菱形中手関節の作用によるが，前述したように，他の2つの関節，つまりMP関節とIP関節の屈曲が大菱形中手関節のそれに加わっている．これは，末節骨の長軸が掌側-背側位の主軸 XX' とほとんど平行になるようにするためであり，この末節骨に円錐回旋を起こし，そこでは，この軸の周りのすべての大菱形中手関節の回旋が，母指の指腹の方向転換と等しい回旋を惹起する．このメカニズムは，**手の機械模型**（巻末参照）で容易に証明できる．

出発の位置（図5-235：模型の前上方からみた図）から**到着の位置**（図5-236）まで，末節骨の方向転換と小指の末節骨との対立は，4つの軸 XX'，YY'，f_1 と f_2 の周りの単純な運動によって獲得できる．ボール紙は少しもねじれることはなく，これが関節の「機械的仕掛け」に相当している．

詳細には（図5-237a～c），p.267 に図示したような大菱形中手関節の自在継手のモデルにおいて，次の4つの操作を継続して（あるいは同時に）行えば十分である：

a．大菱形骨を表す固定されたパーツ T と中手骨を表す動くパーツ M を円の中間パーツでつないだ**自在継手のモデル**．この図は，手掌面内で示指の基部に接して「くっつけた」*母指の背側位*（*rétroposition*）に相当している．

b．中手骨 M_1 の掌側位の初期（緑の矢印）に，*掌側位*（*antéposition*）方向への軸 XX' の周りでの大菱形中手関節の自在継手モデルの**中間パーツ（円）の回旋**（赤の矢印）．

c．M_2 の位置から，自在継手の2番目の軸 YY' の周りの**第1中手骨の屈曲**（青の矢印）．その結果，長軸に対して*自動的に回旋*が起こることが理解できる．これは小さなシェーマ（C の上）で測定できる．

この屈曲運動は，中手指節関節における軸 f_1 の周りの*基節骨の屈曲*（図5-236）と指節間関節における軸 f_2 の周りの*末節骨の屈曲*によって継続される．

B．「付随」回旋（図5-238）は，母指の3つの可動部分にマッチ棒を横方向に固定した後，最大対立位にすると明らかになる．2つのレベルで自動回旋に約30°の内旋が加わることがわかる．

- **MP 関節における** 24° の内旋は，外側種子骨筋，*短母指外転筋*，そして*短母指屈筋*の作用による．これは，**随意回旋**である．
- **IP 関節における** 7° の内旋は，円錐回旋作用による**純粋な自動回旋**である（図5-206，p.287）．

302

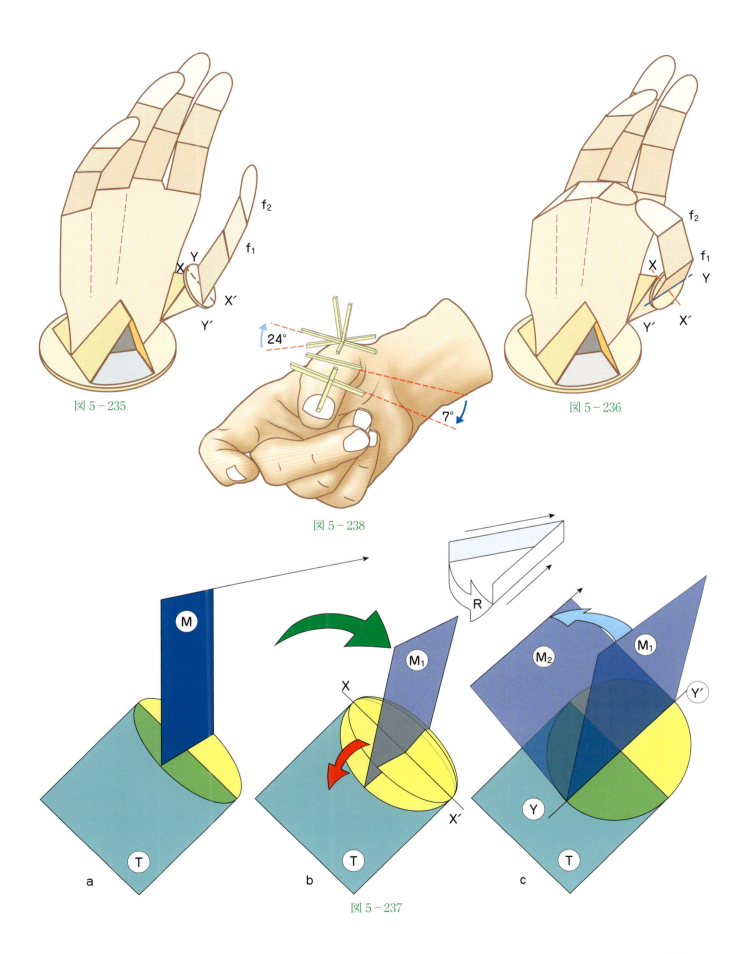

図 5-235 図 5-238 図 5-236

図 5-237

303

対立と反対立

大菱形中手関節が果たす重要な役割について前述したが，これは，母指の対立において果たす役割としては「女王」ともいうことができる．それでもなお，**MP 関節と IP 関節が残り 4 指に対立を振り分ける**というのは真実である．実際，母指が対立する指を選択できるのは，これら 2 つの関節の**多少とも増幅される屈曲度**のおかげである．

母指と示指の指腹つまみ（図 5-239）では，MP 関節の屈曲はきわめて軽微で，いかなる回内や橈側傾斜も起こっていない．示指の圧迫下，母指の橈側傾斜に対抗しているのは内側側副靱帯である．しかし，他の種類の母指と示指の対立，たとえば指尖つまみでは，逆に MP 関節は完全伸展し，IP 関節は屈曲している．

母指と小指の指尖つまみ（図 5-240）では，MP 関節は，橈側傾斜と回内を伴い屈曲しており，IP 関節は屈曲している（母指の爪がほとんど正面を向いていることに注目．これは母指が回旋していることを意味している）．指腹つまみでは，IP 関節は伸展位となる．

中間の指である中指や環指との対立は，屈曲，橈側傾斜および回内のおかげで，これらの極端な肢位の中間段階で選択される．

したがって，対立位にある第 1 中手骨の基本位置から，**対立を選択できるのは，MP 関節である**ということができる．

物をつかむためにに不可欠な対立も，それを放したり，かさのある物を持てるように手を準備させる**反対立**がなければ価値がない．母指を手掌の面へ移動させるこの運動（図 5-241）は，対立位から 3 つの要素によって，逆に定義される．

・伸展
・後方突出
・母指柱の回外

反対立の動力筋には次のものがある．

・**長母指外転筋**，
・**短母指伸筋**，そしてとりわけ，
・**長母指伸筋**は，母指を手掌の面の極端な背側位へ移動させうる唯一の筋である．

母指の運動神経には次のものがある（図 5-242）．

・反対立のための**橈骨神経** R．
・把握の安定のための**尺骨神経** C．
・対立のための**正中神経** M．

運動のテストは：

・橈骨神経が無傷であるかどうかは，**手関節と母指以外の 4 指の MP 関節の伸展**および母指の伸展と開大をみる．
・尺骨神経では，指の 2 つの IP 関節の伸展と指の**離開，接近**をみる．
・正中神経では，**手の把握と母指の対立**をみる．

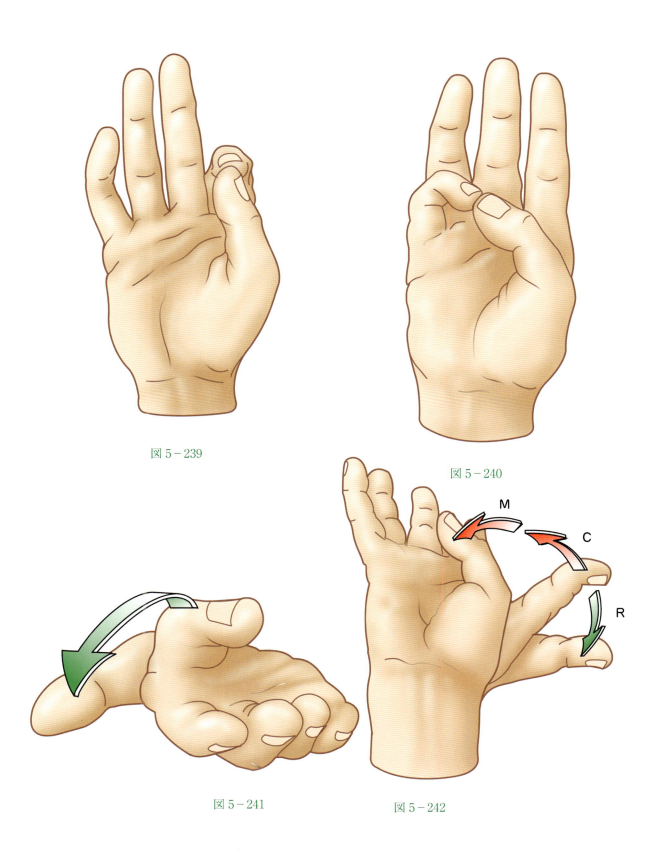

図 5 − 239

図 5 − 240

図 5 − 241

図 5 − 242

第5章　手

　対立の複雑な運動を正確に評価するのは困難である.
というのは, 今日まで提唱されている方法 (p.254) は,
母指柱の長軸回旋を考慮していないからである. 著者が
1986年に提唱した評価システムである**対立と反対立の
テスト**は, 現在ほぼ世界的に用いられている. 測定には
いかなる器具も使用せず, 基本システム (p.74) のよう
に患者自身の体を用いる. どのような環境においても実
施でき, ヒポクラテス的方法である. 結果は**ただ1つの
数値**で表現され, **統計表**にきわめて容易に導入できる.
　英語圏の研究者が *Total Opposition Test(T. O. T.)*
とよび, 実際に国際用語集に掲載されている**対立のテス
ト** *(図5-243) では, 患者の手自体が基本システムとし
て用いられる. 母指は, 最大開大位から出発し, 対立の
大きな行程を, 他の指の指腹と次々に接触しながら走行
し, 小指の掌側面, 次いで手掌に接触するようになる.
　評価の程度は, 対立ゼロから最大までの **11段階**から
なる.

- **ステージ0**：母指の指腹は, 示指の P_1 (基節) の橈
  側面に接触している. 手は平坦で, 対立はゼロであ
  る.
- **ステージ1**：母指の指腹は, 示指の P_2 (中節) の橈
  側面に接触しており, これは母指の軽度掌側位と示
  指の軽度屈曲を要する.
- **ステージ2**：母指の指腹は, 示指の P_3 (末節) の橈
  側面に到達して, 屈曲は増大する. 母指柱の掌側位
  は軽度増大する.
- **ステージ3**：母指の先端が, 示指の P_3 (末節) の先
  端と対立し, 示指は屈曲する. 伸展位にある母指柱
  は軽度内転する.
- **ステージ4**：母指の先端が, 中指の P_3 (末節) の先
  端に到達する. 内転は増強し, MP関節は軽度屈曲
  するが, IP関節は伸展位にとどまる.
- **ステージ5**：母指が, 環指の P_3 (末節) の先端に到
  達する. 内転と掌側位は増強し, MP関節の屈曲は
  わずかに増大し, IP関節は軽度屈曲する.

- **ステージ6**：母指が, 小指の P_3 (末節) の先端に到
  達する. 掌側位は最大で, MP関節の屈曲もほぼ最
  大となるが, IP関節は伸展位にとどまる.
- **ステージ7**：母指が, 軽度屈曲した小指とDIP関節
  の掌側皮線のレベルで接触する. IP関節の屈曲は増
  強する. MP関節の屈曲はすでに最大である.
- **ステージ8**：母指が, 軽度屈曲した小指とPIP関節
  の掌側皮線のレベルで接触する. IP関節の屈曲はさ
  らに増強する. TM関節とMP関節の屈曲は最大で
  ある.
- **ステージ9**：母指が, 小指の基部と手掌指節皮線の
  レベルで接触する. IP関節の屈曲はほぼ最大となる.
- **ステージ10**：母指が, 手掌において, 遠位掌側皮線
  に到達する. IP関節, MP関節とTM関節の屈曲は
  最大に達する. これが, 最大対立位である.

**対立のテストでステージ10であれば, 対立は正常で
ある.**

　しかしながら, このテストがすべてその価値を得るた
めには, とりわけ最後のステージ6〜10において**母指が
大きな行程を走行する必要がある** (図5-244). 実際, 小
さな行程によってもステージ10に到達しうるが, そのテ
ストは価値がない.
　反対立のテストは, テーブルの平面上で行われる (図
5-245). テストされる手は平面に置かれ, もう片方の手
は, 基準として用いるために母指の正面に尺側縁の上に
立てる. 反対立は, 4段階に評価される.

- **ステージ0**：母指をテーブルの面から能動的に離す
  ことができない.
- **ステージ1**：母指の先端を第5MP関節のレベルまで
  能動的に挙上できる.
- **ステージ2**：母指の先端を第4MP関節のレベルまで
  能動的に挙上できる.
- **ステージ3**：母指の先端は, まれに第3MP関節のレ
  ベルまで挙上される.

　ステージ2と3は, *長母指伸筋*が正常に機能している
ことを示している.

---

*訳注：“Kapandji index” として, 現在, 本邦においても対立の定
量的評価に広く用いられている.

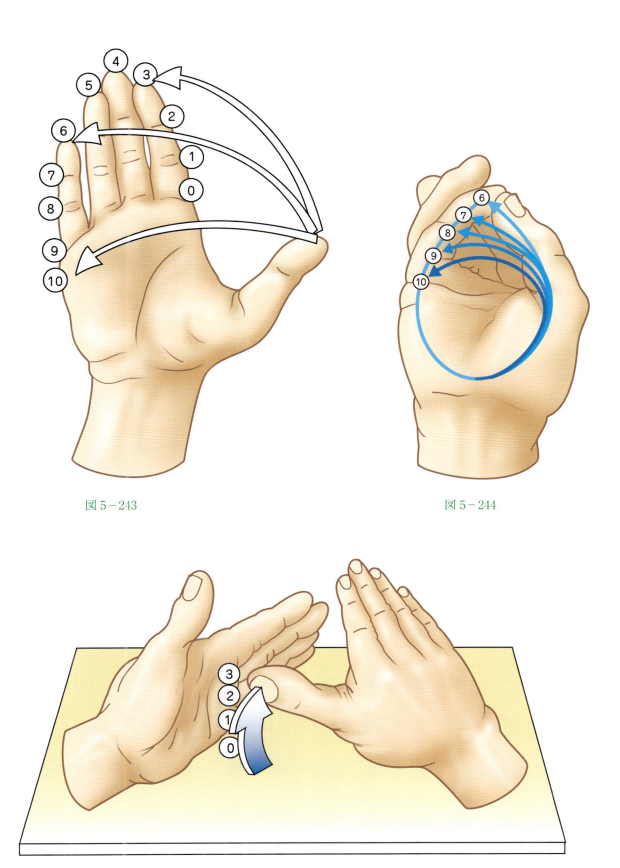

図 5 - 243

図 5 - 244

図 5 - 245

第5章　手

把握の様式

解剖学的にまた機能的に複雑な手の機構は，把握に寄与している．しかしながら，把握は1つではなく数多くのタイプがあり，3つに大別される．いわゆる**つまみ**ともよばれる把握，**重力を伴う把握**，そして，**握りプラス動作**である．これらは，手の作用のすべてを要約しているものではない．把握以外に手は，打診することも，触れることも，身振りの表現をすることもできる．したがって，順次述べていく．

いわゆる把握

把握，いわゆる**つまみは3つのグループに分類される**：指の把握，手掌把握，中心性把握．これらは重力を必要としない．したがって，宇宙カプセル内でも有効である．

指の把握またはつまみ

これ自身，2つのサブグループに分類される：**2指つまみと多指つまみ**.

A．2指つまみは，古典的な多指つまみを構成しており，一般には母指-示指つまみがある．これらは，対立が指尖間，指腹間，あるいは指腹-側面間かによってさらに3つに分類される．

1）**指尖つまみ**（図5-246，247）は，最も繊細で精密である．これによって，小さな径の物をつまんだり（図5-246），マッチ棒やピンなどのきわめて細い物を拾い集めたりできる（図5-247）．母指と示指（あるいは中指）は指腹の先端で対立するが，毛髪などごく細い物をつかむ場合は爪の辺縁さえも用いられる．したがって，弾力性があり，爪によって適正に支えられる指腹が必要で，爪はこの種の把握で主要な役割を果たす．この理由から，これはまた**指腹-爪把握**ともよばれている．これは，手の軽い病気によって，最も容易に障害されやすい把握様式である．実際，関節全体の仕掛けが必要である．というのは，屈曲が最大になっているためであり，とりわけ筋腱グループの統合が必要だからである．

・示指の**深指屈筋**（FDP）は指節骨を屈曲位で安定化させている．屈筋腱が2本とも断裂したとき，FDPを優先して修復するのが重要なのはこのためである．
・母指側では，同じ理由で**長母指屈筋**が重要である．中指と環指の自動屈曲に注目．

2）**指腹つまみ**（図5-248）は，最もよく使用される把握様式である．これによって，鉛筆や紙片など比較的大きな物をつまむことができる．指腹つまみの有効性テストは，母指と示指でしっかりとつまんでいる紙片を引き抜こうとすることで行われる．もし対立が良好であれば，紙片は引き抜けない．このテストは**フロマン（Froment）徴候**ともよばれ，尺骨神経支配の*母指内転筋*の筋力を評価するものである．

この把握様式では，母指と示指（あるいは他の指）は指腹の掌側面で対立する．指腹の状態はもとより重要であるが，DIP関節は伸展位あるいは関節固定によって半屈曲位でなければならない．この把握に必要な筋は以下である．

・示指の*浅指屈筋*：P_2（中節）の屈曲位での安定化，
・母指のP_1（基節）の屈筋群：*短母指屈筋，第1掌側骨間筋，短母指外転筋*，そしてとりわけ*母指内転筋*.

3）**指腹-側面つまみ**（図5-249）は，コインをつまむときなどに使用される．この把握様式は，示指の末節と基節が切断されたとき，指尖つまみや指腹つまみを代償できる．把握は，繊細さに欠けるが強固である．母指の指腹は示指のP_1（基節）の橈側面で対立する．この把握に必要な筋は，

・示指を橈側に安定化させる*第1背側骨間筋*で，このほかに他指によっても支えられている，
・*短母指屈筋，第1掌側骨間筋*，そしてとりわけその活動性が筋電図によって確認されている*母指内転筋*.

308

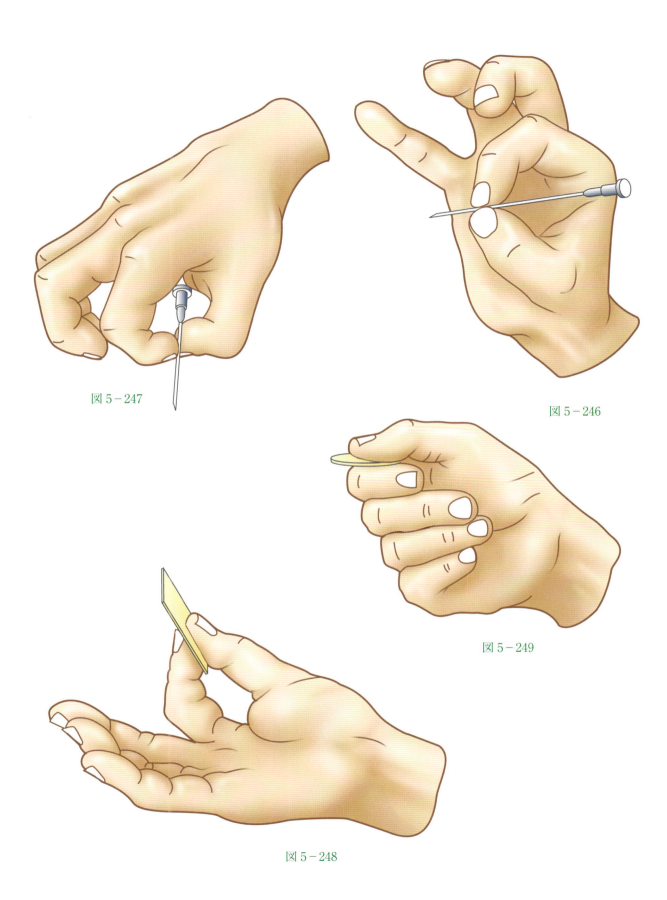

図 5-247

図 5-246

図 5-249

図 5-248

第5章　手

4）2指つまみのうち，母指を含まない**指間側面つまみ**（図5-250）がある．これはきわめて補助的な把握様式で，たとえば，タバコなどの小さな物をつまんだりする．通常，これは示指と中指の間で行われ，母指は介入しない．つまむ物の径は小さい．関与する筋は*骨間筋*（第2掌側骨間筋，背側骨間筋）である．この把握は，弱く正確さに欠けるが，きわめて有用である．その証拠に母指の切断者は，これを驚くべき方法で発達させるからである．これは「代用の」つまみである．

B．**多指つまみ**には，母指以外に，他の2本，3本，あるいは4本の指が参加する．正確な把握である2指つまみよりも，はるかに締まった把握が可能である．

1）**3指つまみ**は，母指，示指と中指が関与し，最も多く用いられる．重要なことは，人類の多くではないにしても，フォークを使わない人々は，食物を口にもっていくのにこれを使用しているという．これは「摂食の」つまみである．それは，したがって，小さなボールをつかむのに用いられるような**3指指腹つまみ**（図5-251）に類似しており，そこでは，母指の指腹がボールを間にはさんで，示指と中指の指腹と対立している．たとえば，鉛筆あるいはペンで書くことは，示指と母指の指腹と，第1指間ひだと同様に支持に寄与する中指の末節側面による3指つまみが必要である（図5-252）．

こういう意味で，この把握は，きわめて指向性をもっており，後述する握りプラス動作（p.324）と同様，重要な把握である．というのは，テーブル上で手の尺側縁と小指を滑らす肩と手の運動の結果だけではなく，鉛筆を往復させる*長母指屈筋*と示指の*浅指屈筋*および支えをする*外側種子骨筋*と*第2背側骨間筋*による3指の運動の結果でもあるからである．

小瓶の栓をはずす動作（図5-253）は3指つまみであり，これは対立する母指と中指の中節骨の橈側面および物を第3の方向に対してブロックする示指の指腹からなっている．中指は歯止めとして役立ち，環指と小指に支えられている．母指は，中指に対して，すべての母指球筋群の収縮によって，栓を強く押し付ける．ロックは，*長母指屈筋*によって始まり，示指の*浅指屈筋*の作用によって終結する．栓が緩むと，示指の助けなしで，母指の屈曲と中指の伸展によって栓の除去が続行される．これは，握りプラス動作の1例である（後述）．

もしも初めから，栓の固定が固くなければ，3指指腹つまみではずすことが可能で，母指の屈曲，中指の伸展に*第1背側骨間筋*の作用による示指の外転が加わる．これもまた握りプラス動作である．

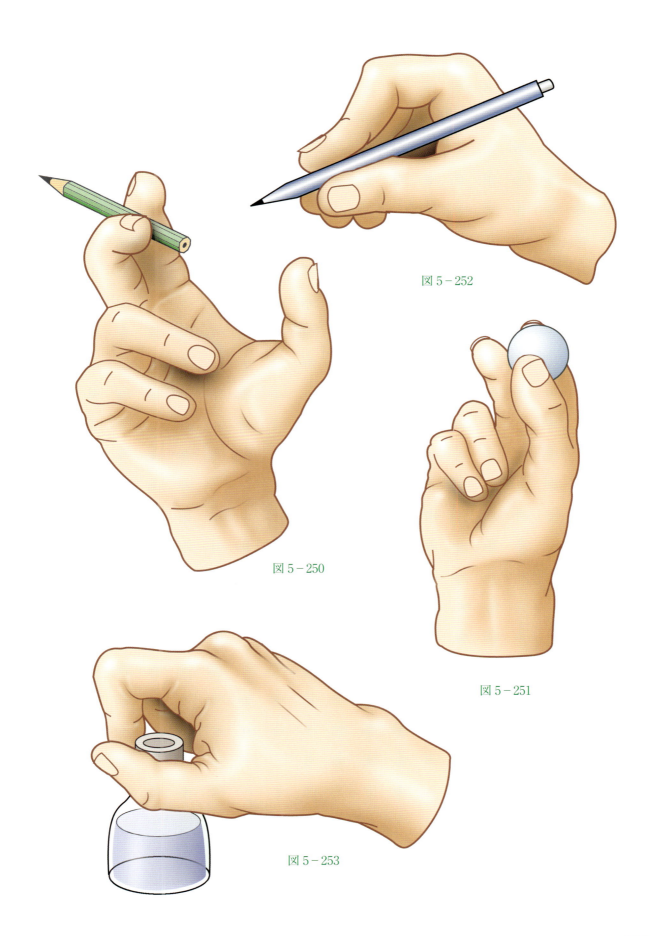

図 5-252

図 5-250

図 5-251

図 5-253

311

第5章　手

2）**4指つまみ**は，つまむ物がより大きかったり，よ
り強固な把握が必要なときに用いられる．した
がって，把握には次のような様式が存在しうる．

・ピンポン玉のような球状の物をつまむときの**4指指
腹つまみ**（図5-254）．母指，示指と中指が指腹で接
触しているのに対して，環指は末節骨の橈側で接触
していることに注目すべきで，これは物が尺側へ逃
げないように防止しているのである．

・ふたをはずすときの**4指指腹側面つまみ**（図5-255）.
実際，接触は母指で広く，指腹と基節骨の掌側面が
関わっており，示指と中指も同様である．物を尺側
でブロックしているのは，環指の中節骨の橈側面で

ある．4指によるふたの「取り囲み」は，示指，中
指と環指のらせん運動を伝達し，それらの合力はふ
たの中央で相殺されて示指のMP関節に投影される
ことが証明できる．

・デッサン用の木炭，画筆や鉛筆などをつまむときの
母指と3指間の4指指腹つまみ（図5-256）．母指の
指腹は，ほぼ完全伸展位である示指，中指，環指の
中節骨の指腹に対して，物を強く押し付け支える．
したがって，これはまたヴァイオリン奏者やチェロ
奏者が弓をもつ方法でもある．

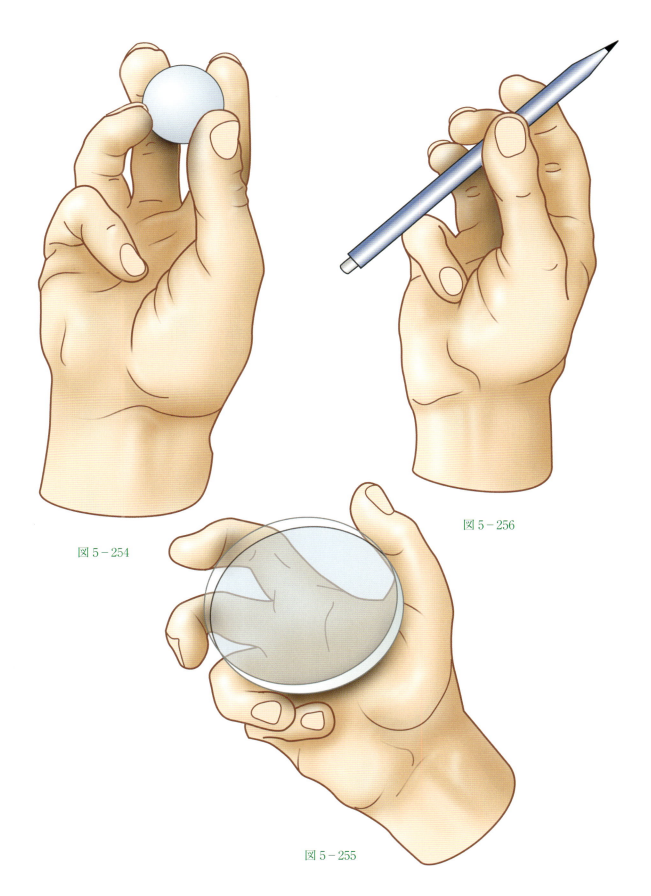

図 5 − 254

図 5 − 256

図 5 − 255

第5章　手

3）**5指つまみ**は，すべての指を使用し，母指は他指に対してさまざまな方式で対立する．これは通常，大きな物をつまむために用いられる．しかしながら，物が小さいときには**5指指腹つまみ**で把持され（図5-257），小指のみが側面で接触する．もしも，たとえばテニスボールのようにかさをより増してくると**5指指腹側面つまみ**（図5-258）になる．小指以外の4指はすべての掌側面で物と接触し，ほぼ完全に包み込む．小指は，その橈側で物が尺側近位方向へ逃げないように防止している．掌側把握ではなく，ボールは手掌よりもむしろ指のなかにあるが，この把握はすでにきわめて締まっている．

5指指間ひだつまみ（図5-259）とよぶことができるもう1つの5指つまみは，たとえばお椀のような半球状の大きな物を第1指間ひだで覆いながらつまむ．大きく広がった母指と示指はすべての掌側面を接触させるが，これには第1指間ひだの開大が柔軟で正常であることが必要である．第1中手骨の骨折後や第1指間腔の外傷でこの指間ひだが拘縮している場合は不適である．お椀はさらに，中指，環指と小指によって支えられており（図5-260），これらはその中節骨，末節骨のみでしか接触していない．したがって，指の把握であって手掌の把握ではない．

「**パノラマ状の**」5指つまみ（図5-261）では，たとえばコーヒー皿のような平坦で非常に大きな物をつまむことができる．これは大きく広がった指が必要で，母指は背側位かつ最大伸展位であり，最大反対立位になっている．母指は直径に従って環指と対立し（赤の矢印），180°の弦を形成し，それに示指と中指がかかっている．もう1つの半円に「噛みついている」小指は，したがって母指との間に**215°**の弦を形成している．ピアニストたちが「1オクターブに」という言い方を使うように最大限に広げたこれら2つの指は，示指とほとんど規則的な「三角形」の把握をつくり，他の指とは物を逃がすことがない「**蜘蛛状**」の把握をつくる．この把握の有効性は，DIP関節の統合と深指屈筋の作用に依存していることに留意すべきである．

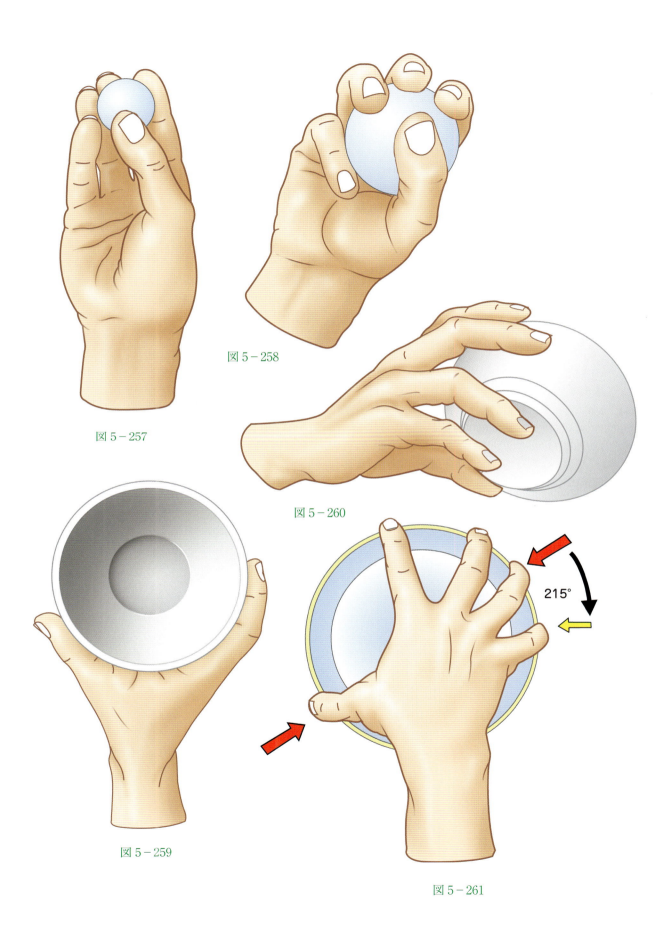

図 5-257

図 5-258

図 5-260

図 5-259

図 5-261

315

第5章　手

手掌把握

手掌把握は，指に加えて手の手掌を参加させる．母指が使用されるか否かによって2つのタイプがある．

A．指−手掌把握（図5-262）では，手掌が母指以外の4指に対して対立する．これは補助的な把握様式であるが，レバーを操作したりハンドルをつかんだりするときにしばしば用いられる．径のかなり小さな物（3〜4 cm）が，屈曲した指と手掌の間で把持され，母指は関与しない．把握は，遠位方向のある部位までしか締まっていない．手関節方向では，物は容易に抜くことができ，把握はロックされていない．このほか，把握の軸は手の軸に斜めであるが，手掌の斜め方向の溝には沿っていないことに注目すべきである．この指−手掌把握はまた，コップのような，よりかさの大きな物をつかむことができる（図5-263）が，径が大きくなるほど，把握の程度は弱くなる．

B．「手全体」または「手掌全体」での手掌把握（図5-264，265）は，重く比較的かさのある物に対する力を伴う把握である．古い用語で現在はあまり用いられないla poigne（握力）という言葉は，この種の把握を表現するには好都合で，英語のgraspより価値があり好ましい*．**円筒形の物体**の周りで手は文字どおりくるまっている（図5-264）．物体の軸は，手掌の溝の軸と同一方向であり，つまり，小指球の基部から示指の基部にいたる斜め方向となる．この手と前腕に対する斜め方向は，道具の握りと一致しており（図5-265），不幸にも武器の柄のなす100〜110°の角度とも一致している．手関節の尺側傾斜のおかげで，小さすぎる角度（90°）よりも大きめの角度（120〜130°）のほうが適応しやすいことに容易に気づく．というのは橈側傾斜のほうがずっと少ないからである．

つかむ物体の大きさは把握の力を左右する．母指が示指と接触（あるいはほぼ接触）するときが最適である．実際，母指は他の4指の力に対抗する唯一の歯止めとなっており，屈曲するほどその効果は大きくなる．道具の握りと柄の径はこの事実に依存している．

握られるほうの形状も重要であり，現在では指を型取った取っ手も作られている．

この把握様式に**必要な筋群**は，
・*浅指屈筋*，*深指屈筋*，そしてとりわけ指の基節骨の強力な屈曲のために必要な*骨間筋*，
・すべての母指球筋，*短母指内転筋*，そしてとりわけ末節骨の屈曲のおかげで把握をロックする*長母指屈筋*．

---

*訳注：最近，フランスでも英語の医学用語を多用する傾向にあるが，仏語には元来，"poignet（手関節）"と関連した"la poigne（握力）"という用語があるので，これを使用すべきであるという著者の主張．

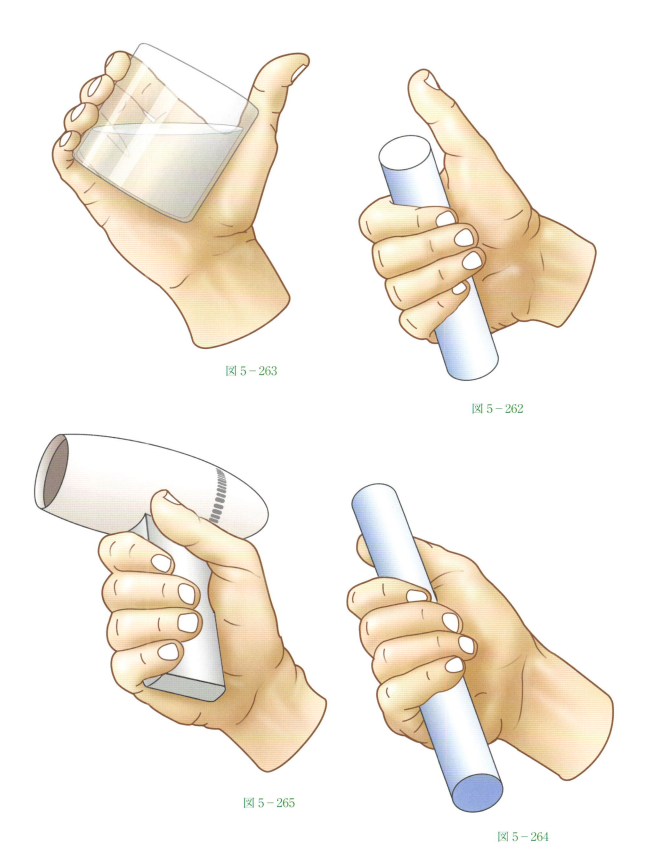

図 5−263

図 5−262

図 5−265

図 5−264

第 5 章　手

1）**円柱状の手掌把握**が，**大きな径の物体**に用いられるとき（図 5-266, 267），径が大きいほど，把握の程度は弱くなる．したがって，ロックは前述したように，母指に円柱の最も短い行程を走行させる MP 関節の作用に依存している．一方，物体のかさは，第 1 指間ひだが自由に大きく開くことを必要とする．

2）**球状の手掌把握**には，3 指，4 指あるいは 5 指が関与しうる．3 指（図 5-268）または 4 指（図 5-269）を参加させるときは，把握に関与した最も尺側の指，つまり，3 指の球状つまみでは中指，4 指の球状つまみでは環指が，物体と橈側面で接触し，残りの小指だけか環指も一緒になって補助する尺側の歯止めを形成している．この歯止めは，母指の圧力に対抗し，物体は，掌側で接触している指の 1 つまたは複数の「フック」で遠位をロックされている．

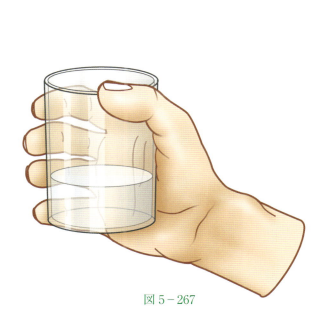

図 5-267

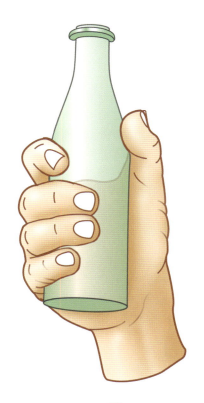

図 5-266

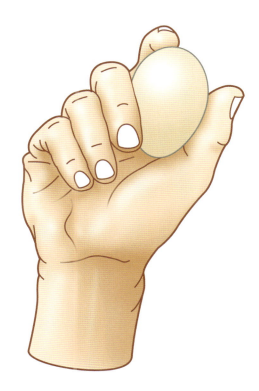

図 5-268

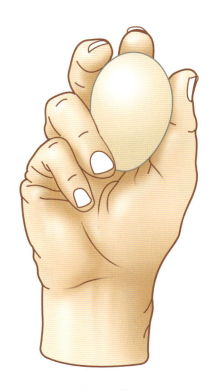

図 5-269

第5章　手

　5指による球状手掌把握（図5-270）では，すべての指がその掌側面で物体と接触している．母指は環指と対立している．これらはともに最も大きな径をなし，把握は，遠位では示指と中指で，近位では母指球と小指によってロックされている．フック状のすべての指と手掌が加わっているおかげで，この把握はきわめて強い．このことは，同時に，指間ひだが最も開大する可能性と，手掌全体に接触させる*浅指屈筋*と*深指屈筋*の有効性を前提としている．この把握は前頁の2者と比べてずっと対称的であるので，この意味では，次に述べる把握への移行型をなしている．

中心性把握

　中心性把握は，実際，通常前腕の軸と一致する長軸に対称的になっている．これは，**オーケストラの指揮棒の把握**において明らかにみられ（図5-271），ここでは手を延長させることしかせず，指揮の役割において示指の延長を表わしている．これは，**ドライバーの把握**において機械的に不可欠であり（図5-272），螺子を締めたり緩めたりする回外–回内の軸と一致している．また，**フォークの把握**（図5-273）や，示指に向かって遠位へ手を延長させることでしかしないナイフの把握も同様である．いずれの場合も，延長された形状の物体は，母指と尺側3指による掌側把握でしっかり握られ，示指はしたがって，道具の方向づけに**必須な舵取りの役割**を果たしているだけである．

　中心性把握または指示的把握はきわめて有用である．これには，尺側3指の屈曲，屈筋群の有効下の示指の完全伸展，そしてIP関節の屈曲は必ずしも要さない母指の最小限の対立，などの統合が必要である．

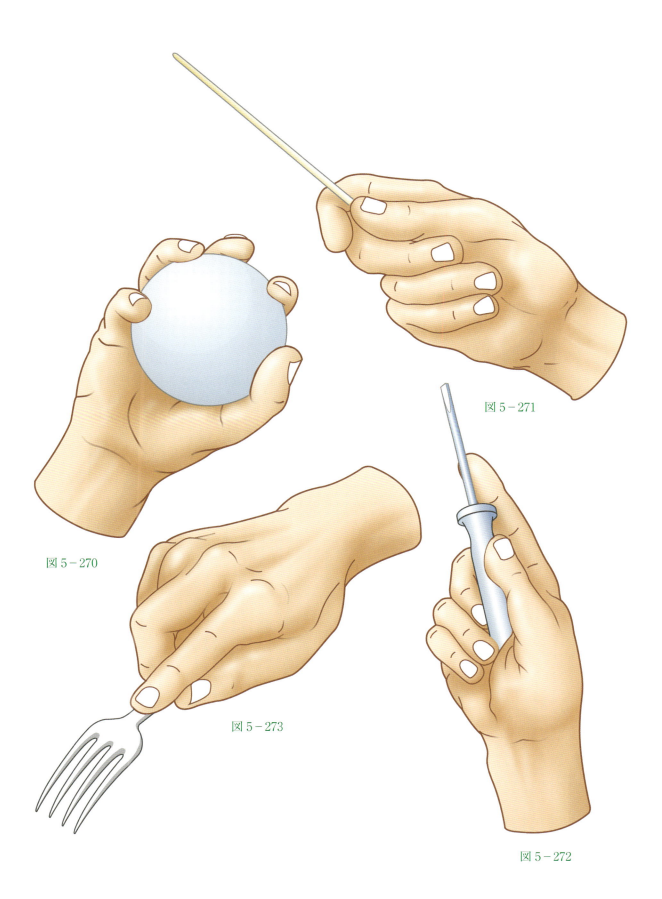

図5-270
図5-271
図5-273
図5-272

重力を伴う把握

ここまで述べてきた把握様式は，重力の介入を必要としない．これらは，宇宙船の中でさえ有効である．一方，**重力が不可欠**である把握のタイプが存在しており，われわれの地球上で使用されている．もし重力がなければ筋は萎縮し，またたとえば，木星のように重力がもっと大きければ筋は肥大するに違いない．これはまさにスポーツマンにとっての興奮剤のような体格づくりの方法であるが，遠心力のなかで暮らすことはきわめて不便である！

これら**重力に補助を受ける把握**において，手は**お盆**を持つときのような支えとなる（図5-274）．手は平坦になり，水平な手掌は上方を向き，したがって，完全回外位で指はフック状ではなく，これは**給仕のテスト**（p.144）の根拠となる．また手は，支えるべき物体の下で三脚台を構成しうる．

重力のおかげで，手はまた**スプーンのように**振舞うことができ，**穀物の粒**，小麦粉あるいは液体などを受けとめることができる（図5-275）．手掌のくぼみは，そこで漏れを防ぐため，*掌側骨間筋*の作用で継ぎ合わせたように接近した指のくぼみによって延長される．この作用においてきわめて重要な母指は，手掌の溝を橈側で閉鎖している．母指は内転筋の作用下，半屈曲位で，第2中手骨と示指の基節骨に対して押し当てられるようになる．半球状にくぼませた**両手**を尺側でくっつけることにより（図5-276），最も大きな**殻**を作ることができるが，これは**物乞いのしぐさ**でもある．

支えによるこれらすべての把握は，**回外が完全**であることを必要とする．実際，そうでなければ，凹面の仕切りを構成できる手の唯一の部分である手掌は上方を向くことができない．この回外は肩によって代償できない．

3指によるお椀の把握（図5-277）は，重力を利用する．というのは，そのふちは母指と中指によって形成される2つの障壁と示指によって構成されるフックとの間でつかまれるからである．この把握は，母指と中指の良好な安定性，およびお椀の突出部分を支える示指の*深指屈筋*が健全であることが必要である．*母指内転筋*もまた不可欠である．

単指または多指によるフック状把握は，バケツやかばんを持ったり，あるいは**岩壁の凹凸にしがみつく**ときのように，それに対抗しながら重力をまた利用している．同様に，屈筋群とくに*深指屈筋*が健全であることが必要であるが，**岩壁の凹凸にしがみつく登山家で，ときとして事故で断裂することがある**．

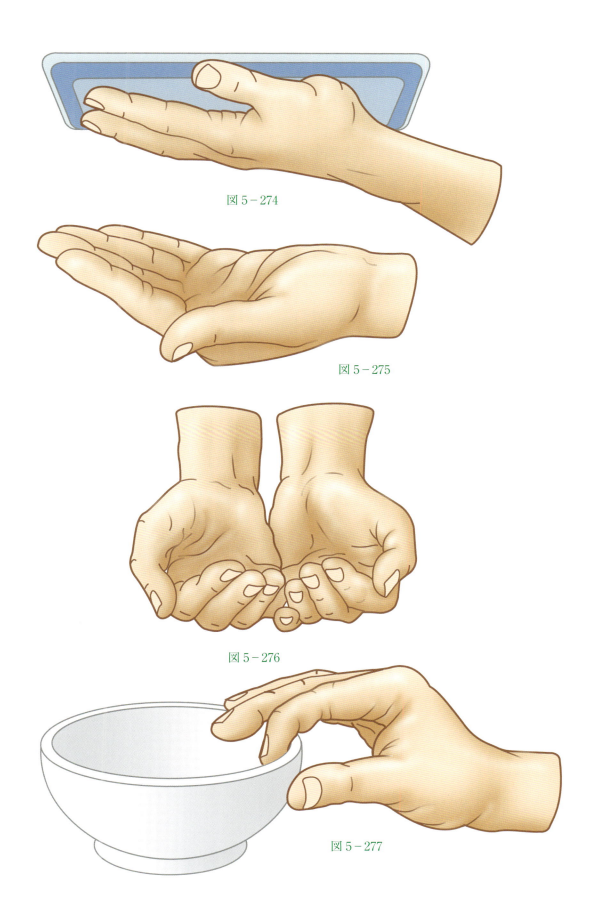

図 5 – 274

図 5 – 275

図 5 – 276

図 5 – 277

第5章　手

握りプラス動作

すでに記載した静的把握で手のすべての可能性を語るには不十分である．**手はまた把握しながら行動することができる**．これが，われわれの言う**握りプラス動作***（Prises-Plus-Action, PPA）または単純に**握り動作**（prises-actions）である．

これら動作のあるものは単純である．たとえば，**こまを回す**ときのような母指-示指による接線方向のつまみ動作（図 5-278）や，**ビー玉を弾くとき**（図 5-279）のように，*深指屈筋*により完全に屈曲した示指のくぼみにあらかじめ置かれた玉が，*長母指伸筋*の作用により母指の末節が急激に伸展することによって行われる動作などがある．

その他の動作はより複雑であり，手は**自身に対して再帰的動作**を行う．この場合，手のある部分によって把握されている物体は，他の部位から生じた動作を受ける．手が自身に対して作用するこれら**握り動作**は数多くある．たとえば次のようなものがある．

- **ライターをつける**動作（図 5-280）は，ビー玉を弾く動作によく似ており，ライターは，示指と他の3指によるくぼみに保持されているのに対して，フック状の母指は，*長母指屈筋*と母指球筋の作用によって装置を強く押す．
- **エアゾールの「ボンベ」を作動**する（図 5-281）：この場合，物体は掌側把握によってつかまれ，*深指屈筋*の作用によってボタンを押すのは，フック状の示指の屈曲である．
- **はさみで切る**動作（図 5-282）：はさみの一方の輪には母指，他方の輪には中指か環指が通される．母指は，本質的に母指球筋群がはさみの閉鎖の動力筋であると同時に，*長母指伸筋*が開大の動力筋である．輪の開大は，職業的に繰り返されると長母指伸筋の断裂を起こしうる．示指ははさみを方向づけており，これは**舵取りの握りプラス動作**の1例である．

- **箸で食べる**動作（図 5-283）では，箸の一方は母指の指間ひだの中に環指によって固定され，もう一方の箸が母指-示指-中指による3指つまみにより動かされて，前者とともに物をはさむ．これは，確かにヨーロッパ人にとって，手の器用さをみるよいテストであるが，アジアの人々はこれを若い頃からほとんど無意識に行っている．
- **片手だけで結び目を作る**動作（図 5-284）．これもまた，手の器用さをみるテストである．誰もができる動作ではなく，2つの2指つまみが独立し，かつ協調した動作を要する．示指-中指は側方つまみによって，一方，母指-環指は，あまり日常では用いられない母指-指つまみによって作用する．**外科医**は，より単純な類似の方法を用いて片手だけで結び目を作っている．これら片手による複数動作は，**魔術師や手品師**においてきわめて日常的に行われており，彼らの器用さは明らかに人並み以上で，日頃の練習によって維持されている．
- **ヴァイオリニストの左手**（図 5-285）あるいは**ギタリストの左手**は，動く握りプラス動作を行っている．母指はヴァイオリンの「棹（さお）」を支え，移動しながら，音符を表現するために弦を押さえる他の4指の作用に対抗している．この弦への圧迫は，正確であると同時に，**ビブラートを創り出すために**，力強く，抑揚がついていなければならない．これら複雑な動作は，長い訓練によって生まれ，日頃の練習によって維持されなければならない．

読者は，自身で無限に存在する握りプラス動作の多様性を発見できるだろう．それは機能的統合にあふれた手の最も同化された活動性を表しており，**機能的テスト**に用いることができる．

---

*訳注：著者の造語で，握りながら他の作用を発揮することができる手の複合的動作．

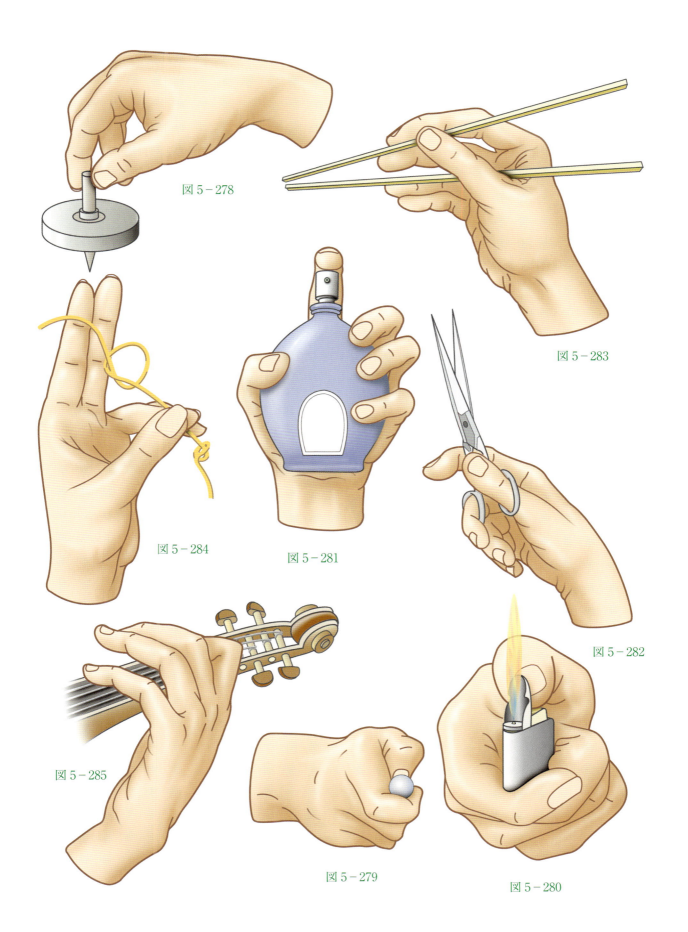

図 5-278
図 5-283
図 5-284
図 5-281
図 5-282
図 5-285
図 5-279
図 5-280

第5章 手

たたくこと-触れること-身振り

人間の手は，把握だけに用いられるわけではない．手はたたく道具としても用いることができる．

- 仕事においても，たとえば，**タイプ**，**計算器**，**パソコン**などの使用（図5-286）で用いられ，**ピアノを弾く**ときにも用いられる．それぞれの指は，*骨間筋*ととりわけ*深指屈筋*の協調作用によって，キーをたたく小さなハンマーのように振舞う．指と手それぞれの機能的な独立性を獲得するのは困難であるが，それには脳と筋の学習と永続的な訓練を要する．
- 格闘技においても，ボクシングでは**殴打は拳で行われ**（図5-287），空手では手の尺側か指の先端が使用され，またただの平手打ちでは手は大きく広げられている．
- 指を鳴らすときには，中指を母指の先端から基部へすばやく滑らせる．

手によって行われる接触は，**愛撫**のときのようにきわめて繊細であり（図5-288），社会的交際とくに愛情において主要な役割を果たしている．また正常な皮膚の感覚が，愛撫の対象とともに，愛撫する手にとっても同様に不可欠であることに注目すべきである．ある場合では，両手の接触が，遠くからでも「効果的」である按手*において治療的な役割を果たしうる．最後に，西洋社会の日常生活で最も一般的な動作である握手（図5-289）は象徴的意味をもつ社会的な接触である．

身振りによる表現は，かけがえのない手の属性である．実際，これは**顔と手の緊密な協調**下で行われる．パーキンソン病においてその消失が証明されているように，大脳皮質下中枢に依存している．

この**手と顔による言語**は，聾唖者の伝達手段として確立されているが，**本能的な身ぶりは第2の言語を作り上げている**．会話による伝達システムとは異なり，**その意味は世界共通である**．この表現様式は数多くの形式を含み，いくらかは地域により変化しうるが，一般にすべての地球上で理解される．つまり，威嚇の印に拳を上げる（図5-287），平和の印に，大きく広げた手を振ってあいさつする，非難の印に**指をさす**（図5-290, Mathias Grünewald のイーゼンハイム祭壇画の聖トーマスの手**），あるいは称賛の印に**拍手喝采する**などがある．これらの身振りは，劇場の役者によって専門的に「磨き上げられている」が，南方の町の人々***にも本能的に備わっている．その目的は表現の意味を強調することであるが，しばしば身振りは，言葉なしですませられ，それだけで意向や状況を表現するのに十分である．このことは，**絵画や彫刻の作品における「身振りの手」の偉大な雄弁さ**を物語っている．この手の役割は，機能や感覚的有用性に比して劣るものではない．

ある種の活動，たとえば，**陶芸家の手のような職人的活動**において（図5-291），手はすべての面に同時に作用する．物体を形作る役割，なでて常に変化する形を認識する感覚の役割，そして最後に象徴的な意味，つまり人間集団への創造的な贈り物である身振りがある．

そこにすべての価値を創り出すのは，まったく陶芸家の創造的身振りというこの特性である．

---

*訳注：頭に手を置いて神に祈るキリスト教で行われる宗教的儀式．患部に手をあてて治す治療行為にも用いられる．

**訳注：p.366 参考資料B 参照.

***訳注：ヨーロッパでは一般に，イタリアなど南方の人々のほうが，スウェーデンなど北方の人々よりも陽気で，手振り・身振りを多用する傾向にあることを著者は述べている.

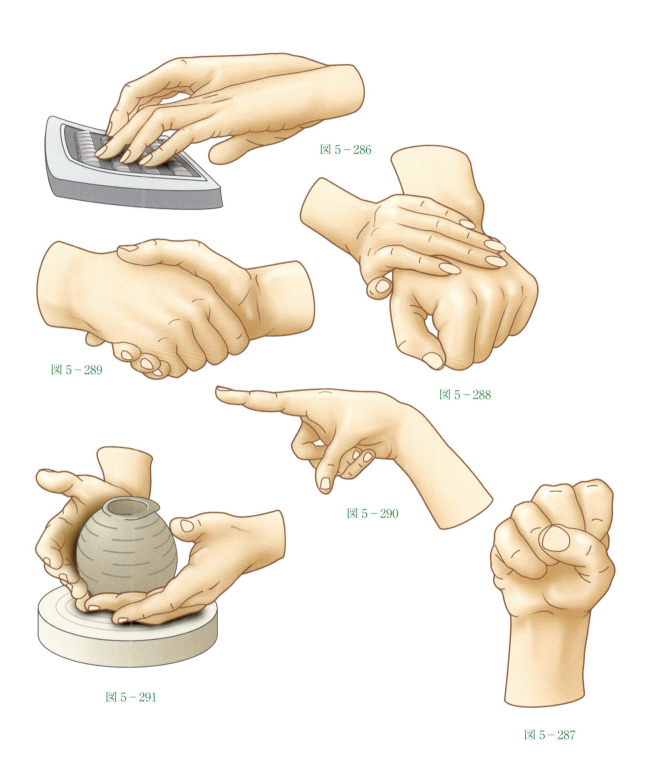

図 5 − 286

図 5 − 288

図 5 − 289

図 5 − 290

図 5 − 291

図 5 − 287

機能肢位と固定肢位

1948 年，S. Bunnell によって初めて描かれた**手の機能肢位**は，実際，ヒトが眠っているときにみられる肢位（図 5-292, Michel-Ange によるアダムの手*）とは明らかに異なっている．後者は，**リラックスの肢位**あるいは**休息の肢位**ともよばれ，受傷した手の鎮痛の肢位でもある．前腕は回内し，手関節は屈曲し，母指は内転-背側位をとり，指はとくに MP 関節のレベルで伸展している．**機能肢位**は，1951 年，W. Littler によって定義された（図 5-293, 294）．前腕は半回内位で，手関節は 30° 伸展で内転位をとり，母指の第 1 中手骨は，橈骨の延長線上にあって第 2 中手骨と約 45° の角度をなし，MP 関節と IP 関節はほぼ直角で，他指は軽度屈曲し，MP 関節は尺側の指ほど屈曲している．全体としてみると，**機能肢位**は，もしも指や母指の関節の 1 つまたは多数が強直していても，**そこから関節を最小限に動かすことで把握が可能な肢位**である．また，ここから有益な運動の回復を得るのは比較的容易である．というのは，対立はすでにほとんど実現されており，残りの関節の 1 つを少し屈曲させてこれを完成させるのはたやすいからである．

しかしながら，1973 年，R. Tubiana は **3 つの固定肢位**を定義した．

1）**一時的な固定肢位**，いわゆる**「保護」の肢位**（図 5-295）は，手の将来の可動性を温存しようと努める肢位である．

・前腕は半回内位で，肘関節は 100° 屈曲．
・手関節は 20° 伸展で内転位．
・指は尺側の指ほど屈曲．
　- MP 関節は 50～60° 屈曲，PIP 関節の屈曲はこれより少ない．
　- IP 関節の屈曲はきわめて軽度で，このレベルでの緊張や阻血の軽減は期待するほど多くない．
　- PIP 関節は 10～40° 屈曲，DIP 関節は 10～20° 屈曲．
　- 母指は対立の用意ができている．第 1 中手骨は軽度内転位にあるが，また掌側位にあり，第 1 指間ひだの開大を確保し，母指の指腹が示指と中指の指腹に向かうように MP 関節と IP 関節はごく軽度屈曲している．

2）**機能的で最終的な固定肢位**，いわゆる**「固定」の肢位**．

これは，それぞれの症例で異なる．

・手関節に関しては，
　- 指が把握の可能性を温存しているとき，手関節は，手を把握の位置に置くため，25° 伸展位で関節固定されるべきである．
　- 指が把握の機能を失っているとき，手関節の固定は，中等度の屈曲位のほうが好ましい．
　- もしも手関節が動かないのであれば，一方は肛門衛生上の目的で屈曲位に固定する必要がある．杖を使用する場合は，手関節を真っ直ぐ固定すべきである．両手に杖をつく場合は，利き手を 10° 伸展位に，もう一方を 10° 屈曲位に固定すべきである．
・前腕はほぼ完全回内位で固定される．
・MP 関節については，示指の 35° から小指の 50° までの屈曲位に固定する．
・PIP 関節は 40～60° に固定する．
・大菱形中手関節の固定は，それぞれの症例に適した肢位で行われるが，常に母指-他指つまみの要素の 1 つが結局失われるので，残存する運動の可能性を考慮することが重要である．

---

*訳注：p.366 参考資料 C 参照．

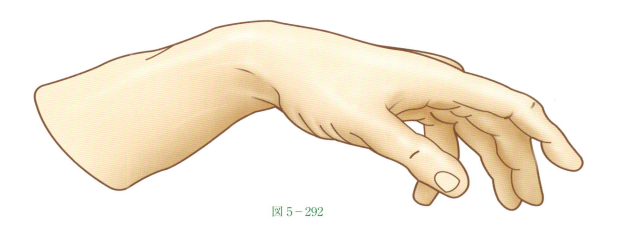

図 5 – 292

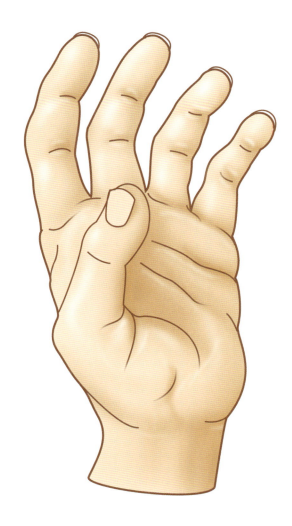

図 5 – 293

第5章　手

3）機能的でない肢位，いわゆる「一時的な固定」の
肢位-部分的なリラックスの肢位

これは，骨折部における最良の安定性や，腱，神経縫
合部の緊張緩和などを得るための，最短の期間に限って
正当化される肢位である．静脈やリンパのうっ滞による
拘縮の危険性が大きいが，固定の隣接関節が自動的に動
かされるとその危険性は少なくなる．

・正中神経や尺骨神経の縫合後あるいは屈筋腱縫合
後，手関節は3週間，重大な後遺症を残すことなく
40°まで屈曲固定が可能であるが，MP関節は約80°
屈曲位で，IP関節は自然な角度の伸展位で固定する
ことが肝要である．というのは，屈曲拘縮後にIP関
節の伸展を回復させることは困難だからである．

・手背要素の修復後，関節は伸展位に固定すべきであ
るが，MP関節は，少なくとも10°の屈曲を常に確
保しておくべきである．IP関節については，病変部
位がMP関節の近位では20°屈曲，基節骨レベルで
あれば伸展位とする．

・いわゆる「ボタン穴変形」の修復後では，伸展機構
を末梢へ引き付けるため，PIP関節は過伸展位，
DIP関節は屈曲位で固定する．

・逆に，病変がDIP関節近傍にあれば，伸筋腱の側索
を緩めるように，DIP関節は伸展位，PIP関節は屈
曲位で固定する．

肢位がどうであれ，長期間の固定は，常に機能障害を
もたらすことを想起すべきである．したがって，固定は
可能な限り短期間にすべきである．

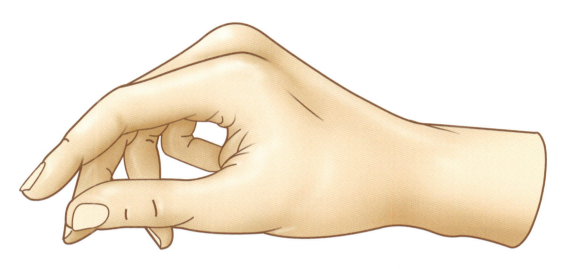

図 5-294

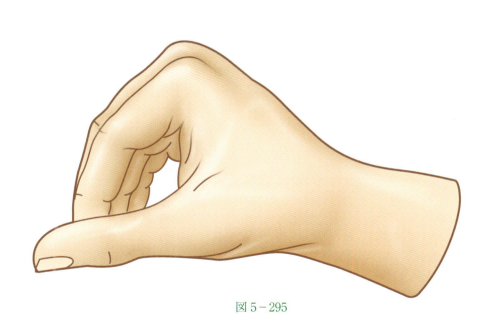

図 5-295

指切断手と虚構の手

虚構の手は，単なる想像の訓練にすぎないが，ヒトの手の構造理由をよりよく理解するのに有益である．実際，正常な手以外の非対称な手や対称的な手などを想像することができる．

非対称な手は，正常な手から指を減らしたり増やしたり，あるいは左右を逆転させたりしてつくることができる．

1）手の尺側の小指の次に指を加えて6本や7本に増加させることは，理論的には確かに，手掌全体を使用した把握を強化するが，機能が犠牲になり現実的な有益性がない．

2）4本あるいは3本への指の数の減少は手の可能性を喪失させる．中央アメリカのクモザルは，上肢に母指のない4本指の手をもち，もっぱら木の枝にしがみつくことが可能になっているが，下肢には対立可能な母指をもつ5本指の手をもっている．ある種の切断後にみることができるような3本指の手（図5-296）は，最も使用頻度が高く，精密な3指つまみや2指つまみは温存されているが，道具の柄やステッキを握るのに不可欠な手掌全体を使用した把握は失われている．

　母指と示指の2本指の手（図5-297）は，なお示指によるフック動作や繊細な2指つまみが可能であるが，3指つまみや手掌全体を使用した把握は不可能である．しかし，このような2本指の手を保持または再建されている人々には予期せぬ結果も生じうる！

3）デュピュイトラン拘縮の終末期で切断される小指や環指の病変に対して，手外科医は4本指の手を再建させうる．第5列の切除（図5-298）にせよ，第4列の切除（図5-299）にせよ，その美容的，機能的結果は一般にきわめて満足されるもので，この変形は注意深く観察しないとなかなか気づかない．ミッキーマウスの手（図5-300）の指が4本しかないことに誰が気づくであろうか！

逆対称の手，つまり5本指の手であるが，手の内側縁への移植による尺側の母指をもつ手を想像してみよう…．この解剖は，手掌の溝の傾斜を変化させる．回内-回外中間位で，ハンマーの柄は上方を向く代わりに下方を向き，上から下へ釘を打ち付けるのを妨げることになる．回内-回外中間位が＋180°変化しないかぎり，手掌は外側を向くことがない！　尺骨は同様に，橈骨の直上になり，これに付着している上腕二頭筋が無効になる．結局，明らかな機能的利点なしに，上肢のすべての構造を変化させる必要性が生じてくる．このような誤った思考（ab absurdo）は，したがって，母指が橈側にあるべきことを十分に正当化している！

最後に，橈側と尺側に2本の母指をもち，中央に1本，2本あるいは3本の指を含む対称的な手を想像してみよう．最も単純な3本指の対称的な手（図5-301）は，2つの母指-指つまみ，両母指つまみ（2つの母指間），そして示指に対する両母指の対立による3指つまみ（図5-302）の，つまり4つの精密な把握が可能である．また，両母指間あるいは母指と示指間の「手掌全体」での把握を想像することは可能である．ある種の力強さを備えてはいるが，この把握は，道具の柄を前腕の軸に直交させる必要があり不都合である．前述したように，回内-回外と連動した柄の傾斜は道具の方向づけに有益である．以上のことは，中央に2本あるいは3本の指をもつ手（図5-303），つまり5本指のうち2本が母指である手においてもまったく同じである．オウムは対称的な爪をつくっている2本の指を後方にもち，枝をしっかりとつかまえることができるが，これはわれわれ人間の問題ではない！　2本の母指をもつ手のもう1つの結果は，前腕に対称的な構造をもたらすことである．この場合，回内-回外が起こるであろうか？

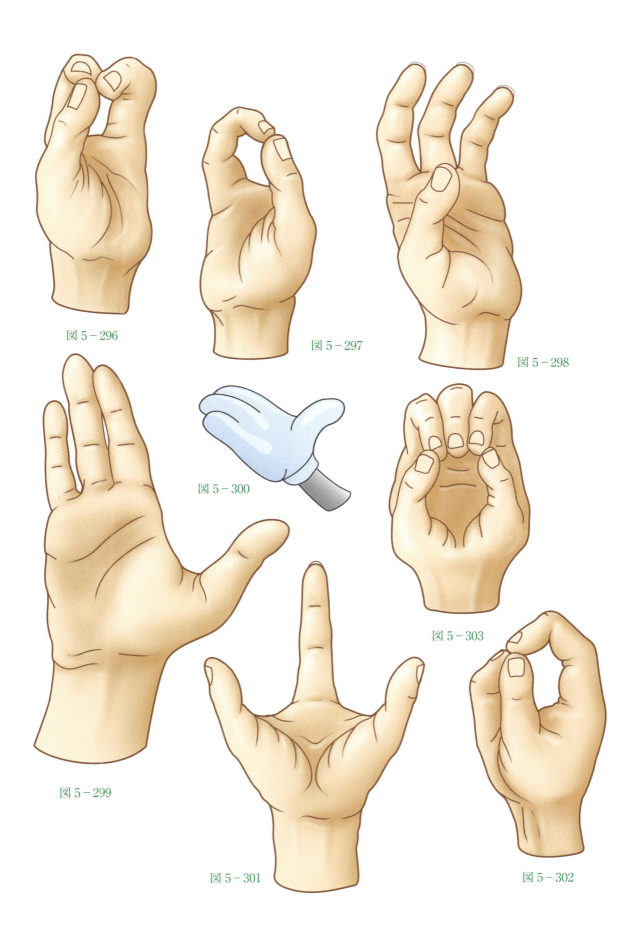

上肢の運動と感覚

この頁は，上肢の運動と手の感覚に関して不可欠である神経学的知識の備忘録である．

上肢の運動神経の一覧表（図 5-304）では，国際表記に従った各筋の運動神経を見出すことができる．この表を詳述することが問題ではない．神経支配の分布，二重支配，またある徴候の欠落の逆説的事実や電気生理学的検査の異常を説明しうる神経幹間の吻合などを認識しながら，入念に検査し，理解すべきである．ちょうど高速道路網で車がインターチェンジを利用して，他方へ入るために一方から出るように，これら神経線維の交流のイメージに慣れておくべきである．最終的に，到着地点は元の神経幹の終点とは限らない．たとえばパリ（Paris）からマルセイユ（Marseille）へ行く代わりに，マコン（Mêcon）から横道を使ってボルドー（Bordeaux）へ到着するように…．大きな神経幹はさまざまな頚神経根から生じており，また吻合によって，神経線維が，想定される神経幹以外の神経根から由来し，予想外の領域を支配しうることも知っておくべきである．変異は数多くあり予見できないが，シェーマの中央にあるように，幸運にも多くの場合検証できる．

腋窩神経

- ・第 5 と第 6 頚神経由来．
- ・三角筋領域の感覚を支配．
- ・三角筋の運動神経であり，したがって肩外転の運動神経である．

筋皮神経

- ・第 5，6 と第 7 頚神経由来．
- ・上腕の前面と前腕の一部の感覚を支配．
- ・上腕二頭筋と上腕筋の運動神経であり，したがって肘屈曲の運動神経である．

正中神経

- ・第 5〜8 頚神経と第 1 胸神経由来．
- ・手と指の掌側面（後述参照）と前腕の一部の感覚を支配．
- ・指と手関節屈曲の運動神経であり，母指対立の運動神経でもある．

尺骨神経

- ・第 7，8 頚神経と第 1 胸神経由来．
- ・手と指の掌側および背側面（後述参照）と前腕の一部の感覚を支配．
- ・指の骨間筋と小指球筋の運動神経である．

橈骨神経

- ・第 5〜8 頚神経と第 1 胸神経由来．
- ・上腕と前腕の背側面の感覚を支配．
- ・肘，手関節と指の伸展と母指外転の運動神経である．

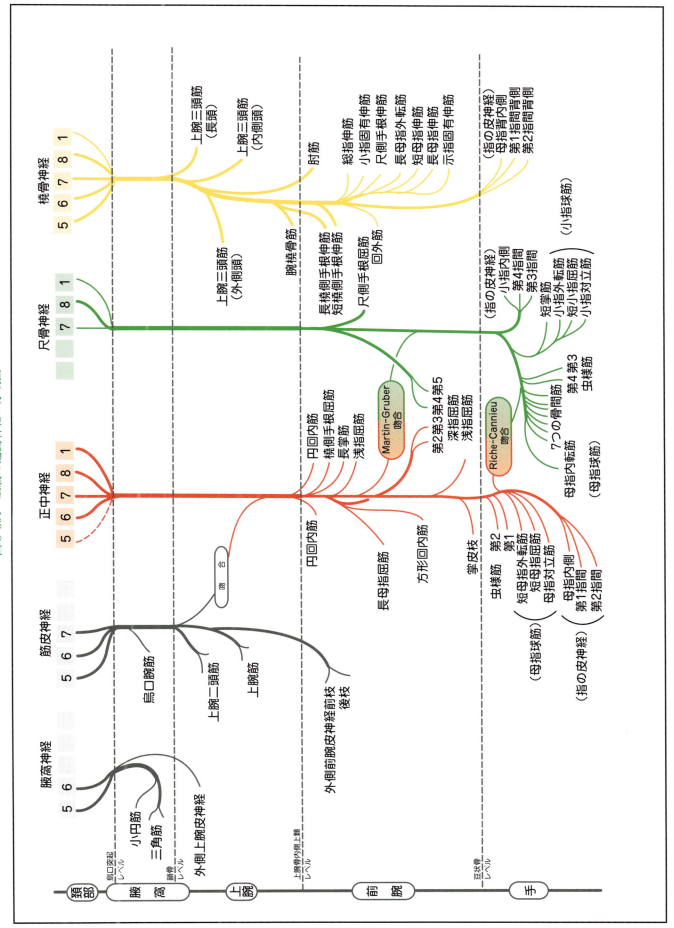

図5-304　上肢の運動神経の分岐図

運動テストと上肢の感覚支配

指腹

主要運動神経の活動性のテストで，神経幹が断裂しているか麻痺しているかを診断できる．

- **正中神経のテスト**（図5-305）では，拳をつくる．
- **尺骨神経のテスト**では，伸展位の指を離開させたり（図5-306），接近させたりする（図5-307）．
- **橈骨神経のテスト**（図5-308）は，手関節の自動伸展，母指の伸展と外転からなる．指のMP関節しか伸展させないことに注目すべきである．IP関節は屈曲したままで，不完全ではあるが手関節屈曲位でしか伸展されない．
- **尺骨神経と橈骨神経の同時のテスト**（図5-309）は，前者とはIP関節の同時伸展が可能であるかどうかのみが異なっている．

手の感覚領域は，神経損傷の診断を確実にするため完全に知っておくべきである．

- *掌側面*については単純である（図5-310）．第4列の中央を通る直線によって，橈側を正中神経（バラ色）が，尺側を尺骨神経（緑色）が正確に分配している．
- *背側面*についてはより複雑で，*3つの神経*によって支配されている（図5-311）．
  - 橈側では，橈骨神経（黄色）．
  - 尺側では，尺骨神経（緑色）であるが，2つの領域の境界は手の軸，つまり，第3列を通っている．
  - しかしながら，これは，基節骨と第1中手骨の背側面だけであることに注目すべきである．
  - 末節骨と中節骨の背側面は，2つの掌側の神経によって支配されている．環指の軸の橈側を正中神経（バラ色）が，またこの境界の尺側を尺骨神経（緑色）が支配している．

結局，末節骨と中節骨の感覚は次の支配をうけている．

- 母指，示指，中指は正中神経．
- 小指は尺骨神経．
- 環指は，橈側半分は正中神経，尺側半分は尺骨神経．

手のとくに指腹は，*血管と神経が豊富*であることを忘れるべきでない．というのは，手は，五感の1つである**触覚の主要な受容器**だからである．この事実から，手は，大脳皮質の感覚野とともに運動野のきわめて大きな面積を占めている．

指腹の血行（図5-312）は，*指の2本の側副動脈*によって確保されている（片方だけ赤色で図示）．これらは，指腹の豊富な血管網と横の吻合によって交通し，各関節を取り囲んでいる．

神経網（図5-312）は，2本の側副神経の豊富な分枝によって構成されている（片方だけ緑色で図示）．

指腹自体（図5-313）については，蜂巣状構造のきわめて特殊な組織で構成され，結合組織は，一方では指骨の骨膜に付着し，もう一方では指の皮膚の深層面に付着している．この構造は，把握の際の接触や感触に不可欠な特性である柔軟性，弾性，そして機械的抵抗性を備えている．指腹は，機能的性質において重要な役割を果たす爪という板によってその先端を保護されている．

指腹は，職人とピアニストやヴァイオリニストなどの芸術家にとっては宝である．単なるひょう疽でも障害をきたし役に立たなくしてしまう．

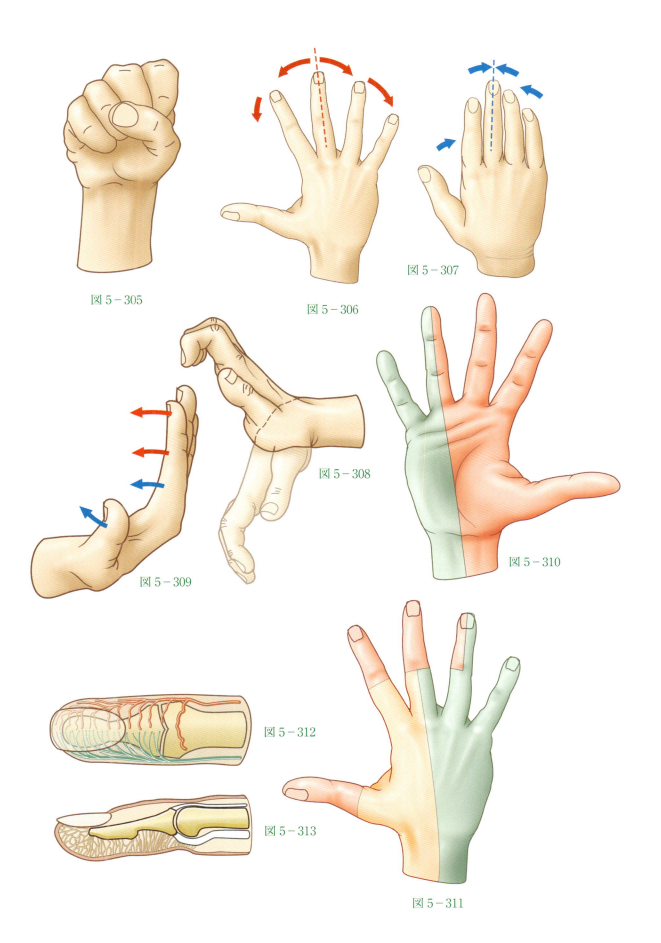

図 5-305
図 5-306
図 5-307
図 5-308
図 5-309
図 5-310
図 5-312
図 5-313
図 5-311

3つの手の運動テスト

前頁に詳述した運動テストのほかに，注目すべき**尺骨神経に対するテストが3つ**ある．2つは古典的なもので，3つ目は著者が考案した新しいものである．

1）**ワルテンベルグ（Wartenberg）徴候**（図5-314）は，尺骨神経麻痺全体でみられるが，とりわけギヨン管レベルのような下位での麻痺を検査するのに有用である．小指が環指に対して開大したままになる（黒の矢印）．小指の自動的，随意的な環指への接近（後方面）は不可能である．

2）**フロマン（Froment）徴候**（図5-315）は，患者に，母指と示指の間に紙片をつまむように指示して評価する．正常では示指と母指は輪を形作る（後方面）．尺骨神経障害の場合，尺骨神経の掌側深枝に支配されている短母指内転筋の麻痺によってつまみはその強さを失う．基節骨は伸展位に傾き，紙片を引っ張れば抜けてしまう．これは，正常ではみられない．

3）**尺側鉤の形成障害の徴候**は，著者によって報告されたものである（Kapandji, 1999）．正常では，尺側2本の指を手掌に強く屈曲するとき，検者が小指の「鉤をはずす」こと，つまり患者の小指の末節骨を他動的に伸展することは不可能である．ここに，どのようにしてこのテストを行うかを，患者の右手を例にとって示す（図5-316）．

・検者（両手を使用）は，その右示指を患者に差し出し，それを尺側2指の内側へ強く屈曲して握るよう指示する．

・そこで検者は，その左示指を用いて，患者の小指の末節骨を強く伸ばそうと試みる．

・正常では，この試みは失敗する．患者の鉤状の尺側2指は抵抗する．

・尺骨神経麻痺の場合，患者の指の鉤はなくなり，その末節骨は伸展位に傾く（黒の矢印）．

同じ検査は環指に対しても応用でき，同一の結果を得る．

この障害のメカニズムは何であろうか？

*深指屈筋の支配が混合性である*ことを想起すべきである（図5-317）．示指と中指へ向かう2つの外側頭（濃いバラ色）は，正中神経Mの分枝2によって支配され，環指と小指へ向かう2つの内側頭（淡いバラ色）は，肘の直下で分かれる尺骨神経Uの分枝1によって支配されている．

このことで，尺骨神経麻痺の場合，環指と小指の屈曲が選択的に障害されることが説明できる．しかし，興味ある点は，このテストの陽性は神経の障害レベルに依存することである．

・もしも，障害部位が点**a**のように**高位**であれば，テストは**陽性**になる．

・もしも，障害部位が点**b**のように**低位**あるいは，たとえばギヨン管のようにずっと末梢であればテストは**陰性**になる．

したがって，このテストは検査が容易で選択性があり，上肢の神経学的検査の一部をなしうる．またこれを**爪とぎのテスト**ともよぶことができる．というのは，ヤスリをあてると指が伸展位に傾き，小指の爪をとげなくなったと訴えた女性患者からこのテストが発見されたからである．

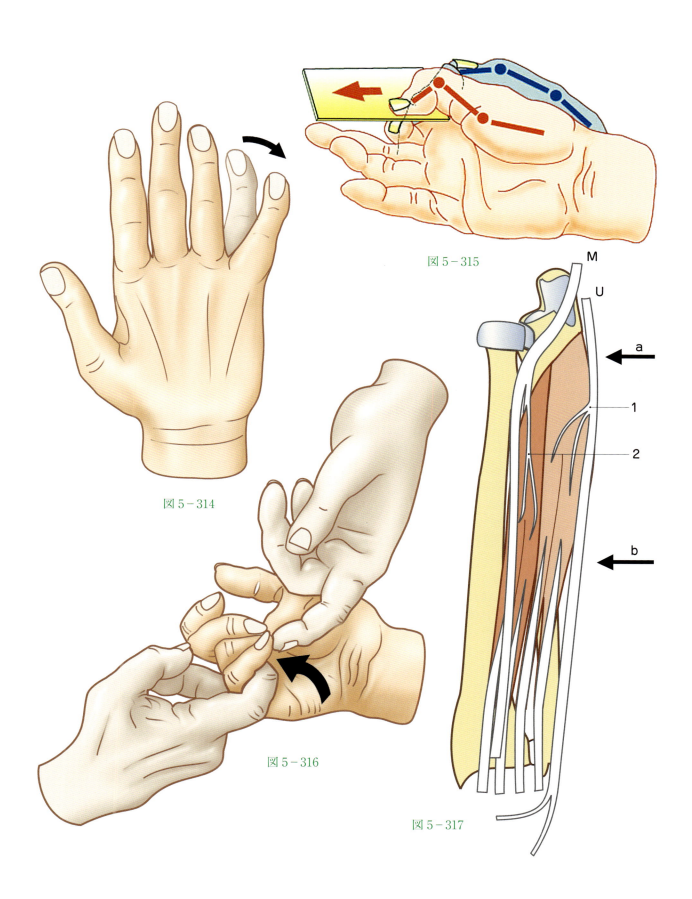

図 5-315

図 5-314

図 5-316

図 5-317

直立歩行へ移行した後の上肢

　われわれの最初の**地上の祖先**は，**イクチオステガ**（図5-318）と命名された**四足類**である．その４つの脚は，胸と尾の２対の魚のヒレに由来している．すべての地上の四足動物は，柔軟性のある脊柱軸によって支えられている**体幹**，その頂点に首でつながっている**頭部**があり，その中に中枢コンピュータである脳が入っているという骨格構造を受け継いでいる．体幹には，２対の脚が，**骨盤帯**と二次的に派生する**肩甲帯**という２つの帯によってつながっている．このプロトタイプは，数百万年の間に，生き延びて数多くの種に変化し，霊長類に到達する．これは，猿属-猿とヒト属の２つに別れる．最終的な二足動物であるが，オオザルはいまだにしばしば四つ足で歩いている…

　ヒト属が**唯一の二足動物**になったとき，この変換は２対の脚の構造と機能を大きく変化させた．

1. 後脚（図5-319）は下肢になり，運搬と移動の役割を保ち，体重全体を支えている．前脚は，運搬も移動もしないが，上肢となり，より重要な機能を獲得した．つまり，もっぱら**把握**専用の**効果器**となった．
2. 四肢の安定性と可動域については，
- 下肢は体幹ときわめて**強固**に連結され，その可動域は**少ない**．
- 一方，上肢は肩甲帯（図5-320）のレベルで「くっついていて」，ずっと可動性が大きい．それは，鎖骨の仲介によって作られている胸郭と骨性に連結していること，そして上腕骨と関節を形成している肩甲骨が，疎生結合組織による滑動面（p.42参照）で形成された２つの「偽りの」関節によって胸郭の後外側壁を「滑る」ことによっている．「機械的に」は，変化できる２つの平行四辺形によって連結されている自動車の前車軸（図5-321）が，後車軸よりもずっと「しなやか」であることにたとえることができる．

　完全に把握専用の効果器となった上肢は，それゆえ手の「ロジスティックの支持者」となった…この用語は，食料・燃料・弾薬・武器そして機械部品を戦闘部隊へ補給する特殊な部隊を表す軍隊用語の類推から用いられたものである．ロジスティックなしでは，軍隊は敗退する運命になる．というのは，軍隊はもはや戦うことができなくなるからだ．これは，モスクワを前にしたナポレオンとスターリングラードを前にしたフォン・パウロス将軍*という歴史上の２つの事例が説明している…彼らの補給路はとても距離が長くなってしまったので，ロジスティックはもはや到達しなかった．効率的であるために，手は最適な肢位でつかむものに差し出される必要がある．これは，肩の３つの自由度，肘の１つの自由度，前腕と手関節の３つの自由度からなる，上肢の関節の連携による７つの自由度（図5-322）のおかげである．これらの自由度の1つ，たとえば肘の屈曲が障害されると，手を口にもっていくことができなくなり，したがって「栄養補給」の機能が損なわれる．

- 可動性だけでは不十分で，さらに上肢による支持が安定していることが必要である．それは無傷の関節とそれらをブロックする動力筋の有効性に依存している．
- エネルギー供給の支えであり，それは動静脈網（図5-323：動脈網のみ図示されている）のおかげである．
- また，運動と感覚神経によって命令を届け，情報を伝達するのも上肢である（図5-324：腕神経叢は図示されていない）．

---

*訳注：アドルフ・ヒトラーにスターリングラード攻略を命じられたドイツ第６軍の最高指揮官．

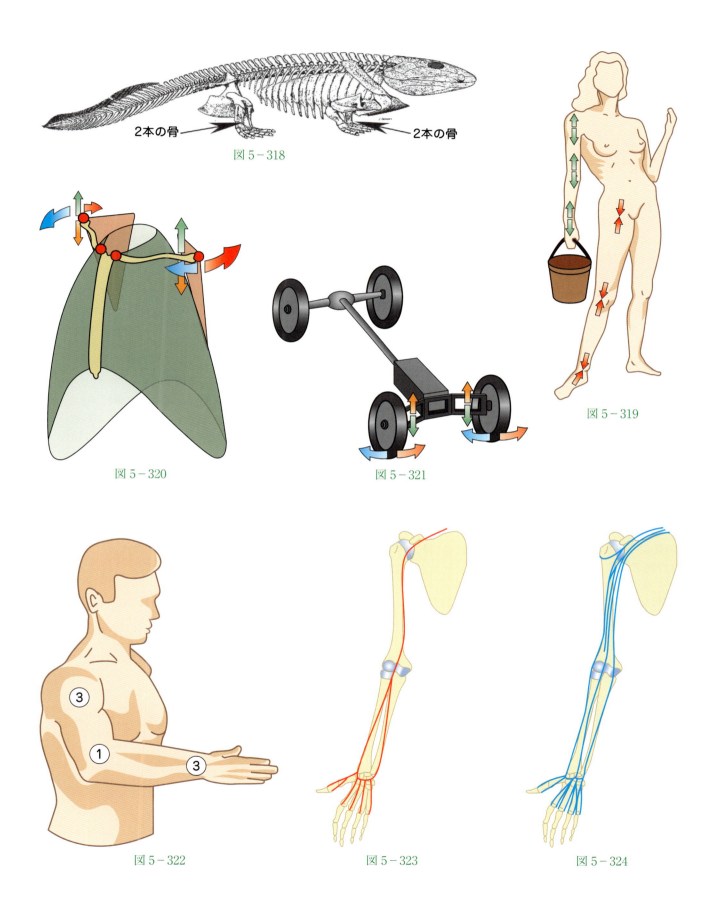

2本の骨　2本の骨
図 5-318
図 5-319
図 5-320
図 5-321
図 5-322
図 5-323
図 5-324

341

上肢の自動均衡

　ヒトの**正常歩行**は，**上肢の自動均衡**（上肢を **M.S.**，下肢を **M.I.** と略）を伴っている．これは誰もが確認できる事実であり，どうしてまたどのようにして用いられるか？　という2つの疑問が投げかけられる．

　正常歩行（図5-325）のとき，左 **M.S** は前進する一方，右下肢は前方への落下を防ぐために，前方へ向かう．次の半ステップでは，逆のことが起こる．これは，馬（図5-326）のようにほとんどの四足動物が行っている**対角線状の歩行**である…しかしながら，**キリン**（図5-327）のように四足動物でもまれに同側の脚を動かしながら異なった歩行を行う．これは「**側対歩**」とよばれている．ヒトは対角線状の歩行を用いる四足動物の「子孫」であるので，系統発生学によって説明を見出すのは容易である．すべてのメカニズムとプログラムは自由に使用でき，それらを適合させるのに十分であった…

　200万年前より，ヒトは両腕を振りながら2本足で歩いている…*もしそこに利点がなかったならば，この行動は長い間に消滅していたであろう！*　逆に，ランナーや競歩走者は肩甲帯や上肢の筋が**著しく発達**している．ということは，筋の発達が必須な役割を果たしているのである．

　上肢の均衡なしでの歩行（図5-328）は，緩慢で骨が折れるものにとどまる．というのは，上肢と下肢の部分的重心（緑の四角と赤の四角）を結ぶ線は，体全体の重心（緑の星印）に投影されているからである．したがって，前方への補足的な運動推進力はまったくない．運動推進力は，後方足関節の伸展によってのみ与えられる．

　ここで，**正常な均衡を伴った歩行**（図5-329）を提示すれば，重心の同様の構成で，上肢と下肢の共通の重心を結ぶ線は，体全体の重心の*前方*に投影されることがわかる．したがって，上肢の均衡は，前方への補足的な運動推進力をもたらし，後足部の運動推進力に加わって前方への不均衡を助長することになる．

　肘を屈曲すること（図5-330）によって，上肢の自動均衡の効果を高めることができる．これは，上肢の部分的重心をさらに「上昇」させ，重心を結ぶ線を前進させ，全体の重心に対して推進力を増加させる．

　ある種の**強調された**均衡を伴う歩行は，さらに**運動推進力**を増強させる．

　したがって，上肢の均衡は有益であるが，常に可能なわけではない．たとえば，手提げ袋やかばんで**両手が「ふさがれている」**とき（図5-331）である．その場合，歩行はつらく，長く続けることができなくなる．アフリカのある人々は，**頭部の上に荷を載せる**ことで解決法を見出している（図5-332）．しかし，このためには，頸椎が健常な状態でなければならない．また，ハーネスや単なる布切れで赤ん坊を**背負って運ぶ**こともできる．

　また，国によってきわめて異なっている軍人の歩行についても評価できる．**上肢の均衡を伴う歩行**（図5-333）が最も疲れが少ない．**武器をもった歩行**（図5-334）はすでに楽ではないが，「**ガチョウの歩き方**」（図5-335）は何ともいえないくらいきわめて辛く*権力者の閲兵*でしか用いられない…

　走り幅跳び（図5-336）は，上方への上肢の運動推進力を利用しており，ストロボスコープ画像（図5-337）においてよくわかる．最後に，2本の杖を用いる「**北欧式の**」歩行は，*スフィンクスの謎とは異なってくる．「愛好家」によれば，より安定するというが，これは「四足歩行への回帰」*である．

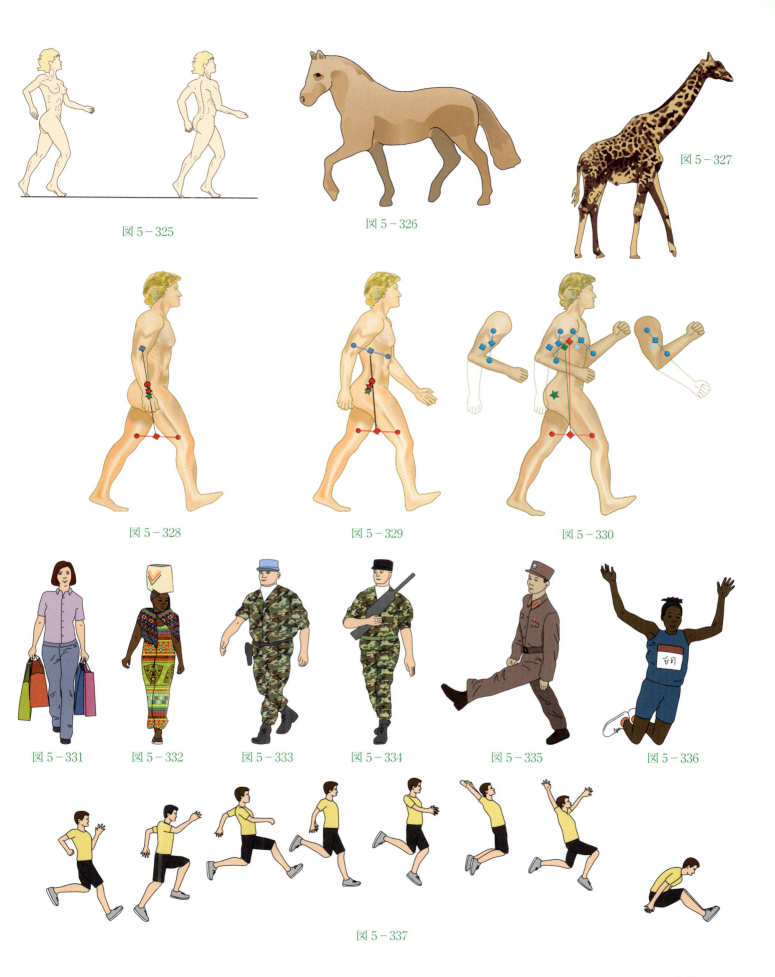

図 5 – 325
図 5 – 326
図 5 – 327
図 5 – 328
図 5 – 329
図 5 – 330
図 5 – 331
図 5 – 332
図 5 – 333
図 5 – 334
図 5 – 335
図 5 – 336
図 5 – 337

343

手による身体図式の拡張

身体図式は，各自がその意識のなかにもっている「自身のイメージ」であり，脳のイメージにおいて2つの部分がある．

- 純粋に身体的な部分．これは，本来の身体図式であり，その体や中の構造である運動器の意識である…
- もっぱら精神的な部分．これは，その固有の人格から作られるイメージである．これは，まさしく存在している．なぜなら，これは「他人」に認識されるからである．これが，ある哲学あるいは宗教が霊魂とよんでいるものである．

身体図式は，各個人の体によって占拠される空間の部分に対する脳による表象である．これは，体全体と部分それぞれの仮想イメージ（図5-338：メイヨー・クリニックの半透明の人間）であり，静的である可能性はあるが，大部分の時間は，環境と関連して動的である（図5-339）．

皮膚の表面は，外部に対して個人の内面を限定する境界であり，したがって，個人を含む空間の1つの部分である．感覚受容器を含む皮膚は，したがって，残りの宇宙に対する個人の境界である．身体図式の構成と成果は，中枢神経システムの基本的機能の1つである．この体のイメージは，直接的な接触（図5-340）に対する皮膚の感覚によって，また周囲に対する両眼による立体視（図5-341）によって環境と関連している．このわれわれの動的身体図式と環境との永続的な対比は，われわれを移動させ，スポーツを可能にする（図5-342：背面跳び）だけでなく，摂食・防御などすべての種類の動作，とりわけ仕事による修正について環境に対して行動することも可能にしている．これこそ，道具や機械に対する身体図式の拡張である…きわめて一般的な経験によって，この概念が明らかになる．新しい車を受け取って初めて運転するとき，その車体寸法（図5-343：緑の境界）の認識不足によって，予期しない衝撃で車体をぶつけることはまれではない．しかし，ある一定のときがたてば，この境界は身体図式のなかに「同化され」，車体を損傷することなく，その寸法のなかに滑り込ませることができるようになる．どの道具や機械の場合も同じである．たとえば，鍛冶屋のハンマー（図5-344）は，手の「延長」になる．というのは，「人は鉄を鍛えることによって鍛冶屋になる（修練を積んでこそ一人前になる）」ということわざはよく知られているからである．多少とも長い修練の後，すべての工具も同様になる．工具の手は，その身体図式のなかの工具の同化のための接触点である．そういうことで，工具は熟練工になっていく．

音楽家は，練習から逃れられない．音楽会のヴァイオリニスト（図5-345）は，ヴァイオリンをその身体図式のなかに同化するために，若い頃に何年も費やしている…現在，彼女はもはや自分の手のことさえ考えず，手を見つめることなく，ミクロの正確さで，正確な音を出すために，指を弦のうえに置くことができる．ピアニスト（図5-346）もピアノを見つめることはない．「両手の中に」入った鍵盤は，その身体図式の同化した一部をなしている．フルート奏者（図5-347）も同様である．盲人（図5-348）にとっては，実際，杖が傷害物を検知するための手の延長である．現在，鏡視下手術をしている外科医（図5-439）もまた，「モニター画面」を通して器具を同化させるために，訓練を余儀なくされている．これは，数千km離れて飛行機を遠隔操作するドローンのパイロット（図5-350）も同じである．ヴァイオリニスト（図5-351）が，盗まれていた「そのストラディバリウス」が見つかって喜んだのは，「感情的な」同化の1例である．

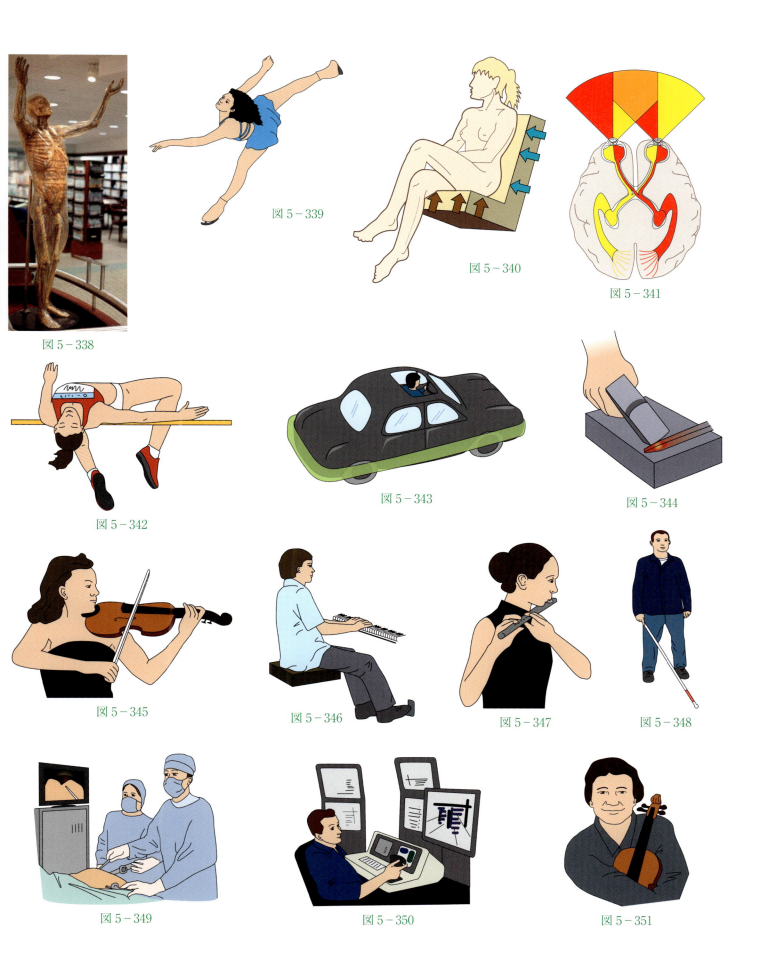

図 5 - 338

図 5 - 339

図 5 - 340

図 5 - 341

図 5 - 342

図 5 - 343

図 5 - 344

図 5 - 345

図 5 - 346

図 5 - 347

図 5 - 348

図 5 - 349

図 5 - 350

図 5 - 351

進化における把握

　把握，それは一般に栄養摂取のための**獲得**である…把握は，数百万年前からある現象で，**アメーバ**（図 5-352）のような単細胞生物でもすでに**食作用**，つまりその*細胞壁の包含*によって物質を獲得している…植物もまた，**モウセンゴケ**（図 5-353）や**ウツボカズラ**（図 5-354）のように食虫植物によって，栄養補給のための昆虫を捕らえることができる．海中生物においても同等の方法が存在している．ある種の**イソギンチャク**（図 5-355）は，獲物を閉じ込める罠の胃のような袋状の形態をしている．陸生生物は，たとえば，**カメレオン**（図 5-356）が長い距離投げ出せる*粘性の舌*をもっていたように，特別できわめて有効な性質の道具を備えていた．**オオアリクイ**（図示されていない）は，日頃の食事に供するために，アリの巣のなかにその長い舌を入れていた．最後に，Jules Verne の読者は皆，巨大な**タコ**が，*吸盤*をもった複数の触手（図 5-357）によって，獲物を捕らえていたのを思い出すであろう．より有効な把握の道具である**ハサミ**が**カニ**（図 5-358）において初めて出現したのは，またも海中であった．これには，1 つの末端に*関節*をもった*2 つの脚*があり，獲物を捕まえる．しかしながら，**象の鼻**（図 5-359）の「巻き取り」による捕獲も忘れないでおこう．これは，「手」に*母指*をもたないクモザル（図示されていない）にも用いられている方法で，枝をつかむのに*長い尾*を使用している．

　ついに，われわれは把握の道具として，口あるいはくちばしを用いる**下顎での捕獲**に到達する．**オウム**（図 5-360）や**ワシ**（図 5-361）のような鳥類のくちばしは，両者とも**強力な爪**も用いる．この*きつく締められた*顎間の捕獲は，「子ども」の移送を含め，**イヌ**（図 5-362）や**クマ**（図示されていない）のような多くの陸生哺乳類に用いられている．しかし，陸生哺乳類においては，*手の出現*という大きな進化が準備されていた．**リス**（図 5-363）においては，片手では役に立たず，捕獲は両手になる．一方，われわれの遠い祖先である**原猿類**（図 5-365）においては，「手」は**母指を含む 5 指から構成**されている．これは，われわれの最初の陸生の祖先である**イクチオステガ**（図 5-364）の脚の骨格の中にすでに「備蓄」されており，その*橈側*には，母指に 2 つの指骨がすでに存在していた．手による把握は，**われわれと縁続きである真猿類**（図 5-366：母指-指つまみ）**において普及**した．この把握は，*木々の中をぶらつくときには，枝をつかむの*にも用いられた．ヒトにおいては，**握りプラス動作**の実現のため，また**身振り言葉**に含めるために，**母指-示指つまみ**（図 5-367）や**握り**（図 5-368）から把握が多様化した．手は，ヒトにとっては**脳の延長**であり，アリストテレスが述べたように「**手は道具のなかの道具**」ということができる．

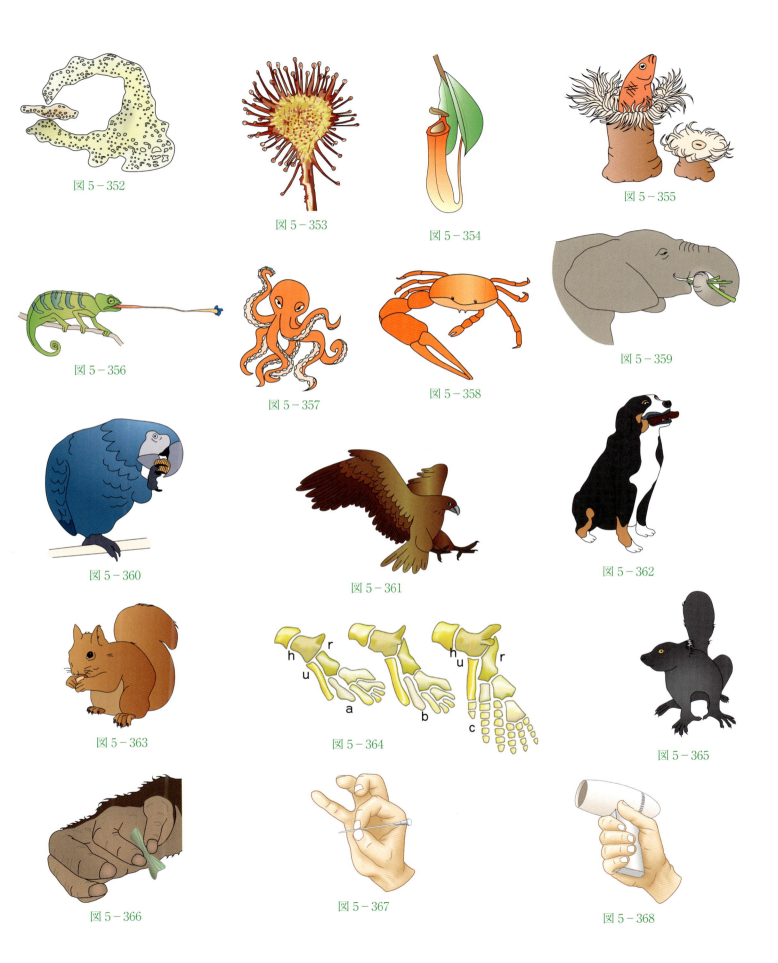

図 5-352
図 5-353
図 5-354
図 5-355
図 5-356
図 5-357
図 5-358
図 5-359
図 5-360
図 5-361
図 5-362
図 5-363
図 5-364
図 5-365
図 5-366
図 5-367
図 5-368

ヒトの手

われわれの遠い祖先と洞穴の壁の芸術家によって，疑いなく署名の代わりに残された手の形跡が示すように，有史以前から，ヒトの手は変化していない（図5-369）．

サルたちも，われわれと類似した対立のできる手をもっているが，手の使用方法が異なっている．ヒトの手は，脳によって指令をうけ，手は脳と解離しえない連携を形成している．

この**手-脳の連携**は，双方向で機能している．ここには「相互の」関係が存在している．これはヒトの脳が手の能力を進化させることができるからである．

その複雑な構造において，手は完璧に論理的で異なる機能に適応している．その構造は，偉大な Guillaume d'Ockham[†] の普遍的な経済原則を反映している．これは，**創造的進化**の最も輝かしい成果の1つである．

プロメテウス[††]の野心によってけしかけられるヒトは，すでに把握と操作のできるロボットの器官をつくっているが，そのモデルが完成度に到達するのはいまだほど遠い．

[†] 原注：Guillaume d'Ockham（1285〜1349）．オックスフォードに学び，次いでパリのフランシスコ修道士となる，「理論の美しさは，その単純さで計られる」という「Ockhamの剃刀」の名で知られる金言で有名である．

ヒトは必要性なく実体を増幅させるべきではない（Entia non sunt multiplicanda sine necessitate）．

*普遍的な経済原則*でも知られている．哲学者で，神学者でもあり，最後には破門され，大流行したペストにより死亡した．

[††] 原注：**ギリシャ神話におけるティタンの12神のうちの1神**．ゼウスに匹敵するその並外れた野望は，人類の創造を駆り立て，そして人類へ火を与えた…ゼウスは，「**ユブリス（Ubris）**」とよばれる，この*贖い得ない過ち*に対して，プロメテウスをカフカス山の山腹に縛り付けにした．そこには毎日イヌワシがプロメテウスの肝臓を食べにきたが，なんと肝臓は再生していた…このようにして，ギリシャ神話の時代，「傲慢の罪」を罰していた．

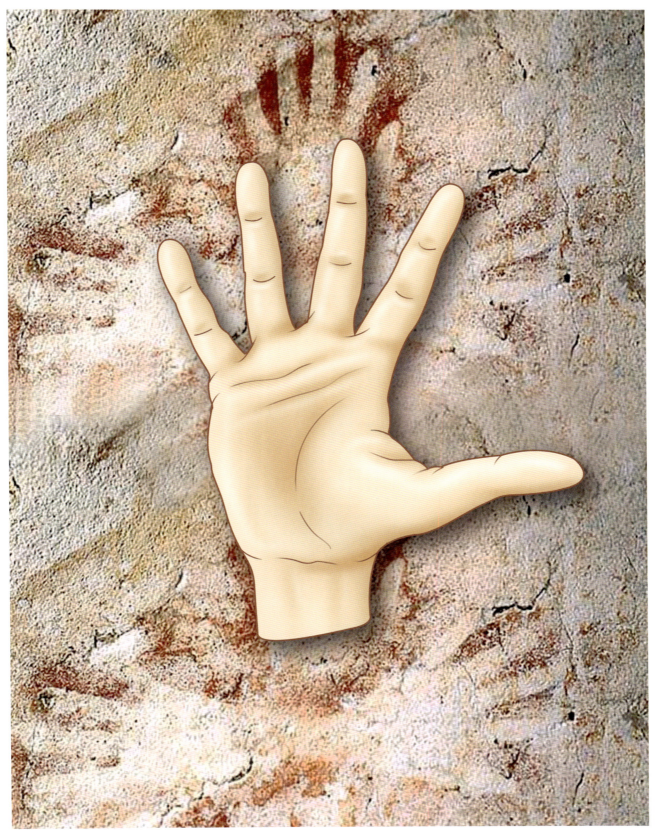
図 5−369

付　録

解剖学用語集

本書を平易にするため，フランス語の新用語を使用したが，対応する慣用の解剖学用語とラテン語の国際用語を以下に併記する（訳注：参考のため，日本の用語も併記した）．

フランス語の新用語	伝統的慣用語	ラテン語の国際用語	日本語
骨，間接，靭帯，腱膜			
Aponévrose palmaire	Aponévrose palmaire moyenne	*Aponeurisis palmaris*	手掌腱膜
Articulation acromio-claviculaire	Articulation acromio-claviculaire	*Articulatio acromioclavicularis*	肩鎖関節
Articulation radio-ulnaire distale	Articulation radio-cubitale inférieure	*Articulatio radioulnaris distalis*	遠位橈尺関節
Articulation radio-ulnaire proximale	Articulation radio-cubitale supérieure	*Articulatio radioulnaris proximalis*	近位橈尺関節
Articulation scapulo-humérale	Articulation glénohumérale	*Articulatio humeri*	肩甲上腕関節
Bord interosseux	Crête interosseuse	*Margo interosseus*	骨間縁
Canal carpien	Canal carpien	*Canalis carpi*	手根管
Clavicule	Clavicule	*Clavicula*	鎖骨
Condyle de l'humérus	Palette humérale	*Condylus humeri*	上腕骨へら状部
Corps	Diaphyse	*Corpus*	骨幹
Disque articulaire	Ligament triangulaire	*Discus articularis*	三角靭帯
Épicondyle latéral	Épicondyle（humérus）	*Épicondylus lateralis*	上腕骨外上顆
Épicondyle médial	Épitrochlée（humérus）	*Epicondylus medialis*	上腕骨内上顆
Épine	Épine	*Spina*	棘
Fosse axillaire	Creux axillaire	*Fossa axillaris*	腋窩
Hamulus	Apophyse unciforme	*Hamulus*	有鈎骨鈎
Incisure ulnaire	Cavité sigmoïde du radius	*Incisura ulnaris*	橈骨の尺骨切痕
Médius	Majeur	*Digitus medius*	中指
Métacarpe	Métapode	*Metacarpus*	中手骨
Olécrane	Olécrane	*Olecranon*	肘頭
Os capitatum	Grand os	*Os capitatum*	有頭骨
Os hamatum	Crochu（os）	*Os hamatum*	有鈎骨
Os lunatum	Semi-lunaire（os）	*Os lunatum*	月状骨
Os métacarpien	Métacarpien	*Os mecarpal*	中手骨
−Base	−Extrémité sup. ou proximale	−*Basis metacarpalis*	−基部（近位端）
−Tête	−Extrémité inf. ou distale	−*Caput metacarpalis*	−頭部（遠位端）
Os pisiforme	Pisiforme	*Os pisiformis*	豆状骨
Os scaphoïde（main）	Scaphoïde（main）	*Os scaphoideum*	舟状骨
Os sésamoïdes	Sésamoïdes	*Ossa sesamoidea*	種子骨

フランス語の新用語	伝統的慣用語	ラテン語の国際用語	日本語
Os triquetrum	Pyramidal（os）	*Os triquetrum*	三角骨
Petit doigt	Auriculaire	*Digitus minimus*	小指
Phalange distale	Troisième phalange	*Phalanx distalis*	末節骨
Phalange moyenne	Deuxième phalange	*Phalanx media*	中節骨
Phalange proximale	Première phalange	*Phalanx proximalis*	基節骨
Pouce	Pouce	*Pollex*	母指
Processus	Apophyse	*Processus*	骨突起
Processus coronoïde	Apophyse coronoïde	*Processus coronoideus*	烏口突起
Processus styloïde de l'ulna	Apophyse styloïde cubitale	*Processus styloideus ulnaris*	尺骨茎状突起
Radius	Radius	*Radius*	橈骨
Rétinaculum des muscles extenseurs des doigts	Ligament annulaire dorsal du carpe	*Retinaculum extensorum*	背側手根靭帯
Rétinaculum des muscles fléchisseurs des doigts	Ligament annulaire antérieur du carpe	*Retinaculum flexum*	掌側手根靭帯
Scapula	Omoplate	*Scapula*	肩甲骨
Septum intermusculaire	Cloison intermusculaire	*Septum intermusculare*	筋間膜
Trapèze	Trapèze（os）	*Os trapezium*	大菱形骨
Trapézoïde	Trapézoïde（os）	*Os trapezoideum*	小菱形骨
Tubercule	Tubérosité	*Tuberculum*	結節
Tubercule majeur	Trochiter	*Tuberculus majus*	大結節
Tubercule mineur	Trochin	*Tuberculus minus*	小結節
Tubérosité du radius	Tubérosité bicipitale	*Tuberositas radii*	橈骨粗面
Ulna	Cubitus	*Ulna*	尺骨

筋

フランス語の新用語	伝統的慣用語	ラテン語の国際用語	日本語
Muscle abducteur du petit doigt	Abducteur du petit doigt	*Musculus abductor digiti minimi*	小指外転筋
Muscle adducteur du pouce	Adducteur du pouce	*Musculus adductor pollicis*	母指内転筋
Muscle anconé	Anconé	*Anconeus*	肘筋
Muscle biceps brachial	Biceps brachial	*Musculus biceps brachii*	上腕二頭筋
Muscle brachial	Brachial antérieur	*Musculus brachialis*	上腕筋
Muscle brachio-radial	Long supinateur	*Musuclus brachoradialis*	腕橈骨筋
Muscle carré pronateur	Carré pronateur	*Musculus pronator quadratus*	方形回内筋
Muscle court abducteur du pouce	Court abducteur du pouce	*Musculus abductor pollicis brevis*	短母指外転筋
Muscle court adducteur	Petit adducteur	*Musculus adductor brevis*	小指内転筋
Muscle court extenseur du pouce	Court extenseur du pouce	*Musculus extensor pollicis brevis*	短母指伸筋
Muscle court extenseur radial du carpe	Court radial	*Musculus extensor carpi radialis brevis*	短橈側手根伸筋
Muscle court fléchisseur du petit doigt	Court fléchisseur du petit doigt	*Musculus flexor digiti minimi brevis*	短小指屈筋
Muscle court fléchisseur du pouce	Court fléchisseur du pouce	*Musculus flexor policis brevis*	短母指屈筋

フランス語の新用語	伝統的慣用語	ラテン語の国際用語	日本語
Muscle deltoïde	Deltoïde	*Musculus deltoideus*	三角筋
Muscle dentelé antérieur	Grand dentelé	*Musulus serratus anterior*	前鋸筋
Muscle dentelé postérieur et inférieur	Petit dentelé postéro-inférieur	*Musculus serratus posterior inferior*	下後鋸筋
Muscle dentelé postérieur et supérieur	Petit dentelé postéro-supérieur	*Musculus serratus posterior superior*	上後鋸筋
Muscle élévateur de la scapula	Angulaire de l'omoplate	*Levator scapulae*	肩甲挙筋
Muscle épineux	Épi-épineux	*Musculus spinalis ou erector spinae*	棘筋
Muscle extenseur de l'index	Extenseur propre de l'index	*Musculus extensor indicis*	固有示指伸筋
Muscle extenseur des doigts	Extenseur commun des doigts	*Musculus extensor digitorum*	総指伸筋
Muscle extenseur du petit doigt	Extenseur propre du petit doigt	*Musculus extensor digiti minimi*	固有小指伸筋
Muscle extenseur ulnaire du carpe	Cubital postérieur	*Musculus extensor carpi ulnaris*	尺側手根伸筋
Muscle fléchisseur profond des doigts	Fléchisseur commun profond des doigts	*Musculus flexor digitorum profundus*	深指屈筋
Muscle fléchisseur superficiel des doigts	Fléchisseur commun superficiel des doigts	*Musculus flexor digitorum superficialis*	浅指屈筋
Muscle fléchisseur ulnaire du carpe	Cubital antérieur	*Musculus flexor carpi ulnaris*	尺側手根屈筋
Muscle grand dorsal	Grand dorsal	*Musculus latissimus dorsi*	広背筋
Muscle grand pectoral	Grand pectoral	*Musculus pectoralis major*	大胸筋
Muscle grand rhomboïde	Grand rhomboïde	*Musculus rhomboideus major*	大菱形筋
Muscle grand rond	Grand rond	*Musculus teres major*	大円筋
Muscle infra-épineux	Sous-épineux	*Musculus infraspinatus*	棘下筋
Muscles lombricaux	Lombricaux	*Musculi lumbricales*	虫様筋
Muscle long abducteur du pouce	Long abducteur du pouce	*Musculus abductor pollicis longus*	長母指外転筋
Muscle long extenseur du pouce	Long extenseur du pouce	*Musculus extensor pollicis longus*	長母指伸筋
Muscle long extenseur radial du carpe	Long radial	*Musculus extensor carpi radialis longus*	長橈側手根伸筋
Muscle long fléchisseur du pouce	Long fléchisseur propre du pouce	*Musculus flexor pollicis longus*	長母指屈筋
Muscle long palmaire	Petit palmaire	*Musculus palmaris longus*	長掌筋
Muscle longissimus	Long dorsal	*Musculus longissimus*	最長筋
Muscle opposant de l'auriculaire	Opposant du petit doigt	*Musculus opponens digiti minimi*	小指対立筋
Muscle opposant du pouce	Opposant du pouce	*Musculus opponens pollicis*	母指対立筋
Muscle petit pectoral	Petit pectoral	*Musculus pectoralis minor*	小胸筋
Muscle petit rhomboïde	Petit rhomboïde	*Musculus rhomboideus minor*	小菱形筋
Muscle petit rond	Petit rond	*Musculus teres minor*	小円筋
Muscle rond pronateur	Rond pronateur	*Musculus pronator teres*	円回内筋
Muscle scalène	Scalène	*Musculus scalenus*	斜角筋
Muscle subclavier	Sous-clavier	*Musculus subclavius*	鎖骨下筋
Muscle supinateur	Court supinateur	*Musculus supinator*	回外筋
Muscle supra-épineux	Sus-épineux	*Musculus supraspinatus*	棘上筋
Muscle triceps brachial	Triceps brachial	*Musculus triceps brachii*	上腕三頭筋

参考文献

Barnett C.H., Davies D.V. & Mac Conaill M.A. ; *Synovial Joints. Their structure and mechanics*. C.C. THOMAS, Springfield U.S.A., 1961

Barnier L. ; *L'analyse des mouvements*. P.U.F, Paris, 1950

Basmajian J.V. ; *Muscles alive. Their function revealed by electromyography*. Williams and Wilkins, Baltimore, 1962

Bausenhardt ; Uber das carpometacarpalgelenk des Daumens. *Zeitschr. Anat. Entw. Gesch. Bd*, 114-251, 1949

Berger R.A., Blair W.F., Crowninshield P.D., Flatt E.A. ; The scapholunate ligament. *J. Hand Surg. Am*, 7 (1), 87, 1982

Bonola A., Caroli A., Celle L. ; *La Main*. Ed. Française Piccin Nova Libraria Padoue, 1988. (Selle trapezienne p.175)

Bridgeman G.B. ; *The Human Machine. The anatomical structure and mechanism of the huma body*. 1 Vol., 143p., Dover Publications Inc., New York, 1939

Bunnell S. ; *Surgery of the hand*. Lippincott, Philadelphia, Ed.1., 1944., Ed.5 revised by Boyes, 1970

Bunnell S. ; *Surgery of the hand*. J-B. Lippincott, Philadelphia, 1944

Caffinière J.Y. (de la) ; L'articulation trapézo-métacarpienne, approche biomécanique et appareil ligamentaire. *Arch. d'Anat. Path*, 18 : 277-284, 1970

Caffinière J.Y. (de la) ; Anatomie fonctionnelle de la poulie proximale des doigts. *Arch. d'Anat. Path*, 19 : 35, 1971

Caffinière J.Y. (de la), Mazas F., Mazas Y., Pelisse F. et Present D. ; Prothèse totale d'épaule, bases expérimentales et premiers résultats cliniques. Vol. IV, n° 5, Éditions INSERM, Paris, 1975

Caffinière J. Y (de la) et Pineau H. ; Approche biomécanique et cotation des mouvements du premier métacarpien. *Rev. Chir. Orthop*., 1971, 57(1), 3-12

Caffinière J.Y. (de la) et Hamonet C. ; Secteurs d'activité des muscles thénariens *in Traité de Chirurgie de la Main*, Tome I par Raoul Tubiana

Camus E.J., Millot F., Larivière J., Raoult S., Rtaimate M. ; Kinematics of the wrist using 2D and 3D analysis : biomechanical and clinical deductions. *Surg. Radiol. Anat*., 2004, 26, 399-410

Cardano Gerolamo, イタリアの数学者 (1501-1576) ; 自在継手に関して. インターネット参照.

Chèze L., Doriot N., Eckert M., Rumelhart C., et Comtet J-J. ; Étude cinématique in vivo de l'articulation trapézo-métacarpienne. *Chir. Main,* 2001, 20, 23-30

Codman E.A. ; The shoulder : rupture of the supraspinatus tendon and other lesions in or about the subacromial bursa. Thomas Todd Co, Printers, Boston, 1934.

Colville J., Callison J.R., White W.L. ; Role of mesotendon in tendon blood supply. *Plat. Reconstr. Surg*., 43, 53, 1969

Comtet J.J. & Auffray Y. ; Physiologie des muscles élévateurs de l'épaule. *Rev. Chir. Ortho*., 1970, 56(3), 105-117

Cooney W. P. & Chao E.Y.S. ; Biomechanical analysis of static forces in the thumb during hand function. *J. Bone and Joint*, S *59* A, 1, 27, 1977

Dautry P. & Gosset J ; À propos de la rupture de la coiffe des rotateurs de l'épaule. *Rev. Chir. Ortho*., 1969, 55, 2, 157

Descamps L ; *Le jeu de la hanche*. Thèse, Paris, 1950.

Djbay H.C. ; L'humérus dans la prono-supination. *Rev. Méd. Limoges*, 1972, 3, 3, 147-150

Dobyns J.H., Linscheid R.L., Chao E.Y.S. & al. ; Traumatic instability of the wrist. Am. Acad. Orthop. *Surgeons Instruction Course Lect*, 24 : 182, 1975

Dubousset J. ; Les phénomènes de rotation lors de la préhension au niveau des doigts (sauf le pouce). *Ann. Chir*., 1971, 25(19-20), C. 935-944

Duchenne (de Boulogne) G.B.A. ; *Physiologie des mouvements*, 1 Vol., 872p., J-B. Ballière et Fils, Paris, 1867 (épuisé). Fac similé : Hors commerce édité par les Annales de Médecine Physique, 1967

Duchenne (de Boulogne) G.B.A ; *Physiology of motion,* translated by E.B. KAPLAN, 1949. W.B. Saunders Co, Philadelphia and London

Duparc J., Caffinière J. Y (de la) et Pineau H. ; Approche biomécanique et cotation des mouvements du premier métacarpien. *Rev. Chir. Orthop*., 1971, 57(1), 3-12

Essex-Lopresti P. ; Fractures of the radial head with distal radio-ulnar dislocation. *J. Bone and Joint Surg*. 1951, 33B, 244-247

Eyler D.L., Markee J.E. ; The anatomy and function of the intrinsic muculature of the fingers. *J. Bone and Joint Surg*., 36A, 1-9, 1954

Fahrer M. ; Considérations sur l'anatomie fonctionnelle du muscle fléchisseur commun profond des doigts. *Ann. Chir*., 1971 : 25, 945-950

Fahrer M. ; Considérations sur les insertions d'origine des muscles lombricaux : les systèmes digastriques de la main. *Ann. Chir*, 1975 : 29, 979-982

Fick R. ; *Handbuchder Anatomie und Mechanik der Gelenke – 3*. Teil Iena Gustav Fischer, 1911

Fischer O. ; *Kinematik orhanischer Gelenke*. Braunsschweig, F. Vierweg und Sohn, 1907

Fischer L.P., Noireclerc J.A., Neidart J.M., Spay G. et Comtet J.J. ; Étude anatomoradiologique de l'importance des différents ligaments dans la contention verticale de la tête de l'humérus. *Lyon, Méd*., 1970, 223, 11, 629-633

Fischer L.P., Carret J.P., Gonon G.P., Dimmet J. ; Étude cinématique des mouvements de l'articulation scapulo-humérale. *Rev. Chir. Orth*., 1977, Suppl. 11, 63, 108-112

Froment J. ; Paralysie des muscles de la main et troubles de la préhension. *J. Méd. Lyon*, 1920

Froment J. ; La paralysie de l'adducteur du pouce et le signe de la préhension. *Rev. Neurol*., 28 : 1236, 1914-1915

Galeazzi R. ; Di una particolare sindrome traumatica dello scheletro dell'avanbarchio. *Atti Mem Soc. Lombardi Chir.,* 1934 : **2**, 12

Gauss Karl Friedrich, ドイツの数学者 (1777-1855) ; 非ユークリッド幾何学 (コッドマンの逆説に関して). インターネット参照.

Ghyka Matila C. ; *Le Nombre d'Or*, 1 vol., 190p., Gallimard, Paris, 1978

Gilula L.A., Yin Y. ; *Imaging of the wrist and the hand*. Saunders Ed., Philadelphia, 1996

Gilula L.A., Weeks P.M. ; Post traumatic ligamentous instability of the wrist. *Radiology,* 126 : 641, 1978

Hamonet C., De la Caffinière J.Y., Opsomer G. ; Mouvements du pouce : détermination électromyographique des secteurs d'activité des muscles thénariens. *Arch. Anat. Path*., 20(4), 363-367, 1972

Hamonet C., Valentin P. ; Étude électromyographique du rôle de l'opposant du pouce (*opponens pollicis*) et de l'adducteur du pouce (*adductor pollicis*). *Rev. Chir. Ortho*., 1970, 56(2), 165-176

Henke J. ; *Die Bewegungen der Hanwurzel. Zeitschrift für rationelle Medizine*. Zürich, 1859, 7, 27

Henke W. ; *Handbuch der anatomie und mechanik der gelenke*. C.F. Wintersche Verlashandlung, Heidelberg, 1863

Hume M.C., Grellman H., Mc Kellop H., Brumfield R.H. Jr ; Functional range of motion of the joint of the hand. *J. Hand Surg.*, 1990 : 15A : 240-243

Inman-Vernet T. et coll. ; Observations on the function of the shoulder joint. *J. Bone Joint Surg.*, 1944, 26, 1, 30

Kapandji A.I. ; Cotation clinique de l'opposition et de la contre opposition du pouce. *Ann. Chir. Main*, 1986, 5(1), 67-73

Kapandji I.A. ; La flexion-pronation de l'interphalangienne du pouce. *Ann. Chir.*, 1976, 30, 11-12, 855-857

Kapandji I.A. ; Pourquoi l'avant-bras comporte-t-il deux os ? *Ann. Chir.*, 1975, 29(5), 463-470

Kapandji I.A. ; Le membre supérieur, support logistique de la main. *Ann. Chir.*, 1977, 31(12), 1021-1030

Kapandji I.A. ; La radio-cubitale inférieure vue sous l'angle de la prono-supination. *Ann. Chir.*, 1977, 31(12), 1031-1039

Kapandji I.A. ; La rotation du pouce sur son axe longitudinal lors de l'opposition. Étude géométrique et mécanique de la trapézo-métacarpienne. Modèle mécanique de la main. *Rev. Chir. Orthop.*, 1972, 58(4), 273-289

Kapandji A.I. ; Anatomie fonctionnelle et biomécanique de la métacarpo-phalangienne du pouce. *Ann. Chir.*, 1981, 35(4), 261-267

Kapandji I.A. & Moatti E. ; La radiographie spécifique de la trapézo-métacarpienne, sa technique, son intérêt. *Ann. Chir.*, 1980, 34, 719-726

Kapandji A. I, Kapandji T.G. ; Nouvelles données radiologiques sur la trapézo-métacarpienne - Résultats sur 330 dossiers. *Ann. Chir. Main*, 1993, 4, 263-274

Kapandji A.I. ; Biomécanique du carpe et du poignet. *Ann. Chir. Main*, 1987, 6, 147-169

Kapandji A.I. ; Proposition pour une cotation clinique de la flexion-extension des doigts longs. *Ann. Chir. Main*, 1987, 6, 288-294

Kapandji A.I. ; La préhension dans la main humaine. *Ann. Chir. Main*, 1989, 8, 234-241

Kapandji A.I. ; La Biomécanique « Patate ». *Ann. Chir. Main*, 1987, 5, 260-263

Kapandji A.I. ; Vous avez dit Biomécanique ? La Mécanique « Floue » ou « Patate » « Maîtrise Orthopédique » n° 64, 1997, p. 1-4-5-6-7-8-9-10-11

Kapandji A.I., Martin-Boyer Y., Verdeille S. ; Étude du carpe au scanner à trois dimensions sous contrainte de prono-supination. *Ann. Chir. Main*, 1991, 10, 36-47

Kapandji A.I. ; De la phylogénèse à la fonction du membre supérieur de l'Homme (Conférence à Saint-Maurice). *Sport Med*, mars-avril 1996, n° 80-81, p. 4-9

Kapandji A.I. ; La défaillance du crochet ulnaire ou encore « signe de la lime à ongles », signe peu connu d'atteinte du nerf ulnaire. *Ann. Chir. Main*, 1999, 18, 4, 295-298

Kapandji A.I. ; La Main dans l'Art Main *in Traité de Chirurgie de la Main* par Raoul Tubiana, Ed. Masson, 1980

Kaplan E.B. ; *Functional and surgical anatomy of the hand.* Ed. 1, 1953, Ed. 2, Philadelphia Lippincott, 1965

Kauer J.M.G. ; Functional anatomy of the wrist. *Clin. Orthop.*, 149 : 9, 1980

Kauer J.M.G. ; The interdependence of the carpal articulation chains. *Acta Anat.*, 88 : 481, 1974

Kuckzinski K. ; *The Upper Limb in « A companion of medical studies ».* Vol. 1, Ch. 22, Ed. Passmore, J.S. Robson. Blackwell Scientific Publications, 1968

Kuckzinski K. ; Carpometacarpal joint of the human thumb. *J. Anat.*, 118, 1, 119-126, 1974

Kuhlmann N. ; Les mécanismes de l'articulation du poignet. *Ann. Chir.*, 1979, 33, 711-719

Kuhlmann N., Gallaire M., Pineau H. ; Déplacements du scaphoïde et du semi-lunaire au cours des mouvements du poignet. *Ann. Chir.*, 1978, 38, 543-553

Landsmeer J.M.F. ; The anatomy of the dorsal aponeurosis of the human finger and its functional significance. *Anat. Rec.*, 104, 31, 1949

Landsmeer J.M.F. ; Anatomical and functional Investigations on the Articulations of the Human Fingers. *Acts. Anat.*, 1955, 25, suppl. 24

Landsmeer J.M.F. ; Studies in the anatomy of articulations : I) the equilibrium of the intercalated bone, II) Patterns of movement of bimuscular biarticular systems. *Acta morph. neer. scandinav.*, 3, 287-321

Landsmeer J.M.F. ; A report on the coordination of the interphalangeal joints of the human finger and its disturbances. *Acta morph. neerl. scand.*, 1953, 2, 59-84

Landsmeer J.M.F. ; Studies in the anatomy of articulations. 1) The equilibrium of the intercalated bone ; 2) Paterns of movements of bimuscular, biarticular systems. *Acta Morph. neerl Scand*, 1961, 3, 3-4, 287-321

Landsmeer J.M.F. ; *Atlas of anatomy of the hand.* Churchill Livingstone, Edimburgh London and New York, 1976

Lin G.T., Amadio P.C., An K.N., Cooney W.P. ; Functional anatomy of the human digital flexor pulley system. *Hand Surg.*, 1989 ; 14A, 949-956

Linscheid R.W., Dobyns J.H. ; Rheumatoid arthritis of the wrist. *Ortho. Clin. of North America*, 1971, 2, 649

Linscheid R.W., Dobyns J.H., Beabout J.W., Bryan R.S. ; Traumatic instability of the wrist : diagnosis, classification and pathomechanics. *J. Bone Joint Surg. (Am)*, 54 : 1612, 1672

Littler J.W. ; Les principes architecturaux et fonctionnels de l'anatomie de la main. *Rev. Chir. Orthop.*, 1960, 46, 131-138

Littlet J.W. ; The physiology and dynamic function of the hand. *Surg. Clin. N. Amer.*, 40, 256, 1960

Long C., Brown E. ; Electromyographic kinesiology of the handmuscle moving the long finger. *J. Bone and Joint Surg. Am.*, 46A, 1683, 1964

Long C., Brown E. ; Electromyographic kinesiology of the hand. Part III. Lumbricalis and flexor digitonum profundus to the long finger. *Arch. Phys. Med.*, 1962, 43, 450-460

Long C., Brown E. et Weiss G. ; Electromyographic study of the extrinsic-intrinsic kinesiology of the hand. Preliminary report. *Arch. Phys. Med.*, 1960, 41, 175-181

Lundborg G., Myrhage E. et Rydevik B. ; Vascularisation des tendons fléchisseurs dans la gaine digitale. *J. Hand Surg.*, 1977, 2, 6, 417-427

MacConaill M.A., Barnett C.H., Dvies D.V. ; *Synovial Joints.* Longhans Ed., London, 1962

MacConaill M.A. ; Movements of bone and joints. Significance of shape. *J. Bone and Joint Surg.*, 1953, 35B, 290

MacConaill M.A. ; Studies in the mechanics of the synovial joints : displacement on articular surfaces and significance of saddle joints. *Irish J. M. Sci.*, 223-235, 1946

MacConaill M.A. ; *Studies on the anatomy and function of Bone and Joints.* 1966, F. Gaynor Evans, Ed. New York

MacConaill M.A. ; Studies in mechanics of synovial joints ; hinge joints and nature of intra-articular displacements. *Irish J. M. Sci.*, 1946, Sept., 620

MacConaill M.A. ; The geometry and algebra of articular Kinematics. *Bio. Med. Eng.*, 1966, 1, 205-212

MacConaill M.A. & Basmajian J.V. ; *Muscle, and movements : a basis for human kinesiology.* Williams & Wilkins Co, Baltimore, 1969

Marey J. ; *La machine Animale*, 1 Vol., Alcan, Paris, 1891

Moreaux A. ; *Anatomie artistique de l'Homme*, 1 Vol., Maloine, Paris, 1959

Ockham Guillaume (d') ; 英国人のフランシスコ修道士．スコラ哲学者(1285-1349)：普遍的経済原則．インターネット参照．

Palmer A.K., Glisson R.R., Werner F.W. ; Ulnar variance determination. *J. Hand Surg.*, 7 : 376, 1982

Palmer A.K., Werner F.W. ; The triangular fibrocartilage complex of the wrist. Anatomy and function. *J. Hand Surg. Am*, 6, 153, 1981

Pieron A.P. ; The mechanism of the first carpo-metacarpal joint. An anatomic and mechanical analysis. *Acta Orthop. Scand.*, 1973, supplementum, 148

Poirier P. & Charpy A. ; *Traité d'Anatomie Humaine*, Masson Ed., Paris, 1926

Rabischong P. ; Innervation proprioceptive des muscles lombricaux chez l'homme. *Rev. Chir. Orth.*, 1963, 8, 234

Rasch P. J & Burke R.K. ; *Kinesiology and applied Anatomy. The science of human movement*, 1 Vol., 589p., Lea & Febiger, Philadelphia, 1971

Riemann Georg Friedrich Bernhard, ドイツの数学者 (1826-1866)：非ユークリッド幾何学（コッドマンの逆説に関して）．インターネット参照.

Roud A. ; *Mécanique des articulations et des muscles de l'homme.* Librairie de l'Université, Lausanne, F. ROUGE & Cie., 1913

Rouvière H. ; *Anatomie humaine descriptive et topographique*. Masson Ed., Paris, 4ᵉ ed., 1948

Sauvé L., Kapandji M. ; Une nouvelle technique de traitement chirurgical des luxations récidivantes isolées de l'extrémité cubitale inférieure. *J. Chir.*, 1936, 47, 4

Schuind F., Garcia Elias M., Cooney W.P. 3rd, An K.N. ; Flexor tendon force : in vivo measurements. *L. Hand Surg.*, 1992, 17A, 291-298

Steindler A. ; *Kinesiology of the Human Body.* 1 Vol., 708 p., Ch. C. Thomas, Springfield, 1964

Strasser H. ; *Lehrbuch der Muskel und Gelenkemechanik.* Vol. IV, J. Springer, Berlin, 1917

Taleisnik J. ; Post-traumatique carpal instability. *Clin. Orthop.*, 1980 : 149, 73-82

Taleisnik J. ; *The Wrist*. 441 p., Churchill Livingstone, New York, 1985

Taleisnik J. ; The ligaments of the wrist. *J. Hand Surg.*, 1976, 1-2, 110

Testut L. ; *Traité d'anatomie humaine*. Doin, Paris, 1893

Thieffry S. ; *La main de l'Homme.* Hachette littérature, 1973

Thomine J-M. ; Examen clinique de la Main *in Traité de Chirurgie de la Main* par Raoul Tubiana, Ed. Masson, 1980

Tubiana R. ; Les positions d'immobilisation de la main. *Ann. Chir.*, 1973, 27, 5, 459-466

Tubiana R. ; *Mécanisme des déformations des doigts liées à un déséquilibre tendineux. La main rhumatoïde.* L'Expansion, Paris, 1969

Tubiana R., Fahrer M. ; Le rôle du ligament annulaire postérieur du carpe dans la stabilité du poignet. *Rev. Chir. Orthop.*, 67 : 231, 1981

Tubiana R., Hakstian R. ; *Le rôle des facteurs anatomiques dans les déviations cubitales normales et pathologiques des doigts. La Main Rhumatismale.* p. 11-21, L'Expansion, Paris, 1969

Tubiana R., Hakstian R. ; *Les déviations cubitales normales et pathologiques des doigts. Étude de l'architecture des articulations métacarpophalangiennes des doigts. La main rhumatoïde.* Monographie du GEM, L'expansion scientifique française Ed., 1969

Tubiana R., Valentin P. ; Anatomy of the extension apparatus. Physiology of the finger extension. *Surg. Clin. N. America.*, 44, 897-906 & 907-918, 1964

Tubiana R., Valentin P. ; L'extension des doigts. *Rev. Chir. Orthop.*, 1963, T 49, 543-562

Valentin P. ; *Contribution à l'étude anatomique, physiologique et clinique de l'appareil extenseur des doigts.* Thèse, Paris, 1962

Valentin P., Hamonet Cl. ; Étude électromyographique de l'Opposant du Pouce et de l'Adducteur du pouce. *Rev. Chir. Orth.*, 56, 65, 1970

Vandervael F. ; Analyse des mouvements du corps humain. Maloine Ed., Paris, 1956

Van Linge B. & Mulder J.D. ; Fonction du muscle sus-épineux et sa relation avec le syndrome sus-épineux. Étude expérimentale chez l'homme. *J. Bone & Joint Surg.*, 1963, 45 B, 4, 750-754

Verdan C. ; Syndrom of the Quadriga. *Surg. Clin. N. Amer.,* 40, 425-426, 1960

Von Recklinghausen H. ; *Gliedermechanik und Lähmungsprostesen.* Vol. I, Julius Springer, Berlin, 1920

Watson H.K., Ballet F.L. ; The SLAC wrist : scapholunate advanced collapse. Pattern of degenerative arthritis. *J. Hand Surg.*, 1948, 9A : 358-385

Winckler G. ; Anatomie normale des tendons fléchisseurs et extenseurs de la main, leur vascularisation macroscopique in *Chirurgie des tendons de la main.* Cl Verdan Editor GEM, Monographie, Expansion Scientifique, Paris, 14-21, 1976

Zancolli E.A. ; *Structural and Dynamic basis of hand surgery.* Lippincott, Philadelphia, 1968, 2ⁿᵈ ed., 1979

Zancolli E.A., Zaidenberg C., Zancolli E.R. ; Biomechanics of the trapeziometacarpal joint. *Clin. Orthop.*, 220, 1987

日本語索引

あ

相反するはめ込みによる関節　258
愛撫　326
アインシュタイン　18
握力　316
アメーバ　346
誤った思考　332
アリストテレス　346
鞍関節　46, 258
按手　326
鞍状　46
鞍状面　264

い

イクチオステガ　340, 346
イソギンチャク　346
1オクターブ　204, 314
一時的な固定肢位　328
5つの自由度　250, 256
偽りの関節　22, 38, 40
イヌ　346
入れ子式の装置　78
いわゆる把握　308
インゲン豆の輪郭　170
インピンジメント症候群　36

う

ヴァイオリニスト　324, 336, 344
ヴァイオリン奏者　312
烏口肩峰アーチ　60
ウツボカズラ　346
運命線　200

え

エアゾールのボンベ　324
遠位橈尺関節指数　142
遠位橈尺関節脱臼　140
円環体　46
円環面　260, 264

──の軸部分　264
円周状の移動　124
円周状の軌跡　130
円錐回旋　210, 266, 302
円錐鞍帯　50
円柱回旋　266
円柱状の手掌把握　318
円筒形の物体　316
円筒状の物を手掌全体で把握　284
鉛筆　310, 312

お

凹曲線　264
黄金の数字　212
黄金の直角　212
オウム　346
オオアリクイ　346
大きな行程　298
オーケストラの指揮棒の把握　320
オオザル　340
お盆　322
折り畳み構造　30
お椀の把握　322
音階　62

か

回外弯曲　134
外在筋　138, 230, 234, 288, 290
回旋筋腱板　38
回旋の瞬間的中心　26
外側種子骨筋　282, 290
外側柱　168
開大の角度　272
回内弯曲　134
外反肘　88, 110, 128
解剖学的たばこ窩　192, 290
ガウス　264
外転の始動筋　64
下顎での把握　346

顆滑車帯　86
額間の捕獲　346
鍛冶屋のハンマー　344
顆状関節　154, 158
下垂手　246
肩外転の生理的平面　40
肩さきの転落　70
肩の弾発現象　60
ガチョウの歩き方　342
滑液包　38, 240
滑車様の関節　116, 118
滑動関節　158
滑動面　40
滑膜鞘　226, 234
滑膜性スリーブ　226
要石　204, 246
カニ　346
画筆　312
カフェのギャルソン　144
カメレオン　346
殻竿　50

──の振り棒　54
ガレアッツィ骨折　140
感覚受容体　198
感情線　200
環状像　182
関節固有覚レセプター　244
関節唇　28
関節包腱膜　240
関節包小帯　28, 30
関節リウマチの過程　218
感染刺創　228

き

機械的仕掛け　50, 254
幾何学的に変化する手根骨　168
木こりの動作　94
ギタリスト　324
拮抗-共同関係　36, 232, 242
拮抗-共同筋　290
拮抗-共同作用　194

機能肢位　328
機能的でない肢位，いわゆる一時的
　　な固定の肢位　330
機能的連携　108, 128
基本肢位　4, 16, 32, 106
基本的アクセス区域　14
逆対称の手　332
給仕のテスト　144, 322
球状橈骨　136
球状の手掌把握　318
休息の肢位　328
球帽　86
胸郭または側壁-前鋸筋間隙　40
鏡視下手術　344
共通軸　128
　　──の喪失　128
共同的平衡　242
競歩走者　342
強力な筋群　138
胸肋鎖関節　46
極座標のシステム　10, 16
棘上筋溝　60
曲線幾何学　18
虚構の手　332
巨大なタコ　346
ギヨン管　226
キリン　342
近位手根列掌側回転型手根不安定症
　　168, 174, 178
近位手根列背側回転型手根不安定症
　　168, 174, 178
均衡の肢位　8, 220
筋電図学的研究　294

く

空間の円錐部分　298
空間の回旋角　272
空中ごま　80
偶力　114
屈曲-伸展の可動範囲　274
屈曲の始動装置　242
屈筋支帯　226
クマ　346
雲　26
クモザル　332, 346

蜘蛛状の把握　314
鞍関節　46, 258
クラッチ効果　188
鞍の傾斜角度　276
クランク　124, 134
クルミが入った袋　176
軍人の歩行　342

け

計算器　326
傾斜角　276
芸術家　336
形態学的および動態的研究　276
系統発生　104
外科医　324, 344
月状骨後方への脱臼　190
月状骨周囲脱臼　190
月状骨の掌側ブレーキ　160, 168
月状骨の背側ブレーキ　162,
　　166, 168
月状骨の非対称性　168
結節間溝　30
肩外転の生理的平面　40
原猿類　346
腱間結合　234
腱間終囊　228
腱間膜　30, 226
肩甲胸郭関節　22, 40, 44, 72
肩甲上腕関節の下方のプロテクター
　　38
肩甲-前鋸筋間隙　40
腱周囲終囊　226
腱による手関節の真の取り囲み
　　188
腱の癒着　226
鍵盤　62
腱板の筋　36
腱板の穿孔　60
腱ひも　230

こ

コイン　308
工具の柄　108
後腱終囊　228
交叉の方法　230

鉤状位　246
鉤状変形　246
後方移動　270
後方押し込み　42
コサックの騎手帽　168
乞食の喧嘩　246
5指指間ひだつまみ　314
5指指腹側面つまみ　314
5指指腹つまみ　314
5指つまみ　314
5指による球状手掌把握　320
骨間筋腱帽　240, 242, 246
コッドマン　18
コップ　316
固定肢位　14, 328
小瓶の栓　310
こま　324
コレーズ骨折　140, 196
コンパス　78

さ

最終的な固定肢位　328
支え台（棚）の突起　96
サル　198
三角筋下の関節　22, 38
三角筋-僧帽筋筋膜のマント　52
三角骨の包帯　160, 162, 176,
　　180
三角靱帯　120, 156
三角線維軟骨複合体　122
三角層板　240
3指指腹つまみ　310
3指つまみ　202, 310
三重点　20
3点テスト　20
3人の相棒の比喩　178
3本指の対称的な手　332
3本指の手　332

し

指間側面つまみ　310
指間ひだ　202
思考経験　18
子午線　16
自在継手　152, 186, 266, 276,

300, 302
指示的把握　320
示指の側方運動　236
指-手掌把握　316
支靭帯　242
指尖つまみ　304, 308
四足獣　14
四足類　340
自転車のフォーク　82
自転車のブレーキワイヤ　226
自動回旋　152, 264, 302
自動軸回旋　254
自動長軸回旋　220, 286
自動付随回旋　266
指腹　336
指腹-側面つまみ　308
指腹つまみ　304, 308
指腹-爪把握　308
指腹の血行　336
尺掌側腱鞘　228
尺側鉤の形成障害の徴候　338
尺側手根腱鞘の蜂巣炎　246
尺側の爪　246
尺側の母指　332
尺側偏位　148, 214, 246
斜断面　116
尺骨神経溝　100
尺骨神経と橈骨神経の同時のテスト　336
尺骨神経に対するテスト　338
尺骨神経のテスト　336
尺骨神経麻痺　246
尺骨の捻転角　132
尺骨バリアント　122, 142
舟状骨の有効直径　170
終嚢　226, 228
重力　322
　　──の介入　322
　　──を伴う把握　308
手関節の機能肢位　196
手根管　208, 226
手根管症候群　190
手根骨顆　156, 164, 166
手根骨塊　176, 182, 208
種子骨　280

手掌の溝　204
手掌把握　308, 316
瞬間中心　26
瞬間的な軸　88
上肢の均衡を伴う歩行　342
上肢の自動均衡　342
上肢の部分的重心　138
掌側板　212, 216, 222, 278, 280
小児の肘内障　96
上方のプロテクター　36
錠をかけたブロック　176
食虫植物　346
職人　336
触覚　336
伸筋支帯　234
神経幹間の吻合　334
腎臓型　170
身体図式　344
　　──の拡張　344
靭帯の包帯　164
伸展のブレーキ　222
神秘の比率　212
深部索　240

す

随意回旋　10, 302
随意軸回旋　254
随意長軸回旋　18
水平内転　20
スーパーのレジ　144
ストロボスコープ画像　342
スフィンクスの謎　342
スプーン　144, 322
滑る鞍　276

せ

正常な均衡を伴った歩行　342
正中神経のテスト　336
正中神経麻痺　298
精密さの筋群　138
生命線　200
生理的外反　88
生理的外反角　88
生理的外反肘　88

生理的基本肢位　10
旋錠肢位　24, 32, 126, 280
摂食運動　144
摂食機能　78, 108
摂食の筋　78
摂食のつまみ　310
絶対内転　6
線維性トンネル　226
線維性プーリー　226
前腱終嚢　228
前方移動　270
前方押し込み　42
前方-後方突出の可動範囲　274
前方突出　252
前方のプロテクター　38
前腕関節窩　156
前腕両骨の骨折　140

そ

双曲線状の双曲線体　264
総鰭類　104, 138
創造的進化　348
相対的内転　6
挿入された部分　158, 180
象の鼻　346
側索　240
側対歩　342
側方線維束　240
側弯の馬　258, 264
ソネット　42, 44, 66, 68

た

ターバン　168
対角線状の歩行　342
第3のてこ　92
対称的な手　332
対数曲線に従った螺旋　212
第2の言語　326
タイプ　326
タイヤのチューブ　46
対立運動　250
対立と反対立のテスト　306
対立のアーチ　204
対立の円錐　298
対立の大きな行程と小さな行程

361

298
対立のテスト　306
大菱形骨基準のシステム　274
大菱形中手関節　258
　　——の固定　328
　　——の主軸　268
　　——をモデル化　264
多指つまみ　308, 310
手綱靮帯　222
他動軸回旋　220
単関節性　94

ち

小さな行程　298
チェロ奏者　312
知能線　200
中央腱鞘　228
中央柱　168
　　——の力学　168
中央に2本あるいは3本の指をもつ手　332
中手骨間の谷　218
中手骨基部の動態　276
中手骨基部の不完全な戻り　276
中手骨頭の非対称性　278
中手骨と基節骨の長軸回旋　252
中手骨プーリー　216
中心性把握　308, 320
肘頭骨折　90
虫様筋　240
長軸回旋　48, 296
蝶番　110, 266
調和のとれた構造　204
直角関節　46
直交座標のシステム　16
直交する基準の印　282

つ

継手　46
槌指　246
角をつくる動作　236
つまみ　308
爪という板　336
爪とぎのテスト　338
吊るされた関節円板　120

て

適合　96
適合筋　36
適合性　36
手全体または手掌全体での手掌把握　316
手相術　200
デッサン用の木炭　312
手のアーチ　204
手–脳の連携　198, 348
手の感覚領域　336
手のひらのくぼみ　210
デュピュイトラン拘縮　244, 246, 332
伝動の角度　232

と

トイレの際の動作機能　108
同意語反復　148
同化　344
道具の握り　316
陶芸家の手　326
橈骨関節窩　120
橈骨–尺骨の窓枠　110
橈骨神経のテスト　336
橈骨神経麻痺　246
橈骨のクランク　134
橈骨の尺骨切痕　118, 120
橈骨の捻転角　132
橈尺関節脱臼　140
橈尺関節の機能的連携　128
橈掌側腱鞘　228
橈側偏位　148
到達可能な球状の扇　14
撞着語法　150
動揺肩症候群　36
動力筋　56
トカゲ　138
特殊な撮影法　274
登山家　322
突起の渦　96
凸曲線　264
ドライバーの把握　320
トランジスター効果　244

ドローンのパイロット　344

な

内在筋　138, 288, 290
内在筋プラス肢位　246
内在筋マイナス肢位　246
内側種子骨筋　282, 290
内側線維–腱膜交叉　120
ナイフの把握　320
長い回外筋　134
ナポリのjettatore　236
波打ちトタン　80
軟部の制動　114

に

二角山形帽　168
二関節性　94
握り　346
握りこぶしのテスト　98
握り動作　324
握りプラス動作　308, 310, 324, 346
2指つまみ　202, 308
二足動物　340
2本指の手　332

ね

ネクタイ　172
螺子　320
粘性の舌　346
捻転　50

の

能動的対角線のシステム　244
脳の延長　346
ノーマンズランド　230

は

パーキンソン病　326
把握　198, 308, 346
背尺側の第3骨片　190
背理法による推論　136
白鳥のくび変形　246
はさみ　324
箸　324

走り幅跳び　*342*
はずし　*202*
派生した回旋　*188*
パソコン　*326*
パノラマ状の5指つまみ　*314*
バレエ　*130*
半月　*48, 50*
反対立　*304*
　——のテスト　*306*
反対立運動　*250*
ハンドル　*316*
ハンマー　*108, 144, 326, 332*
ハンマー状の指　*244*

ひ

ピアニスト　*234, 244, 314,*
　336, 344
ピアノ　*326*
ビー玉　*324*
引き違い　*120*
肘の機械的モデル　*84*
肘のランドマーク　*100*
皮線　*200*
非対称な手　*332*
一当り　*204*
皮膚切開　*200*
皮膚のつなぎ止め　*200*
ビブラート　*324*
ヒポクラテス的検査　*74*
非ユークリッド特性　*264*
評価の程度　*306*
ひょう疽　*336*
平手打ち　*326*
ピン　*308*

ふ

プーリーの役割　*232*
フォークの把握　*320*
フォルクマン拘縮　*246*
フォルクマン症候群　*92*
フォン・パウロス将軍　*340*
武器をもった歩行　*342*
複合長軸回旋　*286*
腹側の小葉　*226*
付随回旋　*4, 10, 18, 266, 302*

2つの鞍状面　*264*
2つの逆カーブ　*46*
2つの山の間の峠　*258*
フック状把握　*322*
負の円環面状表面　*264*
負の弯曲　*264*
部分的なリラックスの肢位　*330*
普遍的な経済原則　*250, 276,*
　348
フリジア帽　*168*
フルート奏者　*344*
フロマン徴候　*308, 338*
プロメテウスの野心　*348*
分散の円　*26*
分回し　*14*
　——の円錐　*14, 16, 220*
分回し運動　*220*
分回し角　*272*

へ

壁側の小葉　*226*
へら状部　*82*
ペン　*310*

ほ

放物状の双曲線体　*264*
北欧式の歩行　*342*
ボクシング　*326*
保護の肢位　*328*
母指-示指つまみ　*346*
母指手根中手（CM）関節症
　276
　——の初期　*276*
母指柱の5つの自由度　*250, 256*
母指柱の側面像　*274*
母指つまみ　*252, 298*
母指と3指間の4指指腹つまみ
　312
母指の骨関節柱　*250*
母指の掌側位　*302*
母指の対立　*198*
母指の背側位　*302*
母指を手のひらに這わせる　*298*
ボタン穴変形　*244, 246, 330*

ま

マーデルング病　*140*
魔術師や手品師　*324*
マッチ棒　*286, 308*
　——の実験　*298, 300*

み

ミッキーマウスの手　*332*
3つ目の指背腱膜　*240*
身振り　*198, 326, 346*
脈拍の溝　*206*

む

無血行区域　*230*
6つのトンネル　*234*
鞭　*50*

め

メイヨー・クリニックの半透明人間
　344

も

盲人　*344*
モウセンゴケ　*346*
木星　*322*
物乞い　*144, 322*
モンテジア骨折　*140*

や

軛脚　*136, 138*

ゆ

ユークリッド　*18*
有効スペースの変化　*170*
ユーステノプテロン　*138*
指-手掌把握　*316*
指の腱鞘　*226*
指の把握　*308*
指の背側腱膜　*240*
指の不良肢位　*246*
指の母指化　*252*
指をさす　*326*
弓づる形成　*226*

よ

溶暗溶明　*66*
横木　*186*
横の適合　*114*
よじ登り動作　*102*
四足の両生類　*104*
呼び戻し効果　*36*
呼び鈴　*42*
4指指腹側面つまみ　*312*
4指指腹つまみ　*312*
4指つまみ　*312*
4本指の手　*332*

ら

ライター　*324*

羅針盤　*186*
ランナー　*342*

り

リーマン　*18, 264*
陸生脊椎動物の原型　*138*
リス　*346*
リスター結節　*292*
菱形靱帯　*50*
リラックスの肢位　*328, 330*

れ

霊魂　*344*
レバー　*316*
連合回旋　*4, 18, 46, 48, 152*
連続するサイクル　*18*

ろ

ロジスティックの支持者　*340*
論理的支持　*198*

わ

ワシ　*346*
鷲手変形　*246*
ワニ　*138*
ワルテンベルグ徴候　*338*
腕神経叢　*70*

外国語索引

A

ab absurdo　*332*
abductor starter　*64*
apophyse-console　*96*
Auffray　*62*

B

Bardinet靱帯　*84*
Bausenhart　*264*
Bunnell　*242, 328*
　――のマッチ棒の実験　*300*

C

Caldaniの二角靱帯　*52*
cardan　*264*
Caroli　*258*
check rein ligaments　*222*
close-packed position
　24, 174, 176, 262, 280, 300
coaptation　*96*
Colles骨折　*140*
Comtet　*62*
condyle carpien　*156*

Cooper靱帯　*84*
couple　*114*
CTスライス　*190*
CubRadius　*136*

D

Dautry　*64*
de la Caffinière　*44, 260, 272,*
　294, 298
Dénucéの方形靱帯　*116, 122*
Destotの母指柱　*208*
DISI　*168, 174, 178*
DISI変形　*158*
Djbay　*128*
dorsal intercalated segment instabil-
　ity　*168, 174*
Duchenne de Boulogne
　64, 94, 194, 236, 294, 296
Duparc　*272, 298*
Dupuytren拘縮　*244, 246*

E

empan　*204*
Essex-Lopresti症候群　*96, 142*

Eyler　*244*

F

fenula capsulae　*30*
Fibbonacciの級数　*212*
Fick　*62*
Fischer　*26*
flexor-starters　*242*
Froment徴候　*308, 338*

G

Galeazzi骨折　*140*
Gauss　*264*
Georges Latour　*246*
Gérard-Marchant骨折　*140*
Gerolamo Cardano　*186, 264*
glène antébrachiale　*156*
Gosset　*64*
Guillaume d'Occam　*276, 340,*
　348
Guyon管　*226*

H

Hamonet　*270, 294*

Henke   *178*
　　──のメカニズム   *184*
Henlé   *96*
Hotchkissの中央帯   *112*

I

Inman   *62, 64*
intercalated segment   *180*

J

jettatore   *236*
Jules Verne   *346*

K

Kapandji, A.   *188, 276, 280, 338*
Kapandji index   *306*
Kapandji-Sauvé手術   *142*
Kapandji, T.   *276*
Kuczynski   *258, 264*
Kuhlmann
　　160, 164, 168, 174, 180

L

Landsmeer   *244*
Lister結節   *292*
Littler   *212, 264, 328*
Lundborg   *230*

M

MacConaill
　　4, 18, 126, 152, 174, 262, 266
　　──のclose-packed position
　　24, 32, 280
Madelung病   *140*
mallet-finger   *246*
Markee   *244*

Martin-Gruber吻合   *335*
Mathias Grünewaldのイーゼンハイ
　　ム祭壇画   *326*
Merle d'Aubigné   *140*
Michel-Ange   *328*
Monteggia骨折   *140*
Moore-Darrach手術   *142*
Mulder   *64*
muscles moteurs   *56*

N

no man's land   *230*

O

Ockhamの剃刀   *250*
Ockhamの原理   *250*
Opsomer   *294*

P

Pineau   *272*
Poirier腔   *160, 180*
Poitevin   *112*

R

Rabischong   *244*
Recklinghausen   *244*
Riche-Cannieu吻合   *335*
Riemann   *18, 264*
ring   *178, 182*
Robert Schumann   *234*
Roud   *88, 220*
Rouvière   *48, 52, 226*
　　──の裂孔   *28*

S

Sherringtonの相互神経支配   *62*
Steindler   *66*

Sterling Bunnell
　　150, 182, 242, 328
　　──の実験   *252, 298, 300*
Strasser   *62*

T

TFCC   *122*
Total Opposition Test   *306*
Tubiana   *214, 242, 328*

U

ulnar variance   *142*
un fléau   *50*
universal joint   *186*

V

Valentin   *242, 270*
Van Linge   *64*
vincula tendinorum   *226*
VISI   *168, 174, 178*
VISI変形   *158*
volar intercalated segment instability
　　168, 174
Volkmann拘縮   *246*
Volkmann症候群   *92*

W

Wartenberg徴候   *338*
Weitbrechtの斜索   *84*
Weitbrechtの靭帯   *112*
Weitbrechtの裂孔   *28*
Winslow   *238*

Z

zeugopode   *136, 138*

参考資料

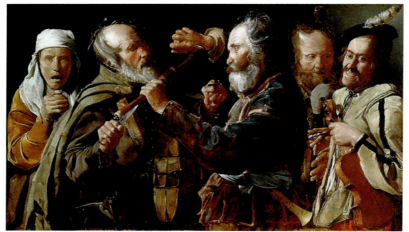

A Georges de La Tour（ジョルジュ・ドゥ・ラ・トゥール：1593～1652，フランス）作「乞食の喧嘩」．「音楽家の喧嘩」ともいわれる．1625～1630年の作品．両手で杖を握って左端にたたずんでいる盲目の老婆の手がリウマチ手に特有な尺側偏位を呈している．リウマチ手を描いた最古の絵画といわれるPetrus Paulus Rubens（ルーベンス）作"The Holy Family with St. Anne"（1633～1635年の作品）より古い（☞p.247，図5-112）

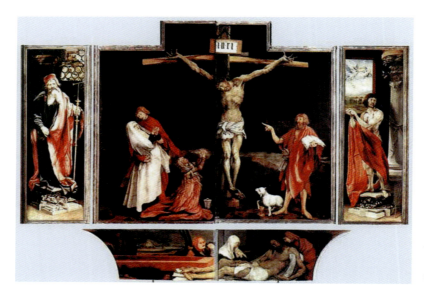

B Mathias Grünewald（マティアス・グリューネヴァルト：1470頃～1528，ドイツ）作「イーゼンハイム祭壇画」．中央の絵，キリストの右側の人物が聖トーマス，その右手に注目（☞p.327，図5-290）

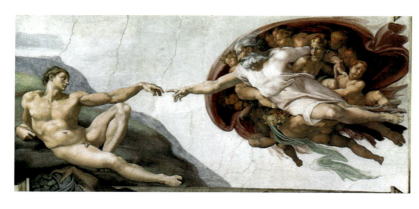

C Michel-Ange（ミケランジェロ：1475～1564，イタリア）作「天地創造」（ローマ教皇庁にあるシスティーナ礼拝堂の天井画）の一部．左側のアダムの左手に注目（☞p.329，図5-292）

切り離して組み立てる手の機械的模型

切り離し，折り，接着して作製するこの機械的模型は，テキストのなかに示された知識を具現化するように工夫されている．これらは，運動性をもつ3次元のシェーマである．作製しながら，他の方法では理解するのが困難な知識を，これらの有する運動感覚のおかげで容易に獲得することができる．したがって，読者に，少しの時間と労力を割いて作製することを強く勧める．そうすればきっと読者は報いられるであろう．

始める前に，説明全体を注意深く読むことが重要である．

この模型は，巻末に図ⅠとⅡに分けて掲載したA，B，C，D，Eの5つのパーツからなっている．図Ⅱの下方には，組み立て図a，b，cを示した．

切り離し

5つのパーツは，輪郭の実線に沿ってはさみで切り離す．内部に切り抜き線を含んだ部分が何カ所かあり，カッターナイフかメスの刃で切り抜く．
- パーツAの舌状部h，j，kを折り曲げることができるように，h，j，kの間にある実線に切れ目を入れる．

また次の部分も切り抜く．
- 太い斜線部：パーツAのk'の右側，パーツDの中央の隙間

- パーツAとCの平行な二重線：2つの接近した線の間に狭い隙間を作製する．これらは，最終的に腱のプーリーを受ける（シェーマcを参照）．
さらに次の部分に穴をあける必要がある
- 丸い穴：腱の通路で，番号は，シェーマcの腱の番号に相当している．
- 中央に十字印のある丸い穴：腱の付着部
- 十字印のみ：ゴムの固定部．

折り畳み

折り目にはすべて，あらかじめ反対側に，カッターナイフかメスの刃で浅く（深いと切れてしまう）切れ目をつけておいて折り畳む．
- 破線（------）は表側に切れ目をつけて山折りにする．
- 一点鎖線（-·-·-·）は裏側に切れ目をつけて谷折りにする．裏側に切れ目をつけるためには，細い針かコンパスの先端で，一点鎖線の両端に穴をあけると目印となってよい．

切れ目をつけると，切れ目の反対側に容易に，きわめて正確に折ることができる．これらを折る際には，一挙に45°以上には曲げないようにする．パーツAの2つの縦長の折れ目は，ほとんど目立たないが，手掌のくぼみを表わす．Aの軸1とCの軸2の折れ目は90°とする．パーツAの軸1の末端から延びる2つの折れ目と舌状部j，hは90°以上曲げておく．パーツBには折れ目がない．

パーツCのIP関節とMP関節の折れ目が斜めであることに注目すべきで，これは両関節のきわめて特殊な屈曲様式を反映している．MP関節には，**母指**の対立時，屈曲-回内-**橈側傾斜をもたらす3つの軸**の1つがある．

組み立て

シェーマaは，各部の組み立て方を示している．
- 台座（パーツD）は，mとm'，nとn'を近づけ重ねあわせて組み立てる．ここでmとnをm'とn'の上に貼り付ける．もしも模型を後で分解できるようにしたければ，貼り付けずに，m，m'，n，n'の穴にピン留めを通して組み立てる．
- 次に，指と手掌の折り目をつけた手（パーツA）の大菱形中手関節の支柱を準備する．
  - ・1 濃い色の半円の面を後方へ90°折り曲げる．
  - ・2 2つの三角形を折り曲げて，底辺が上を向く三角錐を作製する．
  - ・3 この三角錐を固定する．
    - ■舌状部hとjをh'とj'の面上に貼り付ける（最終的模型）か，
    - ■あるいは，舌状部kをh'とj'の間の切り込みに通してk'の後方へ折り曲げ，kとk'の穴にピン留めを通して固定する（分解可能な模型）．

- 母指（パーツC）を軸2で後方へ曲げて（山折り：矢印1）準備し，パーツBの表側fの上にfがくるように，また穴の番号と軸2の線とを一致させるように貼り付ける（矢印2）．次に，これらをパーツBの裏側がパーツAの表側gに対応し，穴の番号と軸1の線が一致するように，母指を支える三角錐に貼り付ける（矢印3）．

このようにして，大菱形中手関節の2つの軸をもつ自在継手型の関節が完成する．

シェーマbは，手をどのようにして台に固定するかを示している．手の基部r，tを中央の隙間に挿入する．

使用法

次のように，この模型を他動的に動かすことによって，手の3つの基本的な機能的特徴を理解することができる．

1）2つの縦皺で曲げることによって，**手掌のくぼみ**をつくることができ，これは第4とりわけ第5中手骨の対立運動を表している．

2）**指の斜め方向の屈曲**は，示指から小指に向かってIP関節とMP関節の軸の傾斜がますます増大するため，指を母指球の基部に向かって集中させることができる（円錐回旋の例）．この現象は，尺側の中手骨列の対立によって補助される（第4とりわけ第5中手骨）．

3）**母指の対立**

テキストで考察した平面回旋，円錐回旋そして円柱回旋の3つの例は，軸1を主軸，軸2を第2の軸として，ここで検証することができる．軸2と他の2つの母指の関節（MP関節とIP関節）の連続する屈曲が，母指末節の円柱回旋を実現可能にし，また大菱形中手関節の屈曲や第1中手骨の長軸回旋をさほど必要とせずに，方向転換を可能にしていることが証明できる．母指の関節は，いかなる機能的仕掛けも介さずに，示指から小指まで正確に実用に則した母指の指腹の方向転換を伴う「小さな，また大きな行程」での対立が可能である．

IP関節と同様，MP関節の屈曲-回内は，皺の傾きのおかげで生じている．

「腱」の設置

「腱」を設置することで，この模型を動かすことができる（シェーマc）．

これは，刺繍糸を用いて各指骨の付着部（中央に十字印のある丸い穴）に結び目で固定し，次に，指骨のレベルに準備した「プーリー」と台座によってしつらえられた穴を通過させることによって作製する．

プーリーはパーツEによって容易に作製することができる．実線で切り取り，それぞれの両端を谷折りすることによって11個のプーリーの準備が整う．その各末端は，パーツAとCにしつらえられた隙間に前方から後方へ通し，外側へ折り曲げて（オメガ状）背側面へ貼り付ける．

唯一の例外は，パーツCの二重プーリー2と7である．掌側は腱2，背側は腱7のためのものである（互いに逆の2つのオメガ）．

腱の走行

各腱はその全走行を通して1つの番号がつけられている．

1）長母指外転筋腱：パーツBに固定され，主軸（軸1）の周りで大菱形中手関節を動かす．

2）長母指屈筋腱：パーツCのプーリー（2）を通過して，末節骨に固定される．これは，母指の2つの指骨を屈曲する．

3）第1中手骨に固定され（3），手掌のプーリー（3）で方向転換しながら横走するこの「腱」は，内転筋と短母指屈筋に相当している．

4）示指の深指屈筋腱で，示指の末節骨に固定され（4），3つのプーリーを通過する．これは示指全体を屈曲する．

5）（3）と対称的に横に走るこの「腱」は，厚さ6～7mmにしつらえた斜面台（濃い色の台形5）に固定される．これは，手掌の中をプーリー（5）で方向転換する小指対立筋に相当している．

6）小指の深指屈筋（4と同じ走行と機能）．

注意：中指と環指の屈筋腱は簡素化のため設置しなかったが，容易に作製することができる．

7）この腱は，シェーマには示していない．これは，長母指伸筋である．これは屈筋腱と同じ穴で，末節骨の背側面に固定され（これら2つの腱の結び目は背側面にある），基節骨の背側面のプーリー

7．次いでパーツ B の穴を通過する．

各腱の末端には，指を動かすための留め金をつけたり，腱をより簡単に動かせるように輪をつけたりできる．

母指を機能肢位に安定化させるために，ゴムを用いて軸 1 と 2 を中間位に維持することができる．

軸 1 に対しては，ゴムをパーツ B の穴の 1 つ e_1 から出し，パーツ A の基部の穴 e_1 で方向転換させ，パーツ B の別の穴 e_1 でまた固定する．中間位はゴムをパーツ A の穴に滑らせながら決定する．ゴムは，双方とも糊で固定する．軸 2 の安定化も同様で，パーツ B，C に印した 3 つの穴 e_2 の間で固定する．示指と小指の伸展位への復帰を確保するためには，穴 4, 6 とパーツ A の背側部分に作った穴の間で，その背側面にゴムを貼る．これもまた，調整して糊で固定する．

模型の動き

腱のおかげで，すべての手の運動を実現することができる．

1）腱 5 を引っ張り**手掌のくぼみ**（この操作の有効性は斜面台 5 の高さによる）をつくる．
2）腱 4 と 6 の牽引による**示指と小指の屈曲**．
3）**母指の動き**
　a）**母指を手掌の平面内へおく**（平坦な手：Sterling-Bunnell の実験の初期位置）：腱 7 と 3 を均衡するように引っ張る．
　b）**母指-示指対立**：示指を屈曲 4 する一方，腱 1, 3 を同時に引っ張る必要がある．
　c）**母指-小指対立**：小指を屈曲 6 する一方，腱 1, 3 を同時に引っ張る必要がある．
　d）**母指-小指の基部対立**：腱 1, 2 と場合によっては 3 を引っ張る．
　e）**母指-示指の指尖-側面対立**：b に類似しているが，示指をより屈曲させる．

【訳者略歴】

塩田 悦仁

1978 年　鹿児島大学医学部卒業
　同　年　九州大学医学部整形外科学教室入局
1985 年　医学博士号取得（九州大学）
1985〜1987 年　フランス政府給費留学生として
　　　　　　　　パリ大学レモン・ポワンカレ病院留学
1990 年　福岡県済生会八幡総合病院整形外科部長
1998 年　福岡大学筑紫病院整形外科助教授
2001 年　フランス整形災害外科学会正会員
2004 年　福岡大学筑紫病院整形外科部長
2009 年　福岡大学医学部整形外科学教室准教授
2010 年　福岡大学病院リハビリテーション科教授
2014 年　第 16 回日仏整形外科学会（SOFJO）会長

カパンジー 機能解剖学
Ⅰ．上肢 原著第 7 版　　　　　　　ISBN978-4-263-26591-8

1986 年 1 月 30 日　第 1 版第 1 刷発行（5th ed.）日本語版翻訳出版権所有
（カパンディ 関節の生理学　Ⅰ．上肢）
2005 年 1 月 20 日　第 1 版第 21 刷発行
2006 年 5 月 10 日　第 2 版第 1 刷発行（6th ed.）
（カラー版　カパンディ 関節の生理学　Ⅰ．上肢）
2010 年 1 月 10 日　第 2 版第 4 刷発行
（カラー版　カパンジー機能解剖学　Ⅰ．上肢）
2017 年 1 月 10 日　第 2 版第 11 刷発行
2019 年 5 月 10 日　第 3 版第 1 刷発行（7th ed.）（改題）

　　　　　　　　原著者　A. I. KAPANDJI

　　　　　　　　訳　者　塩 田 悦 仁

　　　　　　　　発行者　白 石 泰 夫

　　　発行所　医歯薬出版株式会社

　〒113-8612　東京都文京区本駒込 1-7-10
　TEL. （03）5395-7628（編集）・7616（販売）
　FAX. （03）5395-7609（編集）・8563（販売）
　　　　　　https://www.ishiyaku.co.jp/
　　　　　　郵便振替番号 00190-5-13816

乱丁，落丁の際はお取り替えいたします　　　　　印刷・三報社印刷／製本・明光社
© Ishiyaku Publishers, Inc., 1986, 2019. Printed in Japan

本書の複製権・翻訳権・翻案権・上映権・譲渡権・貸与権・公衆送信権（送信可能化権
を含む）・口述権は，医歯薬出版（株）が保有します．
本書を無断で複製する行為（コピー，スキャン，デジタルデータ化など）は，「私的使用
のための複製」などの著作権法上の限られた例外を除き禁じられています．また私的使用
に該当する場合であっても，請負業者等の第三者に依頼し上記の行為を行うことは違法と
なります．

JCOPY ＜ 出版者著作権管理機構 委託出版物 ＞
本書をコピーやスキャン等により複製される場合は，そのつど事前に出版者著作権
管理機構（電話03-5244-5088，FAX 03-5244-5089，e-mail:info@jcopy.or.jp）の許諾
を得てください．

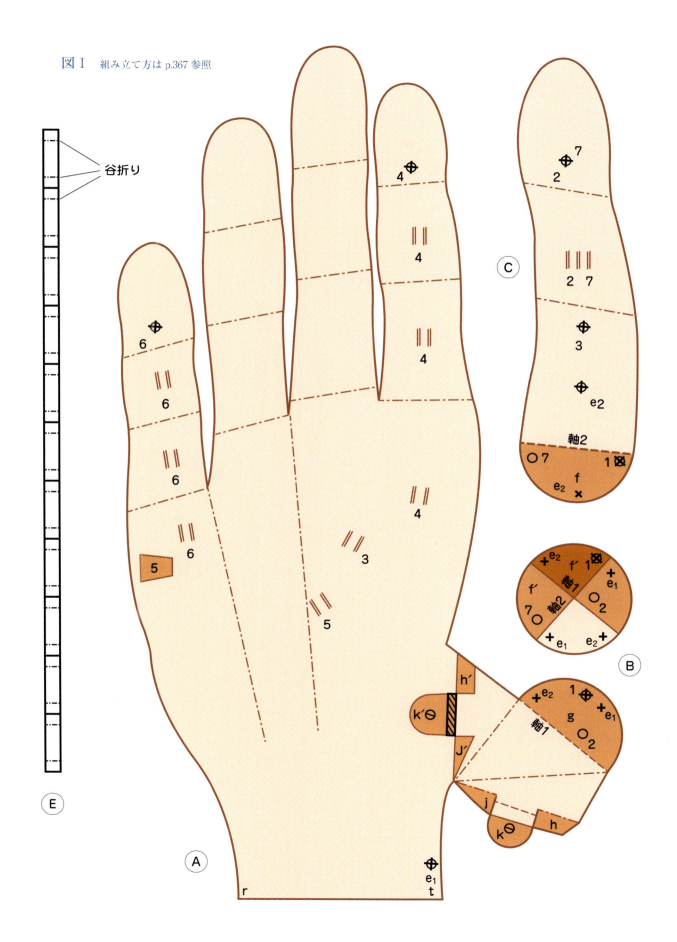

図Ⅱ

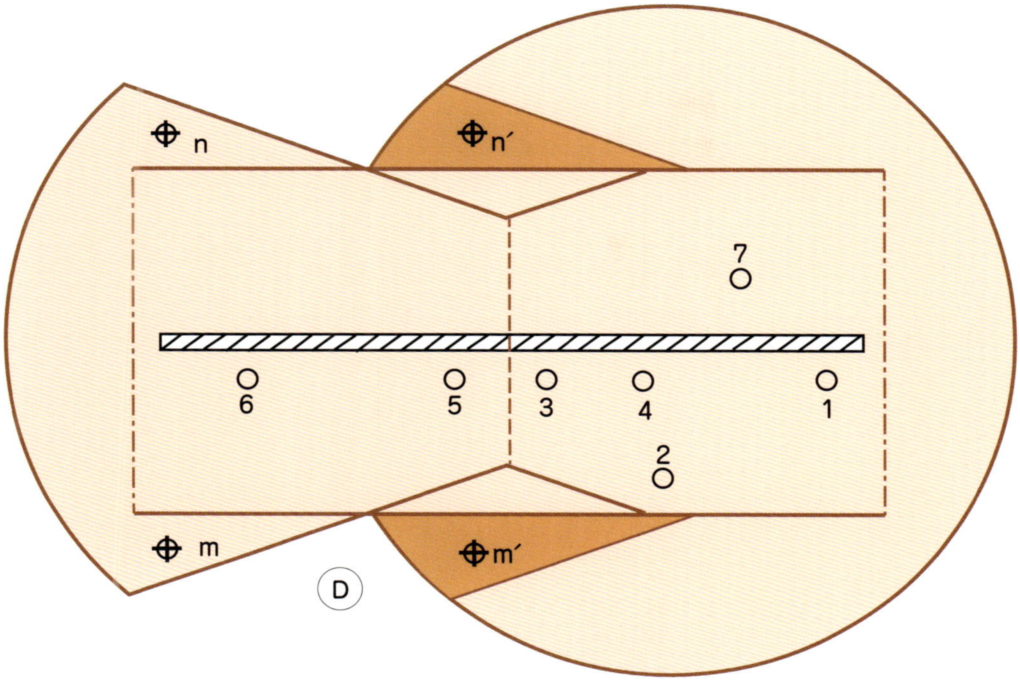

D

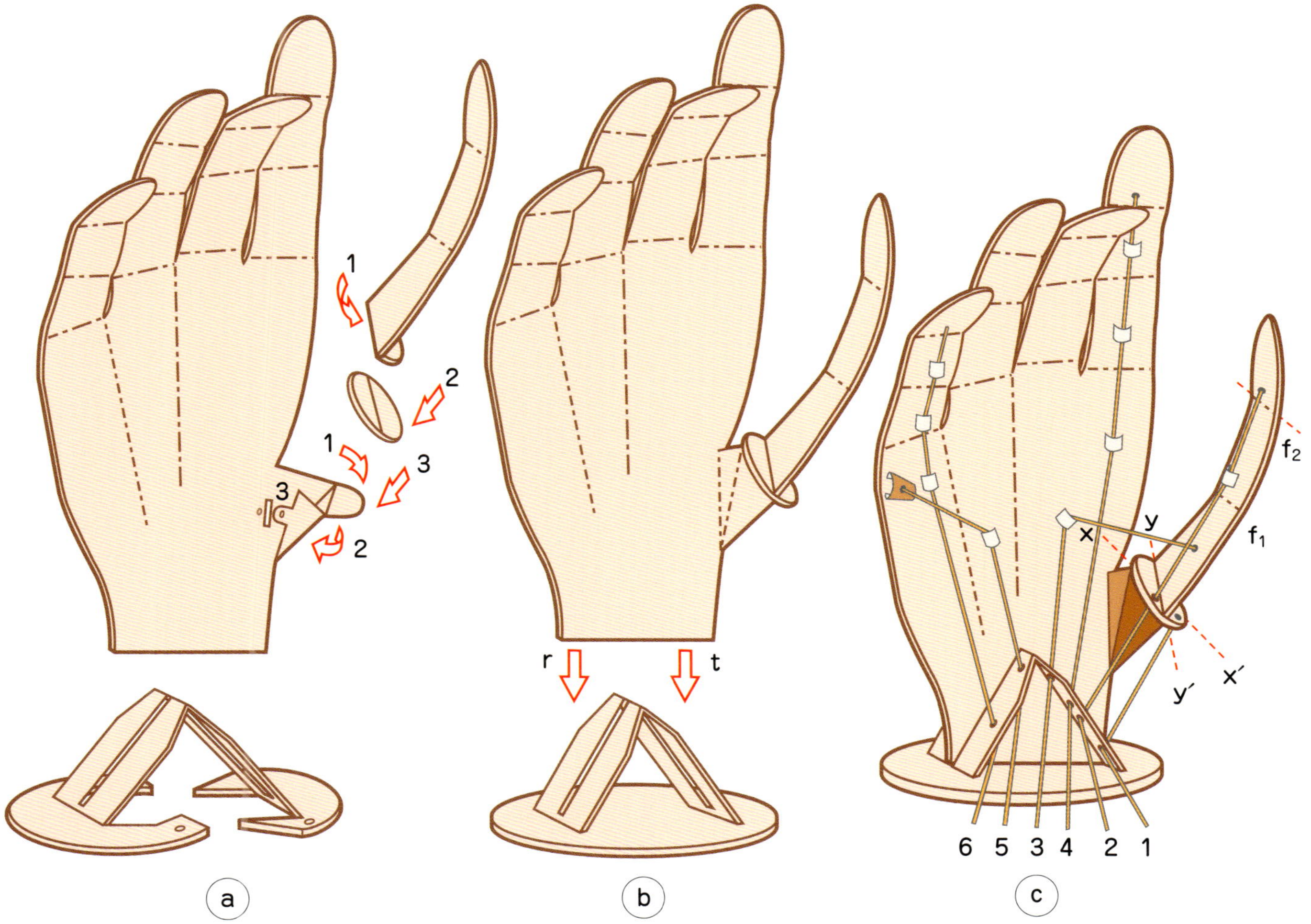

a

b

c